# SUPERINTESTINO

# WILLIAM DAVIS, M.D.

# SUPER INTESTINO

DESCUBRA COMO RESTAURAR SEU MICROBIOMA PARA FORTALECER SUA SAÚDE, REGULAR SEU PESO E MELHORAR SEU HUMOR

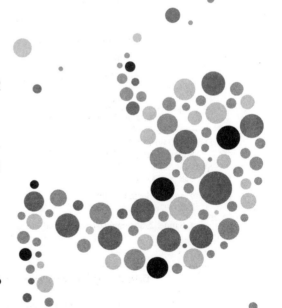

SEXTANTE

Título original: *Super Gut: Reprogram Your Microbiome to Restore Health, Lose Weight, and Turn Back the Clock*

Copyright © 2022 por William Davis, MD
Copyright da tradução © 2022 por GMT Editores Ltda.

Publicado em acordo com Agência Riff, The Cooke Agency International Inc. e Rick Broadhead & Associates Inc.

Authorized translation from the English language edition titled *Super Gut: Reprogram Your Microbiome to Restore Health, Lose Weight, and Turn Back the Clock* by William Davis, MD, published in the United States by Hachette Go. Copyright © 2022, William Davis, MD. This Portuguese translation published by arrangement with Agência Riff, The Cooke Agency International Inc. and Rick Broadhead & Associates Inc.

Todos os direitos reservados. Nenhuma parte deste livro pode ser utilizada ou reproduzida sob quaisquer meios existentes sem autorização por escrito dos editores.

*tradução:* Carolina Simmer

*preparo de originais:* Raïtsa Leal

*revisão:* Luis Américo Costa e Priscila Cerqueira

*revisão técnica:* Diana Morosini

*diagramação:* Ana Paula Daudt Brandão

*capa:* Sarah Wood

*adaptação de capa:* Natali Nabekura

*imagem de capa:* Achmad Fandhy Akhbar

*impressão e acabamento:* Lis Gráfica e Editora Ltda.

CIP-BRASIL. CATALOGAÇÃO NA PUBLICAÇÃO
SINDICATO NACIONAL DOS EDITORES DE LIVROS, RJ

---

D296s    Davis, William.
      Superintestino / William Davis ; tradução Carolina Simmer. - 1. ed. - Rio de Janeiro : Sextante, 2022.
      368 p. ; 23 cm

      Tradução de: Super gut
      ISBN 978-65-5564-456-2

      1. Saúde. 2. Sistema gastrointestinal - Microbiologia. I. Simmer, Carolina. II. Título.

22-78960                                        CDD: 612.33
                                                   CDU: 612.33

---

Gabriela Faray Ferreira Lopes - Bibliotecária - CRB-7/6643

Todos os direitos reservados, no Brasil, por
GMT Editores Ltda.
Rua Voluntários da Pátria, 45 – 14º andar – Botafogo
22270-000 – Rio de Janeiro – RJ
Tel.: (21) 2538-4100
E-mail: atendimento@sextante.com.br
www.sextante.com.br

*Dedicado à memória do professor Ilya Ilyich (Élie)
Mechnikov, biólogo e observador perspicaz, que,
mais de um século atrás, foi o primeiro a reconhecer
o poder do microbioma para a saúde e o processo de
envelhecimento – e que também adorava iogurte.*

Este livro é uma obra de referência e não um manual médico. As informações nele contidas têm o objetivo de ajudar o leitor a tomar decisões conscientes sobre sua saúde. O propósito desta publicação não é substituir tratamentos nem orientações de profissionais da área médica. Caso você suspeite que tem um problema de saúde, nós o aconselhamos a consultar um médico. Além disso, busque a orientação desse profissional antes de tomar qualquer medicamento. Os autores e a editora não se responsabilizam por quaisquer efeitos colaterais que possam resultar do uso ou da aplicação das informações aqui apresentadas.

# Sumário

Introdução     9

**PARTE I**   **Melancolia intestinal**

1. O intestino revirado     19

2. Um microbioma que só cabe em coração de mãe     31

3. Os fantasmas de micróbios passados     39

4. A fecalização dos Estados Unidos     53

5. Cuide de seu muco     65

**PARTE II**   **A Frankenbarriga e seus amigos**

6. SIBO e a Frankenbarriga     79

7. SIFO e a selva de fungos     111

8. Como vencer a Frankenbarriga e derrotar o SIBO e o SIFO     127

**PARTE III**   **Reação intestinal**

9. Solte suas feras     155

10. O poder do intestino     181

**PARTE IV  Crie seu próprio Superintestino: um plano de quatro semanas**

| | |
|---|---|
| Primeira semana: Prepare o solo | 199 |
| Segunda semana: Replante o jardim | 219 |
| Terceira semana: Regue e fertilize | 230 |
| Quarta semana: Cultive seu jardim de micróbios do Superintestino | 241 |
| Receitas do Superintestino | 255 |
| Exemplo de cardápio de três dias e listas de compras para o Superintestino | 307 |
| Posfácio: Apegue-se a coisas pequenas | 313 |
| Agradecimentos | 319 |
| Anexo A: Recursos | 323 |
| Anexo B: Como acabar com a Frankenbarriga: protocolos contra o SIBO e o SIFO | 339 |
| Anexo C: Como acabar com a *H. pylori* | 345 |
| Notas | 349 |

# Introdução

DR. FRANKENSTEIN: "Sabe, não quero envergonhá-lo, mas sou um cirurgião muito brilhante. Talvez eu possa ajudá-lo com essa corcunda."
IGOR: "Que corcunda?"

*O jovem Frankenstein*, 1974

No romance *Frankenstein*, de Mary Shelley, o Dr. Victor Frankenstein se utiliza de experimentos atrapalhados e da costura grosseira de partes do corpo eletrizadas para dar vida a uma aberração da natureza, um monstro parcialmente humano de aparência terrível, que foge e aterroriza a vizinhança.

Ninguém aqui pretende costurar cabeças e braços a torsos nem submeter órgãos a 220 volts para trazê-los de volta à vida. Pelo contrário, nos últimos cerca de 50 anos vem ocorrendo uma alquimia peculiar na saúde humana que tem criado uma nova gama de horrores em uma era de avanços médicos sem precedentes – pelo menos era nisso que muitos de nós acreditávamos. Então surpreende ainda mais o fato de que só agora um universo de criaturas primitivas que ocupa a área diretamente abaixo do nosso diafragma, atrás do umbigo, porém fora da nossa percepção consciente – e também da dos médicos –, seja visto como um fenômeno extremamente importante para a saúde humana.

Em 2011, no primeiro livro de vários relativos ao *Barriga de trigo*, descrevi como cientistas agrícolas e fazendeiros modificaram aquilo que chamamos de "trigo", transformando uma linhagem que costuma medir 1,5 metro em outra com 45 centímetros, com caules grossos e sementes grandes, uma mudança que exigiu milhares de experimentos genéticos. O resultado geneticamente modificado de fato possibilitou um maior aproveitamento das lavouras, permitindo que os fazendeiros colhessem bem mais sacas por hectare do que antes, com as espécies originais. Com o aumento nas safras, foi possível ajudar a alimentar países em desenvolvimento assolados pela fome. Entretanto, essa nova lavoura de trigo também causou uma série de efeitos inesperados nos humanos que o consumiam, incluindo estímulo do apetite, ataques de epilepsia do lobo temporal, seborreia e até um aumento de 400% nos diagnósticos de doença celíaca. Diabetes dos tipos 1 e 2, antes raras, tornaram-se comuns, e os humanos que costumavam comer para viver se transformaram em uma população com apetite afoito por rodízios de comida. As consequências do consumo do trigo moderno são tão destrutivas e tão anormais que passei a chamá-lo de "Frankengrão".

Descobri que a retirada dos Frankengrãos da dieta promove benefícios enormes para a saúde, e frequentemente até muda vidas. Milhares de pessoas perderam peso e transformaram sua vida sem fazer esforço, voltando a ter a barriga chapada da década de 1950 e se livrando de várias doenças modernas. Ainda assim, grande parte delas fez relatos como este: "Perdi 21 quilos sem nenhum esforço e parei de sentir fome o tempo todo. Não estou mais pré-diabético e deixei de tomar dois comprimidos para o controle da pressão arterial. Minha artrite reumatoide melhorou em uns 70% e consegui interromper o uso da injeção que eu tomava todo mês e custava muitos dólares. Mas continuo tendo crises e precisei voltar a tomar esteroides e naproxeno." Em outras palavras, a retirada dos Frankengrãos da dieta e o acréscimo do punhado de suplementos nutricionais que recomendei, que eliminaram problemas como a resistência à insulina, não resolveram todas as questões de saúde das pessoas. Algumas relataram perder, por exemplo, 30 quilos, faltando perder só mais 10 – mas ficavam com o peso estagnado mesmo seguindo o programa à risca. O estilo de vida Barriga de Trigo inclui esforços básicos para recultivar espécies microbianas saudáveis no trato gastrointestinal (GI), isto é, o microbioma intestinal, mas alguma coisa continuava faltando.

A comunidade Barriga de Trigo é grande, internacional, e demonstra bastante comprometimento e empolgação, sendo também uma comunidade *colaborativa*, na qual todos nós compartilhamos experiências e buscamos respostas melhores sobre como alcançar sucesso absoluto para finalmente solucionar problemas residuais de saúde. Na prática, a comunidade é um compartilhamento coletivo de sabedoria, com centenas de milhares de pessoas procurando soluções para questões parecidas. (Não se preocupe: se você ainda não conhece as estratégias do estilo de vida Barriga de Trigo, que, apesar de não esgotar o assunto, continua sendo muito poderoso, explicarei os princípios ao longo deste livro, além de introduzir novas e poderosas estratégias para você desenvolver um Superintestino.)

Nas últimas décadas, para além da experiência Barriga de Trigo, uma infinidade de pesquisas deixou claro que questões mentais e emocionais comuns – como depressão, isolamento social, ódio, ansiedade e transtorno do déficit de atenção com hiperatividade (TDAH) – podem ser associadas a distúrbios no microbioma intestinal. Também ficou evidente que condições de saúde aparentemente sem qualquer associação, como obesidade, condições autoimunes e doenças degenerativas, podem estar associadas a mudanças infligidas aos micróbios que vivem sob nosso diafragma. Como tenho interesse pessoal em aprimorar a saúde e a performance humana e em fazer com que as pessoas dependam menos do sistema de saúde, perguntei-me se esses distúrbios no microbioma poderiam explicar a persistência de doenças nos seguidores dos meus programas. Seguindo essa lógica, encontrei provas de micróbios perdidos, espécies bacterianas que podem ter desaparecido do microbioma humano moderno. E, de fato, descobri vários candidatos que, ao serem devolvidos para o intestino humano, renderam melhorias impressionantes na saúde e até na aparência física.

Por outro lado, também descobri que o desaparecimento de vários micróbios essenciais não explicava todos os problemas persistentes. Sinais de uma resposta mais abrangente surgiam na comunidade Barriga de Trigo enquanto as pessoas continuavam a reclamar de dificuldade para dormir, dores constantes nas articulações, mesmo após sentirem um alívio parcial com a eliminação de trigo e grãos cereais, e intolerâncias alimentares persistentes desde antes do programa Barriga de Trigo. Por que tantas pessoas têm intolerância a alimentos corriqueiros, como tomate, feijão e amendoim? Ao me aprofundar na ideia de que os microbiomas abalados também poderiam ser responsáveis por esses fenômenos, ficou cada vez mais claro que eu encontraria as respostas nesse universo microscópico. Então avanços adicionais, como um aparelho controlado por smartphone capaz de detectar a produção de gás microbiano expirado no hálito, bateram o martelo: as respostas viriam do microbioma.

Eu queria descobrir formas de desenvolver o poder de um microbioma saudável além do habitual "Tome um probiótico e coma muitas fibras". Queria não apenas resolver os problemas de saúde residuais das pessoas, mas também apresentar maneiras de elas darem um impulso na saúde para alcançar novos patamares de autonomia diária.

Não me resta qualquer dúvida de que os estilos de vida modernos abalaram a composição dos micróbios no trato GI humano e de que esse desequilíbrio é o culpado pelos problemas de saúde residuais que a comunidade Barriga de Trigo e outros ainda possuem. Os fatores do estilo de vida moderno que prejudicam nosso ecossistema interno também são responsáveis por uma longa lista de problemas de saúde – nenhum sistema no corpo é imune aos efeitos desse monstro que criamos, chamado de microbioma humano moderno. O microbioma dos nossos ancestrais caçadores-coletores, bem como o das pessoas há apenas 50 anos, era muito diferente do atual. Uma mistura de fatores associados à vida moderna – desde alimentos processados até medicamentos inibidores de acidez estomacal – criou um intestino que quase nem é mais humano; é algo que chamo de "Frankenbarriga" – que é tão destrutiva para nossa saúde quanto o Frankengrão, talvez até mais. A Frankenbarriga causa horrores graves: de síndrome do intestino irritável e constipação a colite ulcerativa e doença de Crohn; de síndrome do ovário policístico e câncer de cólon a depressão e desespero; de isolamento social a pensamentos suicidas. Tudo isso é consequência de algo que nós, enquanto sociedade e indivíduos, criamos: uma Frankenbarriga de distúrbios no microbioma.

Agora, precisamos saber como matar esse monstro e ressuscitar algo mais parecido com a condição humana natural. Infelizmente, a comunidade médica não é muito preparada para lidar com doenças resultantes de um microbioma abalado, que dirá para compreender suas causas. Em vez de lidar com a proliferação das bactérias e dos fungos prejudiciais à saúde que são responsáveis por gerar emoções sombrias, ansiedade e impulsos suicidas, os médicos prescrevem medicamentos para combater a depressão e a ansiedade na tentativa de bloquear seus efeitos. Em vez de buscar os micróbios errantes que fundamentam condições como hipertensão arterial e fibrilação atrial, eles prescrevem medicamentos que reduzem a pressão arterial e suprimem os ritmos cardíacos anormais. Em vez de decifrar os distúrbios microbianos que causam ganho de peso e diabetes tipo 2, recorrem a cirurgias gástricas e reguladores de glicemia. Todos esses esforços convencionais, porém equivocados, da medicina também cobram um preço e são acompanhados por longas listas de efeitos colaterais. Tenho certeza de que você consegue perceber que a compreensão de todo o caos microbiano infligido aos humanos modernos vai virar nossos conceitos sobre saúde e doenças de cabeça para baixo. As soluções também vão mudar – com certeza precisaremos de novas ferramentas além daquelas disponibilizadas pelos receituários médicos.

Devemos reconstruir o âmago microbiano de nossa saúde para nos tornarmos livres de doenças, rejuvenescermos e recuperarmos a qualidade de vida. E quer saber de uma coisa? Os benefícios que conseguiremos colher ao restaurar o microbioma humano saudável irão além de perder peso ou acabar com o refluxo, por exemplo. As estratégias que vou compartilhar também podem trazer uma pele melhor, cicatrizações mais rápidas e o aumento da empatia com os outros – vantagens que você provavelmente nem desconfiava que vinham do seu universo microbiano interior. Primeiro precisamos restabelecer a ordem nessa bagunça monstruosa que criamos, e então mostrarei como cultivar um Superintestino.

## PARE DE EMPURRAR COM A BARRIGA

Se você pudesse perguntar a um organismo como o *Escherichia coli* (*E. coli*) "Qual é o propósito da vida humana?", ele responderia, é claro: "Sustentar a mim e aos meus colegas micróbios." Talvez você acredite que a sua vida tem um propósito maior, mas, sob o ponto de vista do interior do seu cólon ou duodeno, você não passa de uma fábrica de micróbios.

Todos os seres vivos neste planeta têm um microbioma único e especial: aranhas e mosquitos, esquilos e macacos, trutas e tartarugas. Da mesma forma, os seres humanos têm um microbioma que só existe em nossa espécie, mas que é diferente em cada indivíduo. No entanto, as práticas da vida moderna – compras no supermercado e consumo de fast-food em vez de caçar ou colher a próxima refeição, tomar um banho de ducha quente em vez de mergulhar em um lago ou rio, tomar antibióticos para uma sinusite em vez de aguentar firme até que passe – ajudam a causar alterações cataclísmicas na composição e na localização dos micróbios que abrigamos dentro do nosso corpo e sobre ele.

Apesar de não terem nomes e endereços nem poderem curtir nosso perfil no Facebook, os microrganismos habitantes do trato GI têm um papel crucial em fenômenos tão diversos quanto seu nível de otimismo, o aspecto da sua pele, seu nível de energia, sua empatia com outras pessoas e sua vida amorosa. Eles influenciam até o progresso do seu envelhecimento e a quantidade de tempo que você vive.

Os trilhões de criaturas bacterianas e fúngicas que habitam seu trato GI têm um papel importante no filme da sua vida. Mesmo que você tenha hábitos saudáveis e esteja livre de condições modernas como a diabetes e a obesidade, as criaturas que formam seu microbioma ainda podem determinar se você vai sucumbir ao desamparo da doença de Alzheimer ou se chegará a apagar 105 velas no seu bolo de aniversário, cercado por seus tataranetos, com sua capacidade mental e as lembranças do encontro com os amigos na última quinta-feira intactas. Poucas coisas neste mundo têm um papel tão fundamental e ainda permanecem anônimas.

Não faz muito tempo que acreditávamos que os micróbios residentes no corpo humano são importantes apenas por causarem infecções. No entanto, o uso de antibióticos, que massacrou o equilíbrio microbiano das pessoas no último século, revela que vários microrganismos são realmente necessários para a saúde. As espécies de bactérias que habitam o trato GI, por exemplo, produzem vitaminas B como folato e $B_{12}$, aumentam a sensação de amor por parentes e amigos e estimulam sonhos vívidos e coloridos durante a fase restauradora REM (movimento rápido dos olhos) do sono, que são componentes essenciais para uma boa saúde mental.

Gostando ou não, todos nós estamos sob a influência profunda de trilhões de criaturas microscópicas anônimas. Até 10 anos atrás, quem teria imaginado que essa coleção de microrganismos seria capaz de determinar se você desenvolverá doença de Parkinson, prever em quanto tempo uma ferida vai curar ou estabelecer se é possível tolerar os defeitos e as manias do seu cônjuge? É desconcertante pensar que criaturas microscópicas podem fazer a diferença entre escrever um livro digno de um Prêmio Nobel de Literatura ou abrir fogo contra uma igreja lotada. Mas esse é o poder impressionante que a população de micróbios carrega, um universo de vida que pode trabalhar a nosso favor – ou contra nós.

Por sorte, podemos superar muitas das dificuldades de saúde associadas a um microbioma conturbado tendo uma alimentação mais saudável, tratando deficiências nutricionais comuns e restaurando espécies de bactérias mais saudáveis no trato GI depois de removidos os micróbios indesejados.

Mas e uma pessoa que, após acumular todos os distúrbios microbianos de anos anteriores, agora apresenta um caso desastroso de superpopulação bacteriana e fúngica descontrolada? Todos os fatores disruptivos modernos permitem a proliferação de espécies bacterianas e fúngicas em nosso corpo, com maior concentração no trato gastrointestinal, uma situação chamada de "disbiose". A disbiose limitada ao cólon, isto é, ao último 1,5 metro do trato GI, pode, por exemplo, causar colite ulcerativa e câncer de cólon. Mas pode acontecer de espécies de bactérias prejudiciais à saúde subirem pelo cólon, onde deveriam ficar, e chegarem ao íleo, jejuno, duodeno (partes do intestino delgado) e estômago, situação chamada de supercrescimento bacteriano no intestino delgado, ou SIBO na sigla em inglês. Os distúrbios nas populações bacterianas que causam SIBO com frequência também permitem que espécies fúngicas proliferem e subam pelo trato GI para habitar lugares aos quais não pertencem, condição chamada de supercrescimento fúngico no intestino delgado (SIFO na sigla em inglês). Infelizmente, é mais regra do que exceção que médicos não reconheçam essas situações e "tratem" as várias doenças mais visíveis que elas causam. É possível encontrar casos de pessoas com SIBO não diagnosticado que sofrem de diverticulite, tireoidite de Hashimoto ou câncer de cólon, por exemplo, e que acabam com uma lista enorme de medicamentos para tomar e são até submetidas a procedimentos médicos invasivos, como cirurgias para remoção da vesícula biliar ou para perda de peso. No entanto, se o SIBO ou o SIFO forem detectados no começo e revertidos – e o microbioma saudável for restaurado –, muitas das condições crônicas que os acompanham irão embora diante da boa saúde em simbiose com um universo microbiano interno equilibrado.

O segredo, portanto, é prestar muita atenção em todos os sinais e consequências de disbiose, SIBO e SIFO, e então tomar providências para solucionar essas condições. Eu mostrarei quais os indicadores dessas disfunções, como confirmar sua presença e como lidar com elas. Não é o fim do mundo. Vou além e mostro como levar seu programa de cura a outro patamar para que você possa se olhar no espelho e sentir orgulho daquilo que vê, impressionar seu médico com a qualidade superior da sua saúde e responder a todas as perguntas de pessoas que desejarão saber por que e como sua aparência ficou tão boa: esbelta, tonificada, musculosa, com pele viçosa e firme, raciocínio rápido e libido completamente intacta. Compreender e restabelecer a ordem de seu universo microbiano – mudar a composição dessa população, limitar onde ela pode viver e reduzir o fluxo de seus subprodutos tóxicos – causa uma avalanche de boa saúde, perda de peso e rejuvenescimento.

Vamos embarcar em uma jornada que permitirá que você encontre respostas para perguntas que podem ter deixado médicos empacados por ignorarem o fato de que você perdeu micróbios essenciais e os substituiu por uma série de espécies que fazem mal à saúde. Enquanto eles continuam prescrevendo um monte de remédios para tratar os sintomas de um microbioma prejudicado, oferecendo conselhos como "mais exercício, menos comida" e culpando o paciente por fraqueza moral, gula ou uma genética ruim, você aprenderá a reconhecer e a lidar com essa troca microbiana e então seguirá seu caminho rumo a uma saúde excelente.

Tire a poeira da sua iogurteira, cancele a sessão de botox e puxe uma cadeira, porque estamos prestes a iniciar uma jornada bacteriana que mudará o rumo da sua vida. Vamos começar entrando em detalhes sobre como e por que tantas coisas deram errado para o microbioma humano.

## PARTE I

# Melancolia intestinal

# 1

# O intestino revirado

Você pode, de muitas formas, ser bem parecido com seus pais e avós. Talvez tenha herdado o cabelo cacheado de sua mãe ou a repulsa de seu avô por coentro. Mas, ao contrário da genética, que determina características como textura capilar e preferências alimentares, o microbioma que você carrega no intestino não é o mesmo de seus ancestrais ou das gerações de humanos que os precederam. Ele é diferente até do microbioma de seus pais e avós. A coleção de micróbios que você carrega dentro de si mudou tanto de uns tempos para cá que se tornou quase irreconhecível.

Como pessoas que vivem no século XXI, testemunhamos mudanças climáticas preocupantes: a acidificação das águas dos oceanos, a redução de recifes de corais, o derretimento de calotas polares, secas extremas, incêndios florestais, inundações – tudo isso acontece, é claro, sob a influência do ser humano.

Se nós somos capazes de afetar oceanos e calotas polares, será que também não podemos introduzir mudanças desastrosas nos 9 metros de ecossistema do nosso trato gastrointestinal? Sem dúvida. Uma catástrofe ambiental parecida ocorreu de nossa boca para baixo. Não temos furacões, mas os esforços humanos alteraram drasticamente o ambiente microbiano interno, influenciando quais espaços são ocupados pelos micróbios e como seus subprodutos tóxicos poluem o corpo. Não é preciso correr para as montanhas, mas o que acontece no nosso intestino também é uma catástrofe.

O microbioma humano moderno tem pouquíssimas semelhanças com aquele de grupos isolados que mantêm o estilo de vida caçador-coletor na África e na América do Sul. Esses são alguns dos poucos povos que ainda seguem um estilo de vida semelhante ao que tivemos por milhões de anos, sem antibióticos e fatores modernos prejudiciais ao microbioma. Povos originários com estilo de vida tradicional apresentam espécies microbianas que não temos. É muito revelador observar que caçadores-coletores com esses microbiomas praticamente não apresentam úlceras estomacais, refluxo, hemorroidas, constipação, síndrome do intestino irritável, diverticulose, câncer de cólon ou outras condições – que antropólogos chamam de "doenças da civilização" – que costumam afligir pessoas das sociedades modernas.[1]

Com o passar de milhares de gerações humanas, os microrganismos evoluíram para coexistir conosco, seus hospedeiros, em uma relação tão próxima e íntima que várias espécies de bactérias existem *apenas* no trato gastrointestinal humano e em mais nenhum outro lugar da Terra – nem em pântanos, embaixo de pedras ou em latas de lixo, mas somente nos 9 metros do trato GI humano. Essas criaturas encontraram um equilíbrio com a vida humana e passaram a morar dentro de nós.

Nas últimas décadas, porém, essa coexistência tranquila vem passando por uma grave perturbação. Algumas espécies foram perdidas – algo que os microbiologistas chamam de "o microbioma em extinção" –, outras antigas foram substituídas por novas, e os micróbios que costumamos associar a infecções agora dominam o microbioma de muita gente. E, em uma quantidade surpreendente de pessoas, os micróbios assumiram postos ao longo de todo o trato gastrointestinal, do começo ao fim, criando uma infecção de 9 metros de comprimento. Sinais dessa mudança de posicionamento podem ser tão persistentes e incômodos quanto crises de eczema ou uma depressão que não melhora independentemente dos medicamentos receitados pelo médico – e a origem do problema está vivendo e se reproduzindo por todo o seu trato GI.

As conveniências modernas nos distanciaram da luta brutal e desesperada que definiu a vida humana durante milhões de anos. Nós não cobrimos nossas costas e nossos pés com a pele dos animais que matamos, mas compramos roupas e sapatos produzidos em uma fábrica distante. A carne já chega abatida para nós. Compramos legumes embalados em sacos plásticos ou os comemos em um buffet de saladas e não os colhemos direto do local de origem. A forma como nos distanciamos dos abates e do contato com a terra criou um tempo presente limpíssimo, desinfetado e cheio de antibióticos e produtos químicos.

A conveniência, a comercialização de alimentos em massa e a falta de sangue e terra sob nossas unhas contribuíram para uma epidemia silenciosa, porém grave. Muitos de nós nascemos por cesarianas e fomos alimentados por fórmulas sintéticas que causaram alergias alimentares, obesidade e diverticuloses. Sobrevivemos a infecções urinárias ou pneumonia tomando antibióticos, apenas para desenvolver uma colite ulcerativa ou comportamentos compulsivos meses ou anos depois. Guardamos a comida na geladeira para prolongar sua validade, mas nos privamos do crescimento fértil de microrganismos que surgem naturalmente em alimentos fermentados e nos tornamos suscetíveis a rosácea e a doenças autoimunes da tireoide.

O Centro de Controle e Prevenção de Doenças dos Estados Unidos (CDC, na sigla em inglês) acompanha condições do trato gastrointestinal e relatou um aumento alarmante nos casos de colite ulcerativa nos últimos anos naquele país – 50% a mais só entre 1999 e 2015.[2] O câncer de cólon, que era uma doença de idosos, aflige cada vez mais pessoas na casa dos 30, 40 e 50 anos, um dos muitos sinais de alerta que mostram uma mudança drástica na saúde humana, provavelmente em função de alterações no microbioma.[3]

Uma vez que grande parte dos médicos desconhece essa situação epidemiológica, eles continuam a tratar os sintomas externos da disbiose com medicamentos convencionais – analgésicos, anti-inflamatórios, antidepressivos, estatinas para controlar o colesterol, estratégias de restrição alimentar – ou buscam manifestações avançadas em exames como colonoscopias, mas a condição básica permanece não identificada e sem tratamento. Uma vez que essa situação disbiótica não é reconhecida nem corrigida, condições como colite ulcerativa e câncer de cólon evoluem sem restrições, ao lado de outras consequências a longo prazo para a saúde.

# O INTESTINO DELGADO ENTRA EM FOCO

Os distúrbios no microbioma encontrados na maioria dos humanos modernos frequentemente se restringem ao cólon, a última parada antes de nos despedirmos de vez dos restos indigeríveis de alimentos e micróbios que expelimos. No entanto, em muitas pessoas o problema se tornou pior. Quando espécies de bactérias prejudiciais à saúde dominam o cólon, elas podem seguir rumo ao norte, para colonizar o intestino delgado e acabar ocupando parte dos ou todos os mais de 7 metros dele, desde o íleo até o jejuno e o duodeno, além do estômago. Quando toda a extensão do intestino delgado é tomada, um total de 9 metros do trato GI pode ser ocupado por micróbios hostis. Como dá para imaginar, essa infestação enorme tem consequências gravíssimas para a saúde: mais inflamação intestinal, e mais micróbios patogênicos – trilhões – que vivem e morrem e criam um fardo de subprodutos tóxicos a partir dos restos dos micróbios moribundos.

O intestino delgado é como um ponto cego para a medicina, sobretudo por causa de sua inacessibilidade. Durante uma endoscopia alta, o gastroenterologista consegue visualizar o esôfago, o estômago e o duodeno, mas raramente continua pelo trato GI em razão das várias curvas e do tamanho do aparelho, que costuma ser limitado a pouco mais de 1 metro. Assim, o intestino delgado não é examinado. Da mesma forma, durante a colonoscopia, um colonoscópio de quase 2 metros é usado para visualizar o 1,5 metro do cólon até o ceco, um pequeno apêndice de fundo cego que marca o começo do cólon, e só. Isso significa que mais de 6 metros – um comprimento maior do que o de um carro – de intestino delgado entre o duodeno e o ceco não podem ser visualizados. Isso se mostrou um problema constante para determinar, por exemplo, a fonte de um sangramento no intestino delgado, que pode ser um vaso sanguíneo de 2 milímetros vazando a 3 metros do duodeno, 3 metros depois do ceco, e que é completamente inacessível por sonda.

Da mesma forma, acreditou-se por muitos anos que a disbiose é um fenômeno limitado ao cólon. A composição da flora intestinal costuma ser avaliada a partir de uma amostra de fezes, resíduos cuja composição é extremamente influenciada pelo microbioma do cólon. Entretanto, o intestino delgado está mostrando ser um centro de atividade dos micróbios, um participante importante do microbioma. Quando micróbios disbióticos do cólon passam pelo intestino delgado, eles criam as situações desagradáveis que definem o supercrescimento bacteriano (SIBO) e o fúngico (SIFO): espécies indesejáveis de bactérias e fungos que proliferam e sobem pelo intestino delgado.

O SIBO foi identificado há 80 anos, mas apenas por meio de exames minuciosos de partes cirurgicamente removidas do intestino delgado ou em autópsias, então se acreditava que era uma situação incomum, presente apenas em pessoas que sofriam de doenças intestinais graves ou fatais. A disponibilização do teste respiratório (entrarei em detalhes sobre isso mais adiante, falando inclusive sobre testes caseiros) – uma técnica recomendada por pesquisadores como o Dr. Mark Pimentel, especialista em SIBO do Cedars-Sinai Medical Center em Los Angeles –, que basicamente mapeia a localização dos micróbios no trato GI, simplificou a capacidade de identificar o SIBO, superando as limitações dos exames de fezes e por sonda. Nos últimos 10 a 15 anos, o teste respiratório mudou a forma como encaramos o SIBO: sabe-se agora que ele é mais comum do que se imaginava.

Na verdade, eu argumento neste livro que o SIBO é tão difundido e comum que a quantidade de pessoas afetadas por ele é maior do que a de vítimas da epidemia de diabetes tipo 2 e pré-diabetes, e isso acontece debaixo do nariz dos médicos, mas nunca é mencionado em manchetes, hospitais ou programas de bem-estar no ambiente de trabalho. Acredito que, hoje, o SIBO é tão generalizado que alcança todos os níveis sociais, independentemente de localização, gênero, renda ou idade. Se você usa sapatos ou escova os dentes, é bem provável que sofra desse problema e que ele esteja afetando sua saúde, restringindo suas atividades diárias e limitando suas esperanças de se sentir bem.

O SIBO se manifesta de várias formas surpreendentes. Ele e, em menor grau, o SIFO podem se manifestar como as dores da fibromialgia, a urgência da síndrome do intestino irritável, o incômodo noturno da síndrome das pernas inquietas, cálculos biliares, intolerâncias e alergias alimentares, erupções cutâneas, isolamento social e sentimentos de ódio, ansiedade e depressão, além de centenas de outras condições de saúde e situações sociais. Esses distúrbios microbianos podem causar complicações em pessoas com diabetes tipo 2, obesidade, epilepsia e doenças cardíacas e autoimunes. E também podem se manifestar como fenômenos diários, como ansiedade, eczema, insônia, constipação e cólicas menstruais muito dolorosas. Um número cada vez maior de evidências mostra que o autismo e os ciclos menstruais prematuros podem ser resultado desses desequilíbrios microbianos. Quando você aprender a reconhecer os sinais, começará a compreender que as questões de saúde de *todos* precisam ser observadas sob a lente dessas condições onipresentes.

O exame de partes cirurgicamente removidas de intestinos delgados com SIBO mostra que a presença de quantidades excessivas de espécies prejudiciais de bactéria inflama a parede intestinal e ocasionalmente provoca úlceras (uma ruptura na membrana mucosa), diminui a capacidade das vilosidades intestinais de absorver nutrientes e atrapalha o processo digestivo, causando diarreia e uma absorção ineficiente. A má digestão de gorduras e proteínas é especialmente comum, resultando em alguns dos sinais reveladores que vou discutir, como observar gotas de gordura no vaso sanitário após movimentações intestinais, indicando que micróbios prejudiciais bloquearam o processo da digestão de gordura no intestino delgado.

Como os humanos, bactérias e fungos vivem e morrem. Apesar de seus parentes não organizarem funerais nem erguerem lápides sobre seus túmulos, seus ciclos de vida, diferentemente das nossas várias décadas, são medidos em horas e dias, refletindo uma rotatividade altíssima. Com tantas vidas e mortes circulando pelo seu trato GI, envolvendo trilhões de criaturas, para onde vão esses restos mortais? Sem testamento nem propriedades para serem divididas, os resquícios de trilhões de micróbios são reciclados por outros micróbios, metabolizados por você ou descartados no vaso sanitário. Na disbiose, porém, alguns restos invadem a corrente sanguínea e acabam sendo "exportados" para outras partes do corpo. Em 2007, um grupo de pesquisadores franceses relatou esse fenômeno grave. Eles denominaram essa inundação de decomposição bactericida tóxica de "endotoxemia metabólica", e foi descoberto que ela está por trás de várias condições modernas de saúde, sobretudo as motivadas por inflamação, como diabetes tipo 2, cardiopatias e doenças neurodegenerativas.[4] Os maiores motivadores da endotoxemia são os lipopolissacarídeos, ou LPS, que se originam das paredes celulares de organismos como *Escherichia coli* (*E. coli*) e *Klebsiella*, habitantes comuns do cólon e das fezes. Quando esses micróbios morrem, o conteúdo de suas paredes celulares é liberado, e, se a integridade da parede intestinal tiver sido comprometida por espécies patogênicas, os LPS conseguem atravessar essa barreira rompida e chegar até o sangue. As consequências da endotoxemia são especialmente poderosas quando todos os 9 metros do trato GI estão cheios de micróbios prejudiciais.

Como os vasos sanguíneos que alimentam o trato GI fazem parte do sistema porta hepático que leva ao fígado, esse órgão é o primeiro a receber a enchente de toxinas microbianas. O sangue que circula para fora de um trato GI com SIBO contém níveis de LPS até 10 vezes maiores do que os presentes em um trato GI saudável. Depois de passar pelo fígado, as toxinas microbianas entram na grande circulação, que flui para todos os outros órgãos. Os trilhões de bactérias e fungos que habitam a extensão do trato GI impactam, dessa forma, o corpo inteiro. Isso explica como a proliferação microbiana no trato GI pode se manifestar, por exemplo, como gordura no fígado inflamado, rosácea na pele, declínio cognitivo progressivo da demência ou movimentos incessantes da síndrome das pernas inquietas – fenômenos que ocorrem bem longe de sua origem microbiana. A medicina moderna é útil para eliminar de forma mecânica a fonte de ritmos cardíacos anormais ou diminuir a dor de músculos e juntas causada pela fibromialgia, mas não consegue lidar com a proliferação microbiana e a endotoxemia que causam, ou pelo menos pioram, essas condições.

No entanto, ao classificarmos essas situações como "SIBO" e "SIFO", acabamos subestimando os distúrbios que elas causam à saúde. Em vez de "supercrescimento bacteriano no intestino delgado", deveríamos chamá-lo apenas de "supercrescimento bacteriano", porque seus efeitos se espalham para bem longe desse órgão. Apesar de não ser tão comum quanto o bacteriano, o supercrescimento fúngico também envolve a proliferação e a expansão de espécies de fungo que, como as bactérias, levam seus efeitos para fora do intestino delgado (falaremos sobre o supercrescimento fúngico no Capítulo 7).

# "MELANCOLIA" BACTERIANA?

Há anos sabemos que um terço das pessoas que sofrem de depressão – condição potencialmente debilitante cujo tratamento com antidepressivos prescritos por médicos nem sempre tem bons resultados – apresenta indícios elevados de inflamação, como a proteína C-reativa e outros marcadores. No entanto, qual seria a fonte de inflamação que impulsiona a depressão quando não existe, por exemplo, um joelho vermelho e inchado ou uma pneumonia? As pessoas com marcadores aumentados de inflamação e que sofrem de depressão são as mesmas que têm mais chance de se mostrar resistentes a medicamentos antidepressivos.

Em uma série de estudos clínicos, voluntários corajosos que não apresentavam quadro de depressão se dispuseram a receber injeções da endotoxina LPS vinda das paredes celulares de bactérias. Poucas horas depois de receberem esse aumento artificial de LPS, eles desenvolveram emoções indicativas de depressão: tristeza, ansiedade, desmotivação, desinteresse em atividades rotineiras, função cognitiva prejudicada. Exames de imagem da função cerebral dessas pessoas revelaram todos os indicadores de depressão.[5] A conclusão inevitável: os produtos da decomposição bacteriana que entram na corrente sanguínea desempenham um papel no desenvolvimento da depressão, especialmente em casos que não respondem bem a tratamentos convencionais. Não surpreende que isso tenha levado a indústria farmacêutica a considerar o acréscimo de vários elementos anti-inflamatórios aos antidepressivos convencionais a fim de bloquear alguns desses medidores inflamatórios – ignorando mais uma vez a causa da inflamação, isto é, os fatores associados ao crescimento das bactérias, e tratando apenas os sintomas.

No entanto, essas observações não levam em conta o fato de que, exceto em situações artificiais em que o LPS é diretamente injetado, os altos níveis dessa endotoxina que circula na corrente sanguínea de muitas pessoas são causados pelo excesso de população das bactérias que leva à endotoxemia. Acredito que lidar com a ausência de populações saudáveis e equilibradas de bactérias e a endotoxemia/ o excesso de LPS resultante faça mais sentido do que se concentrar em um sintoma posterior.

---

O SIBO e o SIFO são situações que muitos de nós desprezávamos como incomuns, até raras, mas que agora se mostram – por meio de evidências científicas, pela ampla disponibilidade de exames de fezes e por aparelhos manuseados pelo próprio usuário a fim de detectar as várias formas de supercrescimento microbiano – tão comuns quanto comprar papel-toalha ou mistura para bolo. Apesar de poucas pessoas já terem ouvido falar sobre SIBO e SIFO, dezenas de milhões são afetadas por eles. Hoje sabemos que entre 35% e 84% dos 35 milhões de americanos diagnosticados com síndrome do intestino irritável, bem como o número semelhante daqueles que ainda não foram diagnosticados mas convivem com urgência intestinal e distensão abdominal, têm SIBO.[6] Também sabemos que até 100% dos 12 milhões de americanos que sentem a dor e as limitações da fibromialgia apresentam o supercrescimento bacteriano do SIBO, assim como a maioria das pessoas com síndrome das pernas inquietas, gordura no fígado, diverticulose, intolerâncias alimentares diversas, cálculos biliares, condições autoimunes e neurodegenerativas e diabetes tipo 2.[7, 8, 9, 10, 11, 12, 13] O supercrescimento bacteriano também está presente em cerca de 50% dos 150 milhões de adultos americanos com excesso de peso ou obesidade.[14] Outra coisa que sabemos é que cerca de um terço das pessoas com SIBO também tem SIFO.[15] Esse monstro pode não aterrorizar vilarejos no interior ou pessoas inocentes em seus casebres, mas foi criado pela vida moderna e habita os 9 metros do seu trato GI.

Ao fazer as contas, você vai perceber que a quantidade de pessoas que sofrem de SIBO se iguala ou supera o número de pessoas acometidas pela epidemia de diabetes tipo 2 e pré-diabetes. É inevitável que críticos questionem essas estimativas, mas as evidências confirmam que o supercrescimento bacteriano e fúngico e condições relacionadas são comuns – raro é encontrar pessoas com uma flora intestinal normal e saudável.

Isso oferece um desafio sem precedentes para a saúde. Se você olhar para a esquerda e para a direita, verá pelo menos uma pessoa, se não várias, com essa condição. É difícil exagerar o poder dessa onda de mudança na fisiologia humana e na colaboração microbiana.

No entanto, mesmo que você não tenha SIBO e SIFO, é praticamente certo que tenha pelo menos disbiose. Perturbações graves nas espécies de bactérias e talvez de fungos que habitam o cólon também apresentam consequências para a saúde, independentemente de você ser regulado ou de precisar de uma pilha de revistas para alcançar sucesso nos hábitos intestinais.

Além dos produtos tóxicos da decomposição química microbiana, os próprios micróbios podem, nas piores situações, invadir órgãos internos, lugares aos quais não pertencem. Escolha um órgão, qualquer órgão, e você encontrará bactérias morando lá e causando efeitos peculiares em sua saúde. Agora reconhecemos que bactérias que habitam locais como o ducto biliar e a vesícula biliar, por exemplo, contribuem para o desenvolvimento de cálculos biliares. As espécies que ocupam esses lugares inesperados costumam ser a *E. coli* e outras dos grupos *Pseudomonas* e *Enterococcus*, geralmente encontradas no cólon e nas fezes.

Bactérias e fungos nocivos foram recuperados em artérias, seios, glândulas da próstata e até no cérebro humano, uma invasão cujos efeitos na saúde só agora começam a ser avaliados.[16, 17, 18]

Como as bactérias, fungos como *Candida albicans*, *Candida glabrata* e *Malassezia* podem subir por todo o trato GI e liberar pelo restante do corpo os produtos tóxicos de sua decomposição química. Em algumas pessoas, os fungos conseguem escapar do trato GI e se acomodar em outros lugares.[19] Isso explica por que pessoas com supercrescimento de fungos costumam sofrer também de infecções fúngicas em áreas como axilas, garganta, esôfago, vagina, virilha e cérebro. Apesar de ser menos estudado que o supercrescimento bacteriano, as consequências do supercrescimento fúngico para a saúde também têm se mostrado bem mais amplas do que originalmente se acreditava. A descoberta recente de que pessoas que morrem de Alzheimer apresentam excesso de fungos no tecido cerebral, sobre a qual entraremos em detalhes mais adiante, é muito preocupante.

Não se trata de uma infecção no sentido convencional de que uma única espécie de bactéria ou fungo prolifera descontroladamente, criando abscessos com pus e danificando o órgão que tenta dominar. O SIBO pode ser mais bem classificado como uma "infestação", isto é, uma ocupação que não domina tudo, semelhante à das formigas nos armários da cozinha – elas não expulsam sua família de casa, mas mesmo assim são irritantes e arruínam seu estoque de Oreo.

Portanto, não se trata apenas de uma superpopulação microbiana. Os micróbios no trato GI afetam outros órgãos ao espalhar seus subprodutos tóxicos e podem até invadi-los. No intervalo de apenas duas gerações humanas, desde a época em que calças boca de sino estavam na moda e sua avó lamentava que os homens não eram mais cavalheiros, as espécies de bactérias e fungos no trato GI mudaram, a geração de seus subprodutos aumentou exponencialmente e as consequências para os seres humanos, na condição de seus hospedeiros, tornaram-se mais graves. Sendo assim, as regras do jogo também precisam mudar.

A disbiose, como o SIBO e o SIFO, talvez não seja diagnosticada por médicos nem debatida em programas matinais na televisão, muito menos é assunto de posts alarmantes nas redes sociais, mas apresenta consequências graves para a saúde. São situações tão dramaticamente contrárias às leis da natureza que não serão solucionadas apenas com um probiótico caro ou kimchi. Para compreender como esse ambiente interno desastroso surgiu, vamos começar pelo início da vida de cada pessoa: a mãe.

# 2

# Um microbioma que só cabe em coração de mãe

São nossas mães que nos lançam na grande aventura microbiana de nossa vida. Primeiro ao passar pelo canal vaginal e depois ao mamar e ter os primeiros contatos físicos com a mãe, os recém-nascidos recebem o microbioma de sua progenitora. Portanto, o processo de povoar o corpo de uma criança com micróbios é iniciado no parto e nos primeiros dias de vida, e faz parte da formação do laço íntimo e maravilhoso que mães e filhos compartilham.

Nos tempos modernos, porém, esse laço foi corrompido. Um fator muito prejudicial ao equilíbrio saudável dos micróbios intestinais das crianças é a infeliz comercialização da maternidade. Com "comercialização" quero dizer que interesses financeiros passaram a afetar o fenômeno natural que é dar à luz crianças. Obstetras com medo de serem processados por negligência e motivados pelos valores mais caros das cesarianas, além do marketing agressivo para promover a venda de fórmulas infantis sintéticas no lugar de leite materno, interrompem a passagem normal do microbioma da mãe para o bebê. Sem dúvida existem situações que demandam procedimentos como cesarianas, mas os interesses comerciais viraram o jogo, deixando crianças em desvantagem desde o começo.

Os 32% dos bebês que nascem via cesariana e/ou os 17% que não recebem leite materno começam a vida sem as vantagens de compartilhar as doações microbianas da mãe.[1,2] Uma em cada três crianças que nascem por cesariana apresenta microbioma diferente daquelas que nascem pelo canal vaginal. Elas adquirem espécies de bactérias que refletem as populações de micróbios que habitam hospitais, e seu microbioma é dominado por espécies indesejáveis da família bacteriana Enterobacteriaceae, a mesma que se origina no material fecal do cólon e caracteriza o supercrescimento bacteriano. Essas diferenças persistem por anos após o parto.[3, 4] Mas nem mesmo partos vaginais garantem que uma flora saudável seja transferida para o recém-nascido, porque a maioria das mulheres em idade fértil também sofreu danos no microbioma; assim, elas não têm um microbioma equilibrado para compartilhar com os filhos. Para piorar a situação, novas mães costumam ser medicadas com antibióticos perto do momento do parto, em preparo para a episiotomia e para prevenir infecções neonatais por estreptococos. Da mesma forma, os bebês que não recebem leite materno absorvem micróbios apenas da pele da mãe, de alimentos e do ambiente, gerando uma paisagem microbiana diferente, sem as espécies bacterianas, os anticorpos e os nutrientes presentes no leite materno. Bebês prematuros apresentam o microbioma mais disfuncional de todos, porque recebem tratamentos agressivos com antibióticos, geralmente por longos períodos durante sua estada na unidade de tratamento intensivo, longe da mãe.

E o que acontece se uma mulher em idade fértil que consome muitas bebidas açucaradas ou refrigerantes dietéticos, medicamentos anti-inflamatórios não esteroides para aliviar cólicas menstruais e tenha passado anos usando pílulas anticoncepcionais e dispositivos intrauterinos for exposta ao herbicida glifosato ao consumir grãos cereais – em resumo, e se ela tiver um microbioma monstruosamente modificado? As consequências potenciais incluem atraso no desenvolvimento dentro do útero e nascimento prematuro. (Pense nisto: distúrbios no microbioma de uma gestante podem causar parto prematuro, uma associação surpreendente.)[5] Mães que sofrem de colite ulcerativa, doença de Crohn ou outras condições de saúde transmitem microbiomas diferentes dos de mães sem essas questões. E um microbioma alterado persiste na criança por muito tempo após o nascimento.[6] Quando se trata da influência poderosa do microbioma da mãe no bebê, até mulheres com gengivite – sim: a inflamação da gengiva, a muitos centímetros e a um sistema corporal de distância do útero e do bebê – podem apresentar mais risco de ter um parto prematuro e dar à luz um recém-nascido com baixo peso.[7]

Por outro lado, imagine um bebê nascido de uma mãe saudável, por parto vaginal, que se alimenta de leite materno nos primeiros dois anos de vida (exclusivamente de leite materno nos primeiros seis meses, passando depois para uma mistura de leite materno e fórmula até completar dois anos, além de consumir alguns alimentos sólidos, conforme recomendado pela Organização Mundial da Saúde). Essa criança não recebe antibióticos nem outros remédios que exigem prescrição médica e ingere alimentos saudáveis livres de glifosato e resíduos de herbicidas e pesticidas, e interage com o ambiente, isto é, tem contato com terra, animais de estimação e outras crianças – ou seja, essa criança consegue desenvolver um microbioma saudável e forte porque os fatores que comprometem o equilíbrio saudável de micróbios no organismo são minimizados e os fatores que promovem uma flora saudável são incentivados. Caso analisássemos a composição da flora intestinal dessa criança, encontraríamos uma mistura saudável de espécies microbianas no cólon, com o declínio incisivo na quantidade de bactérias e fungos conforme passássemos para o íleo e o jejuno. Observaríamos que esse microbioma é rico em gêneros que ajudam a saúde, como *Lactobacillus*, *Bifidobacterium* e *Akkermansia*; espécies fecais patogênicas e adquiridas em ambientes hospitalares estão em minoria. Essa criança tem movimentos peristálticos regulares, não apresenta alergias nem erupções na pele, não sofre de intolerâncias alimentares e apresenta desenvolvimento mental, emocional e físico normal. Ela estaria no extremo positivo da saúde humana, com uma flora intestinal favorável que a ajudaria a ter uma vida longa e saudável. Infelizmente, essa criança saudável teórica está se tornando a exceção no mundo moderno.

No outro extremo está uma criança nascida por cesariana, que passa a ser alimentada com fórmula poucas semanas após o nascimento, que recebe antibióticos no momento do parto e várias vezes ao longo da infância, e ingere alimentos industrializados como sucos de caixinha, biscoitos e batatas fritas de fast-food. Com o tempo, essa criança desenvolve intolerância a alimentos comuns, bem como asma, erupções cutâneas, diarreia intermitente e questões comportamentais e de aprendizado. Um exame de sua flora intestinal revelaria espécies como *Staphylococcus aureus* e gêneros como *Citrobacter*, *Klebsiella* e *Salmonella* não apenas no cólon, mas também ao longo do trato GI. O pediatra prescreve inaladores, cremes esteroides, remédios para estabilizar os movimentos peristálticos e medicamentos para TDAH. Os problemas de saúde persistem pela adolescência e até se tornar um jovem adulto, quando ele é diagnosticado com síndrome do intestino irritável, enxaqueca, acne e eczema, tudo acompanhado por dificuldades com pré-diabetes, gordura no fígado e sobrepeso.

Infelizmente, aposto que a última situação parece familiar para você.

Análises formais da associação entre um microbioma disfuncional e várias doenças infantis revelaram um emaranhado complexo de mudanças na flora intestinal. Microbiomas disfuncionais foram documentados nas vias aéreas e no intestino de crianças com asma, por exemplo, e no intestino de crianças que sofrem risco de desenvolver diabetes tipo 1 e distúrbios do crescimento. Crianças que sofrem de diarreia durante os dois primeiros anos de vida apresentam atrasos cognitivos e crescimento mais lento em anos posteriores.[8, 9, 10]

Não estamos falando sobre uma mudança teórica em bactérias intestinais que só interessam a microbiologistas. Isso representa uma mudança drástica na composição dos parceiros microbianos com os quais coexistimos, o que apresenta o potencial de influenciar profundamente a saúde desde o momento do nascimento.

## FÓRMULA PARA O FRACASSO

Nenhuma fórmula sintética para crianças, por melhor que seja, se equipara ao leite materno em termos de benefícios à saúde. A composição deste último é resultado de milhões de anos de evolução humana. Ele é uma fonte natural de fatores como anticorpos, fibras prebióticas e oligossacarídeos, micróbios probióticos, fosfolipídios, bacteriocinas (antibióticos naturais produzidos por micróbios) que combatem o crescimento de bactérias nocivas e outros componentes cruciais para a saúde e o crescimento do bebê. Nenhuma fórmula sintética existente no mercado chega perto de recriar a composição do leite materno humano. Nenhuma fórmula era oferecida a bebês há 50 mil, 100 mil ou 1 milhão de anos no instante em que eles saíam do canal vaginal – apenas o leite materno.

Não há dúvida: os produtores de fórmulas se esforçaram para melhorar seus produtos, fazendo até inovações como acrescentar ingredientes orgânicos e fibras prebióticas, e passando a usar a caseína láctea A2 (que imita a proteína caseína humana) para reduzir as chances de desenvolvimento de doenças autoimunes. Mas também há problemas no processo de atualização, como o uso de leite desnatado (o leite materno tem entre 4% e 5% de gordura, uma taxa semelhante à do leite de vaca integral) e a inclusão de ingredientes geneticamente modificados com todos os seus problemas associados, incluindo distúrbios no microbioma da criança.

Antes da introdução dessas melhorias, a indústria de fórmulas infantis já foi marcada por escândalos. A Nestlé, por exemplo, fazia ações de marketing agressivas para vender seus produtos para mulheres na África, chegando a insinuar que a fórmula era melhor do que o leite materno. Essas mulheres em situação de vulnerabilidade, desejando se beneficiar das vantagens do mundo moderno, eram incentivadas a comprar um produto que acabou associado à morte de milhões de crianças por desnutrição (em grande parte porque as mães diluíam a fórmula para reduzir os custos). Nos Estados Unidos, o *The New York Times* denunciou fabricantes de fórmula que ofereciam compensações financeiras para médicos e hospitais distribuírem amostras do produto para novas mães que recebiam alta, uma prática que fez a taxa de infecções entre bebês se tornar até 16 vezes maior nos dois primeiros meses de vida.[11]

Existem consequências reais quando bebês não se alimentam de leite materno. Crianças amamentadas pela mãe apresentam populações maiores de espécies probióticas de *Lactobacillus* e *Bifidobacterium*, ao passo que espécies de *Enterococcus* e *Enterobacter*, que tipicamente habitam o cólon e caracterizam supercrescimento bacteriano, são dominantes em crianças alimentadas com fórmula.[12] Em uma análise solicitada pelo Escritório da Saúde da Mulher do Departamento de Saúde e Serviços Humanos dos Estados Unidos, concluiu-se que crianças alimentadas com leite materno no mínimo pelos três primeiros meses de vida apresentam 42% menos casos de dermatite atópica, um risco 27%-40% menor de desenvolver asma e 50% menos casos de otite.[13] Ao longo da vida, elas também apresentam menor propensão a desenvolver obesidade ou diabetes tipo 2, além de terem quociente de inteligência (QI) mais alto. Esse é o poderoso efeito de fornecer a uma criança um microbioma mais saudável, que se inicia com as contribuições inestimáveis da mãe.

O micróbio *Bifidobacterium infantis* exerce papel especialmente importante na saúde inicial de um bebê, uma vez que seu objetivo é dominar o microbioma intestinal da criança. Essa espécie tem a capacidade única de metabolizar os oligossacarídeos presentes no leite materno (mas não na fórmula sintética). Entretanto, 90% dos bebês modernos não apresentam qualquer sinal dessa espécie. Evidências mostram que a oferta desse micróbio na forma de probiótico permite que a criança metabolize os oligossacarídeos do leite ao mesmo tempo que reduz a quantidade de organismos prejudiciais nas fezes.[14] (Mais adiante mostrarei aos pais como preparar um iogurte com *B. infantis* que mães podem tomar e oferecer para o recém-nascido da maneira correta: na passagem do bebê pelo canal vaginal e no leite materno.)

---

Os antibióticos são a classe de medicamentos mais receitada para crianças. Estima-se que até 50% das prescrições de antibióticos sejam desnecessárias, pois focam em curar infecções no trato respiratório superior e otites médias causadas por vírus, não por bactérias. Pediatras costumam optar por antibióticos abrangentes, que erradicam uma série de espécies bacterianas e incentivam a proliferação de fungos (em razão da competição reduzida das bactérias), em vez de antibióticos de espectro reduzido, com menos consequências. Crianças medicadas com antibióticos são mais propensas a apresentar excesso de peso, a desenvolver alergias e doenças autoimunes e a se tornar mais suscetíveis a infecções.[15] São poucas as crianças que chegam à fase adulta sem ter passado por pelo menos um tratamento com antibióticos, se não muitos, com consequências abrangentes e duradouras.

Muitos de nós temos um começo microbiano difícil quando bebês e crianças, e essa situação infeliz se perpetua pela vida adulta. O microbioma humano é o resultado cumulativo dos distúrbios no microbioma que ocorreram ao longo dos primeiros anos de vida, da infância e da adolescência, assim como de deficiências transmitidas de geração em geração. Neste ano, um a cada dois ou três adultos será medicado com antibióticos.[16] No entanto, os adultos vão além de tomar antibióticos que prejudicam as comunidades microbianas do corpo. Eles usam medicamentos que reduzem o ácido estomacal, a barreira natural contra os micróbios que descem pelo esôfago, bem como contra os que sobem pelo cólon, montando um palco para a colonização bacteriana de toda a extensão do trato GI.[17] Milhões tomam anti-inflamatórios não esteroides (AINEs), como ibuprofeno ou naproxeno, para dores de artrite, cólicas menstruais, enxaquecas, entre outros motivos. Além do fato de muitas pessoas desenvolverem danos assintomáticos no intestino delgado em razão do uso de AINEs, essas drogas convidam espécies de bactérias do cólon para morar no intestino grosso.[18] Incluir na alimentação itens como refrigerantes e lanches cheios de açúcar – ou seja, o hábito alimentar de milhões de americanos – também promove o aumento da colonização bacteriana no intestino delgado, que não é o lugar dessas espécies.[19] Uma série de evidências mostra que a exposição a resíduos de herbicidas e pesticidas em alimentos altera o microbioma, a exemplo do glifosato, herbicida usado no cultivo de milho e soja geneticamente modificados e que também é um antibiótico potente.[20, 21, 22] E, mostrando uma conexão perturbadora entre o aquecimento global e o microbioma humano, foi determinado que o aumento dos níveis de ozônio no solo, resultado do escapamento de automóveis em contato com a luz do sol, altera a composição da flora intestinal.[23]

Como já debatemos, os subprodutos tóxicos da vida e da morte microbiana transportados para fora do trato GI, no processo chamado de endotoxemia, causam inflamações e doenças em partes do corpo distantes entre si – do dedão do pé até o cérebro. É assim, por exemplo, que bactérias no trato GI causam a dermatose facial chamada rosácea, a dor musculoesquelética da fibromialgia e o parto prematuro. Você também pode começar a compreender como um anti-inflamatório tópico para tratamento de rosácea, um anti-inflamatório oral para fibromialgia que bloqueia vias neurais da dor e um medicamento para depressão que aumenta o nível de serotonina não lidam de forma alguma com a origem do problema – a expansão prejudicial da população de bactérias e a abundância de subprodutos metabólicos tóxicos que elas produzem – e podem até piorar a situação. Um medicamento pode oferecer alívio temporário das dores e dos incômodos da fibromialgia, bem como dietas com restrições de FODMAPs podem reduzir o inchaço e a diarreia causados pela síndrome do intestino irritável (FODMAPs, fibras e açúcares metabolizados por micróbios são uma questão que discutirei mais adiante), mas você vai continuar exposto a todas as outras consequências do supercrescimento bacteriano não tratado, seja ele intestinal ou não.

## AS COISAS FORAM LONGE DEMAIS?

O estilo de vida moderno acaba preparando o corpo para uma expansão microbiana prejudicial. Se metaforicamente não existe qualquer benefício em reduzir a pegada de carbono ou construir barragens contra o aumento do nível do mar no seu corpo, o que você pode fazer para virar o jogo contra a expansão e a invasão microbianas? Por sorte, há muitas opções.

Mais adiante falaremos sobre as consequências do supercrescimento bacteriano e fúngico e da endotoxemia. Então veremos o que pode ser feito para mitigar esses processos e até expulsar invasores microbianos de lugares nos quais não são bem-vindos. Também apresentarei truques para cultivar espécies bacterianas verdadeiramente benéficas para seu microbioma, de modo que você possa alcançar efeitos específicos, talvez espetaculares, em sua saúde. Sim, é possível realizar mudanças magníficas quando cuidamos do nosso ecossistema interior.

Mas primeiro vamos entrar em detalhes sobre como o supercrescimento bacteriano surge, para que você não confunda as consequências de comer um hambúrguer de fast-food contaminado com *E. coli* com os efeitos crônicos e devastadores da proliferação bacteriana e fúngica.

# 3

# Os fantasmas de micróbios passados

Não se fazem mais floras intestinais como antigamente.

O tempo todo, a vida ensina lições que nos fazem repensar hábitos diários: viver pela tela de um celular é uma ideia ruim; dormir menos para trabalhar e se divertir mais traz consequências para a saúde; comida servida por uma janela de drive-thru não é a melhor estratégia para a alimentação humana. Reaprender lições de vida e de saúde é igualmente, ou talvez ainda mais, importante e necessário no mundo do microbioma.

Vamos ver como a vida moderna causou a perda de uma série de espécies de bactérias que têm funções importantes para a saúde humana. É o equivalente a um evento de extinção interior em massa, mas que, por sorte, ainda pode ser revertido.

## PERDIDO NA BAGUNÇA

Métodos para a identificação dos micróbios que habitam o trato GI humano não existiam um século atrás e ainda não tinham sido inventados na década de 1980. Em vez disso, os primeiros métodos eram rudimentares e incompletos, com o uso de amostras de micróbios que cresciam em uma placa de Petri ou preparos semelhantes para observar o mundo dos 9 metros do trato GI por uma fechadura que revelava apenas uma fração das criaturas microscópicas lá dentro. Até pouco tempo, esses métodos rudimentares não davam espaço para as chamadas espécies anaeróbias crescerem em amostras, porque elas morrem ao serem expostas ao ar ou ao oxigênio, mas o microbioma humano está cheio desses seres anaeróbios (organismos que vivem sem oxigênio).

Métodos mais recentes que utilizam marcadores de DNA revelaram um universo de criaturas, incluindo as anaeróbias, que nunca haviam sido identificadas. Esses métodos identificam micróbios pelo código escrito no DNA de um organismo, que é único para aquela espécie (e aquela cepa, porém falaremos sobre essa questão mais adiante). Além disso, esses métodos de identificação por DNA não são afetados pela presença ou ausência de oxigênio. Os novos métodos também permitem comparações detalhadas entre o microbioma moderno e o de seres humanos que nos antecederam e não foram expostos a fatores prejudiciais modernos. Essas avaliações revelam que o microbioma moderno é muito diferente dos microbiomas do passado. Não é de surpreender: basta pensar em como a geração de nossos bisavós, tão recente, apresentava menos casos de obesidade, diabetes tipo 2, doenças autoimunes, isolamento social e exposição a glifosato, refrigerantes e substâncias químicas industriais onipresentes.

Análises de microbiomas primitivos encontrados em ossos, materiais fecais fossilizados e placas dentárias antigas nos mostram que, milhares de anos atrás, os habitantes microbianos de um ser humano eram de espécies muito diferentes das que abrigamos hoje. A parte mais impressionante dessas investigações é que elas revelaram que havia uma semelhança considerável entre os microbiomas de culturas primitivas em continentes diferentes. Espécimes encontrados em cavernas tropicais e materiais fecais recuperados de múmias congeladas em latitudes setentrionais apresentam microbiomas parecidos. As maiores diferenças são encontradas quando se compara *qualquer* microbioma primitivo com o de pessoas modernas.[1, 2, 3] Conforme os humanos foram deixando de ser exclusivamente caçadores-coletores e evoluíram para comunidades agrícolas, a composição do microbioma se transformou para acomodar as mudanças resultantes na alimentação: menos diversidade de plantas consumidas e maior dependência de colheitas ricas em amido, como milho e trigo. O grande salto seguinte nas mudanças da composição do microbioma ocorreu quando as pessoas se tornaram mais urbanizadas, foram expostas a antibióticos e se viram dependentes de grãos cereais, açúcar e alimentos processados.

Em tempos recentes, como mencionei no Capítulo 2, vários fatores – desde antibióticos a sorvete – alteraram a coleção de microrganismos que habitam o corpo humano. Quando comparamos as espécies de bactérias presentes em uma época tão recente quanto 1960 com nosso microbioma atual, fica claro que os humanos do século XXI apresentam menos espécies de bactérias no trato GI do que todos os nossos antepassados. Os fatores que prejudicam o microbioma causaram uma população menor e menos variada de espécies bacterianas. Muitas foram perdidas, atropeladas na grande estrada do microbioma. Quando analisamos os micróbios em amostras de fezes modernas, vemos que muitas pessoas têm menos *Lactobacillus*, *Bifidobacterium* e outras espécies benéficas, ao mesmo tempo que apresentam um excesso de *Escherichia coli*, *Shigella*, *Pseudomonas* e outros micróbios fecais que se tornam cada vez mais dominantes no trato GI moderno. No entanto, o que não vemos são as espécies que *desapareceram* do microbioma moderno. Como não existem certidões de nascimento nem fantasmas para nos contar exatamente quais delas sumiram, precisamos recorrer à comparação de microbiomas modernos com os do passado.

Identificar micróbios ausentes é mais difícil do que identificar os que estão presentes porém são desnecessários. Análises de DNA estão esclarecendo essas diferenças. Por exemplo, um grupo internacional de pesquisadores recentemente conduziu um estudo enorme que encontrou milhares de espécies nunca antes identificadas em populações ocidentais e não ocidentais.[4] Conforme elas continuarem sendo analisadas pelos pesquisadores, descobriremos muitas lições empolgantes sobre como tirar vantagem desse baú do tesouro microbiano. Métodos de pesquisa semelhantes estão sendo aplicados aos microbiomas de caçadores-coletores que ainda existem no planeta e aos resíduos de microbiomas primitivos, então é possível que logo tenhamos vastos catálogos listando espécies que foram perdidas.

As comunidades humanas que ainda vivem como caçadores-coletores oferecem exemplos de microbiomas intestinais que não foram expostos a antibióticos, medicamentos ou à dieta ocidental moderna. Essas pessoas cavam o solo em busca de raízes e tubérculos, usam lanças para caçar a próxima refeição, bebem água de rios e córregos e não se deslocam em carros nem se comunicam por meio de telefones celulares. Como revelado por materiais fecais fossilizados ou ossos antigos, quando comparamos a flora intestinal moderna com a de povos originários, como os hadzas, na Tanzânia, os matsés, no Peru, ou os ianomâmis, na floresta amazônica do Brasil, descobrimos que a composição de seus microbiomas é diferente.[5, 6, 7] As populações indígenas apresentam numerosas espécies que estão ausentes do microbioma humano moderno. É interessante ver que a comparação entre os microbiomas dos povos nativos demonstra que suas floras intestinais são estranhamente semelhantes, apesar de viverem a grandes distâncias uns dos outros ou até em continentes diferentes. A flora intestinal dos hadzas, na África Oriental, por exemplo, é parecida com a dos matsés da floresta amazônica peruana. Estamos falando de povos que vivem em continentes distantes, sem qualquer oportunidade de interação. As impressionantes semelhanças transculturais e transcontinentais fomentaram especulações de que o microbioma presente nesses povos originários seja, portanto, representativo do nosso microbioma ancestral da Idade da Pedra, isto é, o microbioma dos nossos antepassados, o microbioma antes da interferência dos distúrbios modernos, o microbioma que fez parte da evolução humana. Parece correto afirmar que o estranho microbioma dos habitantes do século XXI *é* a exceção.

A ideia de que a ausência de espécies bacterianas em pessoas modernas se manifesta como uma ou outra condição de saúde nos levou à proposta de substituir espécies perdidas ou deficientes. Em um estudo recente, por exemplo, pesquisadores do Boston Children's Hospital substituíram várias cepas de Clostridia inexistentes no intestino de bebês com alergias alimentares e descobriram que a prática apresenta potencial para eliminá-las.[8] São evidências preliminares, mas que podem ajudar a solucionar as muitas, e às vezes perigosas, alergias alimentares a amendoim, ovos ou peixes apresentadas por um número cada vez maior de crianças.

Outro gênero bacteriano amplamente perdido pela maioria das pessoas modernas é o *Oxalobacter*, que sobrevive no cólon e é um consumidor entusiasta de oxalato, um composto natural comum em alimentos como nozes, espinafre, beterraba e chocolate. Por outro lado, a maioria dos indígenas de povos como os hadzas e os ianomâmis apresenta muitas espécies de *Oxalobacter*. Conforme pessoas modernas perdem essas espécies, mais elas desenvolvem dolorosas pedras nos rins de oxalato de cálcio, sobretudo após serem expostas a antibióticos. Ainda mais preocupante é o grande aumento dessas pedras em crianças, especialmente depois de tratamentos com esse tipo de medicamento.[9, 10] É provável que outras mudanças na composição da flora intestinal estejam ocorrendo em pessoas com pedras de oxalato nos rins, como a proliferação de certas espécies (*Methanobrevibacter smithii*) e a perda ou a redução de outras (*Lactobacillus plantarum*). Entretanto, o processo parece ter origem na perda das espécies bacterianas de *Oxalobacter*.

A *Bifidobacterium infantis* é outra baixa microbiana, ausente em 90% dos recém-nascidos. A espécie oferece vantagens importantes para a saúde e o desenvolvimento de bebês, mas deixou de ser transmitida pelas mães ou é perdida pela exposição a antibióticos. Sem a *B. infantis*, os recém-nascidos apresentam mais chance de se tornarem supercolonizados por espécies fecais de Enterobacteriaceae, uma situação que já foi associada a um aumento drástico no pH fecal ao longo dos anos (o aumento no pH fecal indica que a criança é incapaz de metabolizar nutrientes como oligossacarídeos do leite materno em subprodutos de ácidos graxos que nutrem células intestinais e oferecem outros benefícios). As crianças no começo do século XX, por exemplo, apresentavam pH fecal de cerca de 5,0, ao passo que bebês modernos sem uma população saudável de *B. infantis* apresentam um pH menos ácido, de 6,5 (acidez mais de 10 vezes menor na escala do pH).[11] A restauração da *B. infantis* protege bebês prematuros da enterocolite necrosante, uma condição devastadora e frequentemente fatal na qual espécies de bactérias nocivas invadem e destroem a parede intestinal.[12] A *B. infantis* é uma de muitas espécies essenciais nas crianças que, por sua capacidade de metabolizar nutrientes no leite materno, apoiam o crescimento de outras espécies de bactérias benéficas conforme o bebê cresce. Mas nem o parto vaginal nem a amamentação garantem que um recém-nascido seja colonizado por essa espécie crucial, porque as próprias mães podem não ter esse micróbio e, portanto, ser incapazes de passá-lo adiante. Além da proteção contra a enterocolite necrosante, a restauração dessa espécie oferece muitas vantagens para as crianças. Bebês que recuperam a *B. infantis* apresentam probabilidade maior de dormir a noite toda e tirar sonecas mais prolongadas, têm menos chances de ter assaduras, têm menos cólicas e apresentam 50% menos movimentos intestinais durante o dia (e, portanto, têm 50% menos necessidade de trocar de fralda). E os benefícios dessa espécie continuam presentes depois dos primeiros anos de vida, na forma de redução de rinites alérgicas (alergias nasais), de asma, do potencial de desenvolver doenças autoimunes e de dores abdominais causadas pela síndrome do intestino irritável conforme as crianças vão crescendo.[13, 14, 15] Mas o que é ainda melhor do que oferecer *B. infantis* para um bebê na forma de probiótico? Restaurar esse microbioma na mãe antes do parto, permitindo que ela o transmita para seu filho, da forma como deveria ocorrer naturalmente, ao mesmo tempo que também colhe benefícios para a própria saúde.

## *L. REUTERI*: A BACTÉRIA DO AMOR

A espécie bacteriana *Lactobacillus reuteri* é a estrela do mundo dos micróbios intestinais, pois rende resultados espetaculares para seu hospedeiro humano. Até meados do século XX, a maioria das pessoas no mundo ocidental se beneficiava das vantagens da ocupação dessa espécie no trato GI, adquirindo-a das mães durante a passagem pelo canal vaginal ao nascerem e pela amamentação. Indígenas que habitam florestas e montanhas carregam esse microrganismo, bem como galinhas, porcos e outras criaturas, o que indica que ele tem um papel essencial na sobrevivência.

No entanto, a vida moderna o erradicou de 96% das pessoas no mundo ocidental. Hoje, apenas 4% – menos do que uma em cada 20 pessoas – continuam se beneficiando da presença dessa espécie maravilhosa.[16, 17] Entre as muitas vantagens da *L. reuteri* está sua capacidade única de provocar a liberação do hormônio oxitocina no cérebro humano, algo que foi demonstrado em uma série de experimentos conduzidos pelo Instituto de Tecnologia de Massachusetts (MIT). Pense nisto: um micróbio que vive em seu trato GI determina um aspecto importante do funcionamento do seu cérebro.[18]

A oxitocina é o hormônio da empatia e da conectividade. É o hormônio que surge quando você está apaixonado, sente-se muito próximo de outra pessoa ou faz carinho no cachorro. A oxitocina ajuda você a enxergar o outro lado de um argumento, gera empatia com as dificuldades de outras pessoas e reduz a ansiedade social.

A perda da *L. reuteri* e dos seus efeitos estimulantes de oxitocina indica que as pessoas modernas apresentam níveis de oxitocina mais baixos do que há 50 anos. Nós vivemos em uma era assolada pelo aumento do isolamento social, com taxas recordes de suicídio e divórcios a perder de vista. Seria a perda da *L. reuteri* pelo menos um dos motivos por trás dessas tendências sociais inquietantes? Sem dúvida, essas são questões complexas com muitas causas possíveis, mas a atual devastação de organismos úteis para os 9 metros do trato GI, incluindo o desaparecimento da *L. reuteri* e a subsequente perda de empatia e desejo por conexão humana, não poderia ser pelo menos parte da explicação? Eu acredito que sim.

## OXITOCINA: O HORMÔNIO DO AMOR... E DA JUVENTUDE?

A restauração da *L. reuteri*, um micróbio que a maioria das pessoas modernas perdeu, provoca a liberação de oxitocina no cérebro e, com isso, um aumento de empatia e do desejo da companhia de outras pessoas. A oxitocina é a motivadora do afeto entre mãe e filho, do apego que você sente por seu parceiro, e é o fator que abre sua mente para as opiniões de outras pessoas. O microbioma de boa parte da população moderna não apresenta a *L. reuteri* em uma era em que os fenômenos sociais de isolamento, suicídio, divórcio e desavenças sociais alcançam níveis recordes. Mesmo assim, por mais importantes que os efeitos da oxitocina sejam para a vida social humana, esse hormônio vai muito além disso.

Um dos primeiros indícios sobre o poder da oxitocina de exercer efeitos fisiológicos impressionantes veio de uma série de experimentos com animais realizados no MIT por um grupo que estudava o câncer. Os cientistas observaram os seguintes efeitos em animais idosos que receberam *L. reuteri*, em comparação com o grupo de controle:

- Pelagem espessa e crescimento acelerado de pelos. (Os animais que não receberam *L. reuteri* sofreram de dermatite e falhas na pelagem.)
- Pele mais firme, com aumento expressivo do colágeno.

- Aceleração na cicatrização da pele. (A cicatrização da pele pode ser vista como uma consequência do rejuvenescimento e da saúde em geral.)
- Boa forma vitalícia. (Camundongos sem *L. reuteri* desenvolveram sobrepeso.)
- Níveis reduzidos de cortisol, o hormônio do estresse.
- Preservação do cortejo sexual em camundongos mais velhos.

Em outros estudos, a administração de *L. reuteri* ou oxitocina rejuvenesceu a musculatura de camundongos idosos e reverteu a imunidade prejudicada pelo envelhecimento e a osteoporose causada pela idade.

Faça as contas: camundongos sem *L. reuteri* se tornaram velhos e gordos e ainda perderam pelos, tônus muscular e densidade óssea, o interesse em copular e a proteção imunológica. Os que receberam *L. reuteri* permaneceram em forma, apresentaram pelagem espessa e mantiveram o tônus muscular, a densidade óssea e a imunidade, e ainda permaneceram sexualmente ativos – eles continuaram jovens até morrer. Vou repetir isso para dar ênfase: *camundongos com* L. reuteri *e níveis sadios de oxitocina continuaram jovens até morrer.* Isso não significa que eles viveram por mais tempo. Significa que, em uma era em que poderiam estar na fila do INSS dos ratos, caminhando com a ajuda de um andador e lendo revistas sobre a terceira idade, eles tinham uma aparência muito mais jovem e esbelta, além de permanecerem social e sexualmente ativos.[19, 20, 21, 22]

Uma lista crescente desses fenômenos é corroborada por experimentos com humanos.[23, 24, 25, 26] Desde que comecei a defender a restauração da *L. reuteri* nos microbiomas modernos, alcançada com a ingestão de iogurte com *L. reuteri* e alto conteúdo bacteriano (a receita pode ser encontrada adiante no livro), temos visto que os efeitos encontrados nos estudos podem, de fato, ser reproduzidos em muitas pessoas: pele mais firme, redução de rugas, cicatrização acelerada, restauração do tônus muscular e da força da juventude, aumento de libido. E, já que os camundongos não podem nos dizer como se sentem, as pessoas que consomem iogurtes ricos em *L. reuteri* relatam efeitos adicionais, como sono profundo com sonhos vívidos, redução de apetite, aumento no otimismo e menos ansiedade social, que provavelmente são resultantes do aumento da oxitocina causado pela bactéria.

A restauração da *L. reuteri*, portanto, não apenas torna você um ser humano melhor e mais saudável como também pode gerar uma série de efeitos que, na minha opinião, nos fazem voltar 10 anos no passado, talvez 20. Tudo isso apenas com a restauração de uma espécie bacteriana que você provavelmente perdeu ou nem mesmo recebeu – e da qual muito menos ouviu falar.

Mais adiante entrarei em mais detalhes sobre como recuperar essa espécie maravilhosa de bactéria.

---

Ao recuperar essa espécie bacteriana perdida, muitos sentem uma onda de empatia e desejo por conexão humana. As pessoas relatam que passam a gostar mais de parentes e colegas de trabalho, tornam-se mais dispostas a conversar com desconhecidos na fila do Starbucks e a se encontrar com amigos, e apresentam uma tendência a chorar mais no cinema. Elas também afirmam que conseguem compreender com mais facilidade o ponto de vista e a opinião dos outros.

A *L. reuteri* é uma bactéria especial no sentido de que "prefere" colonizar o trato gastrointestinal superior, o estômago, o duodeno, o jejuno e o íleo, em vez de morar apenas no cólon, onde a maioria das outras espécies probióticas vive. Uma vez que habita as partes superiores do trato GI, a *L. reuteri* é uma produtora entusiasta de antibióticos naturais chamados bacteriocinas, que combatem com eficácia espécies de bactérias indesejáveis que sobem para o intestino delgado, onde não é o seu lugar. A perda da *L. reuteri* no microbioma moderno é, portanto, um provável fator que contribui para a proliferação do supercrescimento bacteriano no intestino delgado da população; dessa forma, a recuperação dessa bactéria também faz parte da solução.

Essa é apenas uma espécie, quase extinta do microbioma de pessoas modernas, que pode causar efeitos impressionantes ao ser restaurada. Ela ilustra o poder do cultivo proposital do microbioma humano, que discutiremos adiante. Mas também suscita uma pergunta preocupante: que outros micróbios desconhecidos foram perdidos e promoviam a melhoria da saúde, a prevenção de alergias, o controle de peso e benefícios emocionais e sociais?

---

## SUCESSO DO SUPERINTESTINO:
### Lisa, 61 anos, Novo México

"Eu tomo meia xícara de iogurte de *L. reuteri* com mirtilos ou framboesas e nozes, adoçado com fruta-dos-monges, quase todos os dias há um ano. Fermentei a *L. reuteri* e a *L. casei* Shirota juntas, para ingerir durante a época das viroses este ano.

As rugas na região dos meus olhos com certeza diminuíram. Minha pele está com uma textura mais lisa, no geral. Durmo incrivelmente bem e me lembro de todos os meus sonhos quando acordo. Meus hábitos intestinais também melhoraram.

Comecei a preparar o iogurte de *L. reuteri* em junho de 2019 e, durante os meses de inverno, comecei a ingerir uma mistura de *L. reuteri* e *L. casei* Shirota. Minha pele está mais clara, com menos rugas, e recebo muitos elogios das pessoas."

---

## *H. PYLORI*: NOIVA DA FRANKENBARRIGA?

Nós já perdemos uma série de espécies de bactérias benéficas e agora também estamos em pleno processo de perder outra especial, a *Helicobacter pylori*. Essa bactéria tem duas faces: ela oferece alguns benefícios, como a proteção contra o refluxo ácido e, talvez, a obesidade, mas também pode causar úlceras no estômago e no duodeno, além da possibilidade de promover alguns tipos de câncer. Os seres humanos ganharam esse micróbio na época em que o *Homo sapiens* migrou para fora da África, há uns 60 mil anos, mas sua incidência nas pessoas modernas diminuiu nos últimos 50 anos. Atualmente, a *H. pylori* infecta o estômago de 50% ou mais da população da Terra. Em países desenvolvidos, como os Estados Unidos, a proporção de pessoas com *H. pylori* caiu para cerca de 15%, provavelmente pelos mesmos motivos que perdemos espécies como a *L. reuteri* e a *B. infantis*.

Por muitos anos, úlceras no estômago e no duodeno foram associadas ao estresse e ao consumo de alimentos ácidos. O consenso geral passou muito tempo defendendo que o estômago era livre de bactérias, em razão do seu ambiente extremamente ácido, com pH baixo. Então dois médicos australianos, Robin Warren e Barry Marshall, demonstraram que a erradicação da *H. pylori* do estômago possibilitava a cura de úlceras, provando que as úlceras eram resultado de um processo infeccioso e que certas bactérias conseguiam sobreviver naquele ambiente. Eu me lembro da época anterior a essa descoberta, quando antibióticos não eram usados para erradicar a *H. pylori* e antes de medicamentos inibidores de acidez estomacal serem receitados para diminuir a dor de úlceras – nas emergências dos hospitais, era comum ver pessoas vomitando sangue vermelho-vivo ou defecando sangue preto parcialmente digerido em razão de úlceras hemorrágicas. O reconhecimento de que úlceras no estômago e no duodeno são processos infecciosos foi um avanço extremamente poderoso.

No entanto, a *H. pylori* tem mostrado ser muito mais do que a causa de úlceras e hemorragias. Desde então, ela foi associada a condições como câncer de estômago, câncer no trato biliar e no pâncreas, doenças autoimunes, doença de Parkinson e um aumento no risco de diabetes tipo 2.[27, 28, 29, 30] A erradicação da *H. pylori* tem se mostrado mais eficiente no combate a irritações da rosácea e às limitações da doença de Parkinson do que medicamentos convencionais usados contra essas condições.[31, 32] Uma pessoa que abriga a *H. pylori* tem mais chances de desenvolver o SIBO, especialmente se a infestação resultar na perda da produção de ácido gástrico, uma evolução comum após a bactéria habitar o estômago por muitos anos.[33, 34]

Portanto, a erradicação desse micróbio oferece proteção contra uma série de doenças humanas. Mas se livrar completamente dele é mesmo uma boa ideia?

Evidências sugerem que a *H. pylori* tem uma relação complexa com seu hospedeiro humano. Como os humanos e a *H. pylori* coexistem há 60 mil anos, nós nos adaptamos um ao outro. A *H. pylori*, por exemplo, tolera ácidos gástricos e não estimula muita resposta imunológica contra eles. Apesar de ser associada às doenças já mencionadas, ela também pode oferecer vantagens. O Dr. Martin Blaser, proeminente microbiologista da Universidade de Nova York e crítico do uso excessivo de antibióticos, explorou meticulosamente o papel da *H. pylori* na saúde humana e associa sua ausência ao aumento da frequência de casos de asma e alergias, e talvez até ao ganho de peso (resultando em distorções nos hormônios leptina e grelina).[35]

No geral, apesar de figurar na crescente lista de micróbios que estão desaparecendo nas pessoas, sou da opinião de que, a longo prazo, há muitas vantagens em não ter uma infestação de *H. pylori* no estômago, já que as condições associadas a esse micróbio são ameaças mais graves do que as doenças reduzidas por sua presença. A remoção da *H. pylori* faz parte do nosso esforço do Superintestino para combater a disbiose e o SIBO. A solução convencional é identificar e erradicar o micróbio logo depois do diagnóstico de úlcera. Mas você pode tomar as rédeas da situação usando estratégias naturais específicas antes mesmo do surgimento de úlceras e outros problemas de saúde. Caso você queira erradicar a *H. pylori* por conta própria, o Anexo C sugere um esquema de agentes naturais que causam esse efeito.

## UM MICROBIOMA SEM VOLTA?

Se trancássemos um grupo de pessoas em uma sala e as privássemos de comida e água, você ficaria surpreso se essas coitadas acabassem morrendo de falta de água e comida? Infelizmente, ao longo da história temos inúmeros casos de humanos que sofreram essas torturas por azar ou por ordem de outras pessoas.

O que aconteceria se você também deixasse de alimentar os micróbios no seu trato GI, removendo as fibras prebióticas e os outros nutrientes dos quais eles precisam para sobreviver? Eles não são capazes de fazer compras no supermercado nem de criar animais para o abate. Sua negligência acabaria com dezenas, talvez centenas, de espécies de bactérias potencialmente benéficas nos confins do microbioma.

A situação piora quando o microbioma é exposto a fatores que prejudicam ainda mais as populações bacterianas, contribuindo também para a erradicação de espécies úteis. O glifosato, o ingrediente ativo do herbicida Roundup, em particular, é um dos culpados: já foi comprovado que ele erradica espécies probióticas como as de *Lactobacillus*, ao mesmo tempo que é ineficaz contra as patogênicas *Escherichia coli, Shigella* e todas as suas cúmplices na comunidade do SIBO, acabando por enriquecer o supercrescimento de bactérias nocivas no microbioma intestinal.[36]

Espécies microbianas perdidas não voltam por conta própria. Assim como ratos não são gerados espontaneamente em montes de pano, as espécies de bactérias que desapareceram ou foram erradicadas do microbioma e não se regeneram vão embora para sempre. A menos, é claro, que nos dediquemos a reimplantá-las.

Sem querer, muitas pessoas perderam espécies do microbioma. Se você seguir uma rígida dieta low-carb (com baixa ingestão de carboidratos) – seja ela cetogênica, paleolítica, carnívora, Atkins ou qualquer outra – e não incluir uma série de fibras prebióticas, polifenóis e outros nutrientes dos quais os micróbios precisam e que são encontrados apenas em plantas, não em produtos de origem animal, o seu microbioma será danificado, porque as espécies que você matou de fome não voltarão sozinhas. Regimes alimentares que não contam com nutrientes microbianos reduzem a diversidade de espécies de bactérias, isto é, o número de espécies de micróbios únicos no intestino (uma diversidade maior geralmente é associada à boa saúde). Algumas espécies são perdidas, ao passo que aquelas que se alimentam da mucosa intestinal protetora do trato GI, como a *Akkermansia muciniphila*, proliferam. (Mais adiante vou entrar em detalhes sobre as consequências da proliferação de *Akkermansia* resultante de problemas na alimentação.) Isso prejudica a proteção oferecida pela mucosa intestinal e pode causar, com o tempo, inflamação da parede intestinal, colite e outras condições.[37, 38, 39]

Não resta dúvida: limitar a ingestão de carboidratos é um método melhor do que limitar gorduras e calorias para perder peso e melhorar a saúde de modo geral. Não cometa, porém, o erro potencialmente fatal de ignorar os nutrientes necessários para nutrir a flora intestinal, de modo a não aumentar sua lista de fantasmas de micróbios passados.

Agora que já refletimos sobre os micróbios perdidos pelas populações modernas, vamos falar sobre como mudanças nas populações microbianas causaram o processo de fecalização do ser humano. Sim, é tão ruim quanto parece. Espécies fecais indesejáveis estão travando uma guerra no seu trato GI – e ganhando.

# 4

# A fecalização dos Estados Unidos

Não é mais mistério: as pessoas modernas causaram transformações intensas na composição do microbioma humano. Isso se reflete em mudanças nos dentes, na pele, no trato GI, em hábitos intestinais e na saúde geral. Neste capítulo, veremos como os micróbios fecais agora cantam de galo dentro de muitas pessoas.

Recentemente, eu estava conversando sobre o microbioma com dois amigos radiologistas, e eles me disseram que têm visto um aumento expressivo em um fenômeno chamado fecalização ao analisarem tomografias. Também chamada de sinal de acúmulo fecal no intestino delgado, a fecalização acontece quando micróbios fecais, em geral restritos ao cólon, surgem no intestino delgado, fazendo com que a imagem característica de fezes normalmente encontrada no cólon seja vista no íleo. Para fazer uma tomografia, os pacientes ingerem agentes de contraste que destacam os contornos internos do trato GI. As fezes retidas no cólon têm aparência característica em imagens de tomografia e deveriam ser vistas apenas no cólon. No entanto, meus amigos radiologistas agora encontram um número cada vez maior de pessoas com fecalização – ou seja, fezes aparecendo no intestino delgado, onde não deveriam estar. A fecalização do intestino delgado tem um número limitado de causas, sendo uma delas a obstrução do intestino delgado, uma situação grave, extremamente dolorosa e que pode ser fatal quando algo bloqueia ou impede o movimento normal do intestino. Mas a maioria das pessoas com fecalização é jovem (na faixa dos 20 a 40 anos) e não apresenta doenças graves, apenas reclama de incômodos abdominais crônicos, como urgência evacuatória, diarreia e inchaço. (Se você precisou fazer uma tomografia abdominal por qualquer motivo, dê uma olhada no laudo: é surpreendente o número de vezes que radiologistas detectam a fecalização, porém os médicos nunca a mencionam aos pacientes.)

Há apenas 50 anos, seria inimaginável pensar que uma condição rara como a diabetes tipo 2 se tornaria tão comum quanto é hoje, que estaríamos sofrendo a pior epidemia de sobrepeso e obesidade vista na história da humanidade, e que a taxa de doenças inflamatórias nos intestinos, como colite ulcerativa e doença de Crohn, estaria se alastrando entre os americanos. Entretanto, inúmeros fatores singulares da vida moderna convidaram organismos fecais a se sentarem na cabeceira da mesa da sua saúde, e esses convidados indesejados no trato GI superior não seguem as regras de etiqueta sobre ajudar o anfitrião (isto é, você). Em vez disso, estão determinados a causar estragos consideráveis.

Poucos anos atrás, nós encarávamos os micróbios que habitam o trato GI como um leve aborrecimento, tipo o apêndice humano ou ervas daninhas no jardim. Se eles causassem uma infecção: tome um antibiótico para melhorar o trato respiratório superior ou uma cistite, aguente a diarreia, gaste alguns rolos de papel higiênico e caso encerrado. Ou vá ao médico para começar um tratamento – ou cinco – com antibióticos para uma criança com otite e depois tudo volta ao normal. Certo?

Não, nada disso. Antibióticos são como uma bomba de hidrogênio que explode no meio do trato GI, devastando micróbios. São necessários anos para reconstruir o microbioma, que geralmente nunca se recupera por completo. Antibióticos são ainda melhores para erradicar bactérias saudáveis que mantêm sob controle as espécies nocivas da família Enterobacteriaceae, assim como espécies fúngicas. Muitas das espécies de Enterobacteriaceae são resistentes a antibióticos. Quando o medicamento erradica os micróbios benéficos, os nocivos tiram vantagem da competição reduzida por nutrientes, resultando em uma explosão de microrganismos indesejados.[1] Assim como a eflorescência de algas em lagos contaminados por fertilizantes agrícolas, os fungos e bactérias desagradáveis proliferam após uma rodada de tratamento com antibióticos.

Nós já conversamos sobre como antibióticos são prescritos com frequência alarmante. Em 2016, por exemplo, 260 milhões de prescrições foram feitas em consultórios médicos e ambulatórios. Em comparação com os adultos, recém-nascidos e bebês recebem quase o dobro de prescrições desses medicamentos.[2] Em outras palavras, se você respira oxigênio ou gosta de pizza de calabresa, é provável que já tenha sido tratado pelo menos uma vez com antibióticos, se não uma dezena de vezes ou mais. Isso sem levar em conta que 70% de todos os antibióticos não são prescritos para seres humanos, mas dados a animais destinados a abate e consumo para acelerar seu crescimento; você consome esses antibióticos sempre que come um hambúrguer de fast-food ou um salmão criado em cativeiro.[3]

## C. *DIFF* E O PODER DA NORMALIDADE

Às vezes, um tratamento com antibióticos que dizima populações de micróbios saudáveis permite a proliferação de espécies bacterianas *Clostridium difficile* (abreviada como *C. diff*), que causam diarreia e colite. Apesar de ser uma espécie patogênica, a *C. diff* costuma estar presente no corpo humano em números baixos, controlados por micróbios saudáveis. Quando prolifera, como pode acontecer em cerca de 1% das pessoas após um tratamento com antibióticos, a *C. diff* desencadeia um quadro de diarreia dolorosa e com sangue, levando a mais antibióticos. Nos últimos anos, porém, esses medicamentos têm se mostrado cada vez mais ineficazes conforme a *C. diff* desenvolve resistência a eles.

A quantidade de infecções por *C. diff* dobrou desde 2009. Hoje ela é a infecção hospitalar mais frequente e comum, e é extremamente difícil erradicar esse micróbio. A parte mais preocupante é que as infecções por *C. diff* agora acontecem "espontaneamente" fora dos hospitais e em pessoas que não passaram por um tratamento recente com antibióticos.[4, 5]

O aumento da incidência das infecções por *C. diff* pode ser explicado, em parte, pelo consumo difundido de medicamentos inibidores de acidez estomacal e anti-inflamatórios não esteroides, como ibuprofeno e naproxeno, e também pelo distúrbio da flora intestinal causado depois de cirurgias para perda de peso, como a bariátrica.[6, 7] No entanto, infecções por *C. diff* espontâneas também acometem pessoas aparentemente saudáveis que não se enquadram em nenhum desses casos.

Essa situação abriu a porta para a noção inicialmente repulsiva de "transplantes de fezes", que desde então se tornou uma estratégia corretiva popular. Um transplante de fezes ocorre quando uma quantidade de fezes de um "doador" aparentemente saudável é transferida para o trato intestinal de uma pessoa com infecção por *C. diff*.

Os médicos recorrem ao transplante de fezes para cerca de 15%-20% dos pacientes com infecção por *C. diff* que não respondem ao tratamento com antibióticos e para os 30% que sofrem uma ou mais recaídas. Essa tática apresenta uma taxa de sucesso de até 92%.[8]

Vamos nos afastar um pouco e pensar no seguinte: a restauração de um microbioma aparentemente saudável erradica essa temida infecção bacteriana na maioria dos casos, *mesmo quando antibióticos potentes fracassam*. Essa é uma prova poderosa da capacidade de uma flora intestinal saudável de fazer algo que os medicamentos não conseguem. O que isso nos diz sobre a flora intestinal de pessoas que desenvolvem *C. diff* "espontaneamente"?

Uma experiência em um hospital público em Quebec, no Canadá, também mostrou o poder do microbioma contra a *C. diff*. Em 2003, o hospital enfrentou um número surpreendentemente grande de infecções por uma cepa virulenta da *C. diff* que não reagia a medidas de isolamento, higiene e tratamentos com antibióticos. Então os médicos acrescentaram um probiótico (de uma marca chamada BioK+) a todos os tratamentos com antibióticos administrados no hospital. Essa mudança resultou em uma redução de 87% de novos casos de *C. diff* em quase 45 mil hospitalizações ao longo de 10 anos.[9]

Também é cada vez mais claro que pessoas suscetíveis à *C. diff* carregam uma superabundância de espécies da família bacteriana Enterobacteriaceae, a maior responsável pelo SIBO, sobre a qual falarei com mais detalhes no Capítulo 6.[10] Essa questão precisa ser mais explorada, mas os fatos indicam cada vez mais que as pessoas que desenvolvem a proliferação espontânea e irrestrita desse temido microrganismo são aquelas com SIBO não diagnosticado.

Se você examinar o material fecal de alguém depois de um tratamento com antibióticos, verá um aumento das espécies de Enterobacteriaceae. Se examinar o conteúdo do trato gastrointestinal superior, como o estômago e o duodeno, com frequência encontrará quantidades maiores de bactérias fecais nocivas. Se examinar o ducto biliar que leva ao pâncreas e à vesícula, ao fígado e outros órgãos, também é provável que identifique as mesmas espécies de bactérias fecais perigosas.

Fecalização, proliferação de Enterobacteriaceae e *C. diff* – o que mais, além da devastação microbiana causada por antibióticos, pode causar alterações tão drásticas nas populações bacterianas do intestino?

Nós nadamos em um oceano de fatores que afetam a flora intestinal. Algumas mudanças são impostas por nós mesmos. Fumar tabaco ou ingerir álcool em excesso fazem mal a comunidades microbianas.[11, 12] O consumo de açúcar refinado provoca mudanças rápidas nas espécies bacterianas presentes no intestino, causando a perda de espécies saudáveis e gerando sintomas da síndrome do intestino irritável em questão de *dias* após o excesso de açúcar.[13] Adoçantes artificiais não calóricos como aspartame, sacarina e sucralose também não são seguros, pois já foi comprovado que provocam mudanças em espécies de bactérias que causam resistência exagerada à insulina e levam ao desenvolvimento de diabetes tipo 2 e obesidade.[14] Além dos medicamentos inibidores de acidez estomacal e anti-inflamatórios, evidências iniciais sugerem que medicamentos inibidores de colesterol com estatina, amplamente prescritos, desenvolvem mudanças nocivas na composição da flora intestinal, pois causam alterações em suas espécies e formam um padrão composicional semelhante ao encontrado em pessoas com obesidade e diabetes.[15]

---

## GORDURA ALIMENTAR: AMIGA OU INIMIGA?

Manteiga ou margarina sem lactose e baixo teor de gordura? Ovos ou cereais matinais? Linguiça ou granola?

A mensagem da dieta de baixo teor de gordura oferecida por fontes "oficiais" já deveria ter desaparecido há décadas, mas investigações sobre o microbioma causaram, infelizmente, um renascimento parcial dos conselhos para redução de ingestão de gordura nos alimentos, algo que, na verdade, faz mal à saúde. Iniciado quando as diretrizes de alimentação oferecidas pelo governo se baseavam em estudos clínicos mal interpretados ou de baixa qualidade sobre a redução do consumo de gordura, um experimento que durou 50 anos comprovou que essas orientações podem ser desastrosas. Essa recomendação leva a ganho de peso, obesidade e diabetes tipo 2 em graus nunca vistos, cada condição sendo uma reação do corpo – e do microbioma – ao aumento da ingestão de carboidratos para compensar as calorias de gordura perdidas.

Boa parte da mensagem da dieta com baixo teor de gordura foi construída em torno de um castelo de cartas chamado testagem de colesterol, um método rudimentar e extremamente ultrapassado para avaliar o risco de desenvolver doenças cardiovasculares. Apesar disso, a testagem de colesterol continua sendo o método mais utilizado, embora até já existam outras formas melhores de fazer isso – e que não têm nenhuma associação com o colesterol. Esse tema vai além da discussão sobre microbiomas, que é o foco deste livro, e trato dele com mais detalhes em outras obras, como *Saúde total* e *Undoctored* (Sem tratamento, em tradução livre). No entanto, por mais ultrapassada e ineficaz que a mensagem do baixo teor de gordura seja, alguns estudiosos do microbioma continuam a criticar a gordura alimentar.

Antes de abordarmos os argumentos deles, quero ilustrar um princípio básico. Só porque uma coisa é associada a outra não significa necessariamente que existe uma relação de causa e efeito entre elas. Imagine que você fuma tabaco. Sempre que vai à loja de conveniência comprar um maço de Marlboro, leva também uma raspadinha – as propagandas sobre os prêmios generosos ficam bem ao lado do caixa. Da mesma forma, colegas fumantes que compram cigarros na mesma loja também veem as propagandas e compram raspadinhas. Certa semana, um desses fumantes ganha um prêmio, motivando uma pesquisa sobre as características dos vencedores. E eis que alguém observa que uma proporção maior de fumantes ganha prêmios em raspadinhas. Conclusão: fumar aumenta suas chances de ganhar prêmios em uma raspadinha. É uma ideia sem cabimento? É, sim, mas você ficaria chocado se soubesse quantos conselhos sobre dietas e saúde se baseiam nesse tipo de associação falsa.

O debate sobre a gordura foi reacendido por experimentos nos quais animais de laboratório alimentados com alto teor de gordura desenvolveram disbiose, gordura no fígado, obesidade e diabetes tipo 2. Muitos pesquisadores fazendo pesquisas com animais declararam que o consumo de gordura, portanto, prejudica o microbioma e é culpado por essas condições comuns. Com base nos resultados que encontraram, eles aconselham a dar preferência a produtos com baixo teor de gordura em vez de filés de costela ou manteiga.

Mas espere um pouco: de que exatamente consistem essas "dietas com alto teor de gordura"?

Em ambientes experimentais, dietas com alto teor de gordura costumam ter excesso de óleo de milho, em razão da teoria amplamente aceita, porém equivocada, de que óleos ricos em ômega-6, como o de milho, são saudáveis. Gorduras diferentes apresentam efeitos diferentes em fatores como espécies de bactérias no trato GI e níveis de enzimas no intestino (por exemplo, fosfatase alcalina), capazes de inabilitar toxinas bacterianas. Se você alimentar um animal com óleos ricos em ômega-6, mudanças peculiares ocorrerão na composição do microbioma dele, que não são observadas com o consumo dos óleos que naturalmente fazem parte da dieta do animal no mundo selvagem, como gordura saturada, ácido oleico ou ácidos graxos ômega-3.[16]

Dietas com alto teor de gordura também são pobres em fibras prebióticas. Pesquisas mais recentes apontam a falta de fibras prebióticas e a disbiose resultante, incluindo a redução ou a perda de espécies como *Bifidobacterium longum* e *Akkermansia muciniphila* – e não a ingestão de gordura em si –, como as causas de consequências para a saúde a longo prazo, como a diabetes tipo 2.[17, 18] Se substituirmos as gorduras nocivas (quantidades excessivas de gorduras ômega-6) pelas saudáveis (ômegas-3, ômegas-9 ou ácido oleico monoinsaturado, e gorduras saturadas, incluindo as obtidas com o consumo de carnes, miúdos, peixes, azeite de oliva e outros alimentos) e suplementarmos a ingestão excessiva de gordura com fibras prebióticas que fazem parte de uma dieta natural, os efeitos nocivos previstos sobre o microbioma em dietas com alto teor de gordura desaparecem miraculosamente.[19, 20]

Em outras palavras, como os fumantes premiados na raspadinha, o consumo excessivo de gordura é apenas um sinal de outras mudanças na dieta e no microbioma. A ingestão dos tipos certos de gordura pode, na verdade, fortalecer a barreira mucosa protetora (já falaremos mais sobre isso), reduzindo a penetração de conteúdos intestinais tóxicos.[21] Essa ideia também é consistente com a descoberta de que o consumo elevado dos tipos certos de gordura contribui para a perda de peso e a redução de gordura abdominal, diminui a resistência à insulina e à hemoglobina A1c (uma medida de oscilações na glicemia ao longo de 90 dias), e reduz a inflamação, além de outros benefícios para a saúde.

## O TMAO e outras distrações

Outra distração no mundo do microbioma é um metabólito bacteriano chamado N-óxido de trimetilamina, abreviado como TMAO. Manchetes anunciaram que alimentos responsáveis por elevar as concentrações de TMAO no sangue – carnes de peixe, frango, porco e bovina – foram associados a um risco aumentado de doença arterial coronariana e infartos do miocárdio.

O TMAO é produto da Firmicutes (um grande grupo de bactérias) e da Enterobacteriaceae, a família de espécies dominantes na disbiose e no SIBO. A descoberta de níveis elevados de TMAO em pessoas que consomem carne levou à conclusão extremamente simplista de que o consumo de proteínas animais causa doenças cardiovasculares. É fácil identificar o erro nessa lógica: não são as carnes de peixe, frango, porco ou bovina que causam doenças cardiovasculares em razão das concentrações elevadas de TMAO; é mais provável que a culpa seja dos distúrbios causados na composição da flora intestinal e das populações abundantes de Firmicutes e Enterobacteriaceae que produzem o TMAO. Distúrbios microbianos são acompanhados por um aumento na endotoxemia bacteriana, que também contribui para a ocorrência de doenças cardiovasculares.[22] Falaremos sobre como uma dieta rica em fibras prebióticas e polifenóis, e em ácido graxo oleico, como azeite de oliva extravirgem, diminui os potenciais males das concentrações elevadas de TMAO ao mesmo tempo que reduz a endotoxemia.[23]

Fique à vontade: delicie-se com a gordura, ignore a quantidade de colesterol nos alimentos, coma carne bovina, de porco ou peixe – da mesma forma como os seres humanos fazem há milhões de anos antes de governos começarem a emitir diretrizes de alimentação e manchetes chamativas complicarem nossa vida.

---

O uso desenfreado de herbicidas e pesticidas em produções agrícolas convencionais também causou forte impacto no microbioma moderno. Centenas de milhões de toneladas do herbicida glifosato, por exemplo, agora contaminam o meio ambiente. Ele é detectado em fontes de água, animais de produção e outros alimentos, e no corpo humano, em razão do uso generalizado em grandes plantações de milho, soja e trigo, e também na grama dos vizinhos. Apesar de ser classificado como um herbicida, o glifosato também é um antibiótico potente, letal para espécies saudáveis da flora intestinal como *Lactobacillus* e *Bifidobacterium*, embora não afete as bactérias nocivas – em outras palavras, ele *favorece* espécies bacterianas que nos fazem mal.[24, 25] A proliferação de espécies de *Clostridium* nocivas acompanhada da perda de várias espécies de *Clostridium* benéficas (o que evidencia o desafio de diferenciar as coisas boas das ruins) agora é a principal suspeita de causar autismo em crianças, um fenômeno que foi associado à exposição a esse herbicida.[26] O glifosato, portanto, está no topo da lista de herbicidas agrícolas que contribuem para o supercrescimento bacteriano.

O pesticida clorpirifós, também amplamente usado e presente em elevadas concentrações em alguns alimentos, degrada a barreira mucosa do intestino e permite o acúmulo de lipopolissacarídeo (LPS) tóxico na corrente sanguínea, distúrbios que aumentam o potencial de desenvolvimento de resistência à insulina, de diabetes tipo 2 e obesidade.[27] Várias outras associações entre herbicidas e pesticidas e distúrbios no microbioma e na barreira intestinal protetora já foram documentadas. Em resumo, a vida moderna, que inclui a ingestão de alimentos produzidos em massa, a maioria distribuída anonimamente em embalagens congeladas ou por janelas de drive-thru, faz com que seja difícil, talvez impossível, fugir de todos os fatores prejudiciais ao microbioma.

Se acrescentarmos substâncias químicas industriais onipresentes como o bisfenol A (BPA) e os bifenis policlorados (PCBs), que contaminam o solo, a água, o ar e os alimentos, e também metais pesados como mercúrio e cádmio, teremos ainda mais efeitos nocivos à flora intestinal. Compostos industriais como dioxina, PCBs, BPA, tiocianato e arsênico foram encontrados até no leite materno e na fórmula infantil.[28]

Nas mãos de antibióticos e outros agentes farmacêuticos, adoçantes artificiais, herbicidas, pesticidas e substâncias químicas industriais, nosso microbioma é uma vítima, um sobrevivente sofrido de um ataque intenso de elementos nocivos. Muitos de nós começamos a vida sem as vantagens de um microbioma saudável, seguimos uma alimentação prejudicial que piorou a situação e então fomos expostos a inúmeros fatores da vida moderna que favorecem ainda mais o supercrescimento de espécies bacterianas nocivas às custas de espécies protetoras. Levando em conta que esses distúrbios são onipresentes, você pode julgar que o seu pobre e inocente microbioma não tem chance e que você, como milhões de outras pessoas, tornou-se fecalizado.

---

## AGARRE ISTO COM UNHAS E DENTES

Você pode estar ficando com a impressão de que distúrbios no microbioma humano são um fenômeno moderno que só passou a acontecer há 50 anos. Não resta dúvida: as últimas cinco décadas representam uma aceleração sem precedentes dos distúrbios microbianos no corpo humano. Tais mudanças, porém, começaram muitos milhares de anos antes. Sabemos disso em razão das análises de uma série de fontes surpreendentes: dentes humanos e material fecal fossilizado (coprólitos), além de informações de estudos sobre pessoas de culturas primitivas que passaram por processos naturais de mumificação ou congelamento.

Trabalhos colaborativos entre antropólogos e microbiologistas mostram que o surgimento da agricultura, principalmente do cultivo de trigo e cevada no Oriente Médio, há cerca de 12 mil anos, foi associado a uma mudança avassaladora nas bactérias orais, passando para uma população que favorecia espécies associadas a cáries dentárias e periodontite.[29] Uma mudança na flora oral para espécies que fermentam os açúcares de grãos acidifica a cavidade oral, causando cáries. As pessoas costumam ficar surpresas quando descobrem que, antes do advento da agricultura, cáries eram raras em populações de caçadores-coletores, com apenas 1%-3% de todos os dentes apresentando infecções.[30, 31] Imagine só: culturas sem escovas de dentes, cremes dentais com flúor, fio dental, dentistas ou planos odontológicos, cuja noção de higiene bucal era usar um galho ou um pedaço de grama para soltar um pedaço de antílope do meio dos dentes. Todos passavam a vida, com frequência chegando até a velhice se sobrevivessem à infância, com bocas cheias de dentes, alinhados e sem cáries, gengivite ou abscessos. Existem muitos exemplos de pessoas primitivas que viveram até os 50, 60 e 70 anos com arcadas dentárias completas, retas e intactas.

Então veio a agricultura e, com ela, o consumo de trigo, cevada, painço e milho selvagens, depois cultivados. Em cada local em que os grãos passavam a fazer parte da alimentação – trigo e cevada no Oriente Médio, painço na África Subsaariana, milho na América Central –, houve um aumento vertiginoso dos casos de cárie, gengivite, periodontite, abscessos e perda de dentes, afetando 16%-49% de todos os dentes recuperados.

Essa tendência persiste até hoje: 60%-90% de todas as crianças em idade escolar têm cáries, 20% dos adultos apresentam doença periodontal e 100% dos adultos têm algum sinal de cárie. A Organização Mundial da Saúde relata uma proporção chocante de pessoas com mais de 65 anos que são edêntulas, isto é, não têm nenhum dente, com os números alcançando 58% no Canadá, 41% na Finlândia e 26% nos Estados Unidos.[32]

É perceptível que o microbioma oral humano mudou. Como ele é determinante do microbioma intestinal, podemos apenas especular sobre quais mudanças isso causa nos 9 metros de trato GI que recebem os micróbios orais engolidos.

O trato GI moderno é, portanto, palco de um golpe violento, no qual espécies patogênicas de *Escherichia* e *Klebsiella* tomaram o controle, expulsando espécies probióticas saudáveis. Essas Enterobacteriaceae são os Vladimir Putins do mundo intestinal, ávidas por conquistar mais terras, ganhar mais recursos. A terra em questão, porém, não é a Crimeia nem a Ucrânia, mas o trato GI humano. Cansadas de permanecer no cólon, essas criaturas estenderam seu reinado para o intestino delgado, levando com elas sua marca, a fecalização.

É esse processo de superproliferação de espécies de Enterobacteriaceae que gera os problemas de saúde mais graves – o aumento bacteriano no intestino delgado, SIBO, que discutiremos com mais detalhes no Capítulo 6.

Agora vamos falar sobre um dos mecanismos de proteção mais maravilhosos da natureza, que compartilhamos com lesmas e sapos, e que você e seu intestino podem usar para ter uma saúde melhor: a mucosa intestinal.

# 5

# Cuide de seu muco

Outro fator protetor que a vida moderna prejudicou foi a membrana mucosa do trato GI, uma das primeiras linhas de defesa contra o caos microbiano. Antes que você comece a dizer "Ecaaa" só de ouvir falar em muco, quero avisar que o revestimento da mucosa intestinal é seu grande amigo e impede que você se envolva com certos micróbios maliciosos.

É provável que você não pense muito no muco, a menos que ele se torne um problema. Ele é aquela coisa gosmenta e desagradável que tossimos quando estamos gripados, por exemplo, ou que assoamos do nariz em crises alérgicas. Mas o muco tem um papel importante na saúde, agindo como uma barreira física, uma plataforma sobre a qual o sistema imunológico do corpo funciona, e um lubrificante. Imagine viver em um lar sem tijolos, argamassa ou painéis de alumínio para proteger o interior. Se você vivesse a céu aberto, sendo assolado por sol, chuva e vento, se sentiria péssimo. Precisamos dessa proteção contra os elementos da natureza. Da mesma forma, uma vida sem a camada protetora do muco seria difícil, talvez até impossível. Ele permite, por exemplo, que o estômago abrigue ácido clorídrico – uma substância poderosa o suficiente para remover tinta e que inicia o processo digestivo dos alimentos – sem digerir a si mesmo. O muco também permite que o trato intestinal tolere injeções regulares de bile cáustica e enzimas pancreáticas que quebram as proteínas, gorduras e carboidratos que ingerimos. Cada região do trato GI produz a própria forma de muco, em uma coreografia maravilhosa e fascinante de proteção e função digestiva.

Além de oferecer uma defesa contra os ataques da guerra digestiva, o muco protege as células na parede gastrointestinal contra a infiltração causada por componentes não digeridos da alimentação e forma uma barreira contra os trilhões de micróbios que habitam o trato GI. Alguns fatores fortalecem a mucosa, outros a degradam, e eles podem fazer a diferença entre uma saúde intestinal magnífica e uma condição como colite ulcerativa. Nós estamos a menos de 1 milímetro de muco de distância de encontrarmos a destruição intestinal e doenças. Já foi proposto que o pontapé inicial para a colite ulcerativa, por exemplo, é a danificação da mucosa do cólon, permitindo que bactérias invadam a parede intestinal. Sendo assim, manter essa barreira importante é um requisito básico para a saúde.

O muco é primitivo, datando dos primeiros organismos multicelulares. Sua presença no *Homo sapiens* moderno reflete uma natureza tão indispensável quanto a da água e do oxigênio. Criaturas como lesmas e sapos são mestres na produção do muco, porém os seres humanos também são bons nisso, produzindo as proteínas que formam o muco ao longo de cada centímetro do trato GI. Imagine engolir a comida que você acabou de mastigar sem qualquer tipo de lubrificação – aquele pedaço de maçã ou de hambúrguer poderia passar dias entalado no seu esôfago.

As coleções densas de micróbios no trato GI humano não deveriam entrar em contato direto com a parede intestinal. O muco as impede. O contato direto só acontece quando a mucosa apresenta uma ruptura ou agressivos micróbios invasores surgem. E as espécies bacterianas que habitam o trato GI têm papel importante para determinar se a mucosa permanece saudável e intacta ou se sofre degradação, permitindo que os micróbios a atravessem e alcancem a parede intestinal.

A principal fonte de alimento para as bactérias no trato GI humano é uma forma de fibra específica chamada "fibra prebiótica". Os humanos não possuem enzimas digestivas capazes de parti-las, porém as bactérias conseguem metabolizá-las e convertê-las em compostos que, por sua vez, nutrem as células intestinais. A "digestão" bacteriana é, portanto, crucial para a saúde humana. No entanto, em períodos difíceis para as bactérias, quando há pouca ou nenhuma disponibilidade de fibras prebióticas, algumas espécies se voltam para a mucosa como uma fonte alternativa de nutrição, devorando-a e deixando-a mais fina.[1] Isso pode causar problemas sérios de saúde para o hospedeiro produtor de muco, isto é, você. Falaremos sobre esse fenômeno peculiar daqui a pouco.

O cólon tem uma camada dupla de mucosa protetora, que oferece mais proteção contra os grandes números de bactérias e fungos que normalmente se concentram lá e deveriam habitar apenas aquela região. O intestino delgado apresenta uma camada única e mais frágil de mucosa protetora. O que acontece quando os micróbios passam do cólon para o intestino delgado, como ocorre durante o SIBO e o SIFO, e grandes números estão presentes no trato GI superior, onde a camada dupla de proteção da mucosa não existe? As populações crescentes de micróbios podem comprometer a camada única de mucosa no intestino delgado, uma violação que permite que seus subprodutos metabólicos entrem na corrente sanguínea. Às vezes, até os micróbios intactos infiltram a parede intestinal, passando para o sangue e seguindo viagem. O processo inteiro é um chamariz para inflamações no corpo inteiro, que podem assumir muitas formas diferentes que se manifestam em condições como fibromialgia, colite ulcerativa ou tireoidite de Hashimoto.

Talvez você não goste de pensar em muco, mas estar ciente do papel crucial que esse composto melequento tem no corpo humano pode ser um passo rumo à recuperação do controle sobre seu microbioma e, portanto, da sua saúde.

## TEM MUCO NO CARDÁPIO?

Sabemos que as pessoas modernas têm muita dificuldade em incluir fibras na alimentação. Sem dúvida, a transição da alimentação fibrosa com plantas selvagens, raízes e tubérculos dos nossos ancestrais caçadores-coletores para a moderna, que é cheia de legumes, verduras e frutas, pão com açúcares e baixo teor de fibras, ao lado da proliferação de alimentos processados, fez com que a ingestão de fibra passasse a ser uma fração da que era antes. A "solução" recomendada por muitos órgãos que oferecem conselhos sobre alimentação costuma ser focada na inclusão de fibras de celulose, como as encontradas em cereais matinais ricos em farelo de trigo e grãos integrais. A celulose é uma forma de fibra indigerível que atravessa passivamente o trato GI, intocada pela digestão humana e microbiana, o que faz com que ela ofereça "volume" sem apresentar qualquer outra vantagem enquanto segue seu caminho até o vaso sanitário, inalterada e intacta.

A fibra prebiótica, por outro lado, está longe de ser passiva. Ela é a principal fonte de alimento de muitas espécies de bactérias intestinais, que a convertem em metabólitos essenciais para a saúde humana. Trata-se de uma relação simbiótica de verdade: as bactérias precisam de nós e nós precisamos delas. Mais adiante, falaremos sobre como a ingestão generosa de fibras prebióticas gera benefícios como redução da glicemia, da resistência à insulina, dos triglicerídeos, do potencial para desenvolver gordura no fígado e da pressão arterial.

Além da perda dos benefícios metabólicos do consumo microbiano de fibras prebióticas, negligenciar a ingestão dessas fibras causa um fenômeno esquisito. Quando o hospedeiro humano não as consome em volume suficiente, alguns tipos de bactérias proliferam porque, como já discutimos, ao serem desprovidas de fibras prebióticas, elas podem consumir muco, uma vantagem especial (para elas, não para nós) que a maioria das espécies não tem. A *Akkermansia muciniphila* (*mucin* + *phila* = apaixonada por muco), por exemplo, oferece muitas vantagens para a saúde quando presente em quantidade moderada (como 3%-5% do total da população bacteriana no intestino), porque produz metabólitos benéficos para o hospedeiro humano. Mas a diminuição da ingestão de fibras prebióticas, como costuma ser observado na alimentação americana típica, cheia de alimentos processados, ou em dietas low-carb e cetogênicas muito rígidas, traz à tona o lado sombrio das *Akkermansia*, sua capacidade de sobreviver à base de muco humano. Enquanto outras espécies consumidoras de fibras prebióticas morrem ou têm suas populações reduzidas, as *Akkermansia* proliferam, expandindo-se até representar 10%, 15%, 18% ou mais de todas as espécies bacterianas no trato GI, devorando o muco com entusiasmo. O resultado é a desintegração da mucosa do intestino,[2] o que causa inflamação intestinal, aumento da permeabilidade intestinal e endotoxemia, bem como uma propensão maior ao desenvolvimento de câncer de cólon.

Essa situação significa que o americano médio, com deficiência na ingestão de fibras e, portanto, igualmente deficiente na ingestão de fibras prebióticas, vive à beira de um ataque de micróbios, sem os metabólitos criados pelas populações decrescentes de microrganismos benéficos, esporadicamente forçando alguns micróbios a recorrerem ao consumo de muco intestinal. Isso também significa que muitas pessoas que seguem dietas cetogênicas ou low-carb, atraídas pelos benefícios a curto prazo, negligenciam a ingestão de fibras prebióticas, pavimentando o caminho para uma possível deterioração da saúde a longo prazo.

Além do descaso com as fibras prebióticas, que outros fatores contribuem para a desintegração da mucosa protetora?

## QUE TAL ACRESCENTAR UM POUQUINHO DE MUCO AO SEU DIA?

O muco é continuamente produzido pelas células intestinais. Enquanto você toma café da manhã, produz muco. Enquanto se senta à escrivaninha, navega na internet ou varre folhas no quintal, produz muco. Enquanto dorme, você produz muco. A mucosa que você tinha ontem, ou até hoje pela manhã, não é a mesma que tem agora. Esse é um sistema generoso, capaz de solucionar problemas temporários em minutos, no máximo em horas, graças à produção incessante das proteínas do muco e a outros fatores. Mesmo com essa defesa extraordinária que já vem instalada de fábrica, os humanos modernos conseguiriam fazer besteira.

Ainda que cuidar do muco não seja a principal prioridade de sua vida, estar ciente dos agentes rotineiros que o prejudicam pode ser importante para a saúde e o bem-estar, em razão do impacto do muco na saúde intestinal e na composição do microbioma.

Bactérias probióticas como espécies de *Lactobacillus* e *Bifidobacterium* estão do seu lado. Elas estimulam a produção de muco, gerando uma parede mais grossa e protetora, e produzem metabólitos (como butirato e propionato) a partir das fibras prebióticas que alimentam a parede intestinal.[3] Esse pode ser um dos principais motivos para os probióticos industrializados, apesar de serem coleções aleatórias de organismos, apresentarem benefícios modestos. Mas há outras coisas que você pode fazer para fortalecer sua barreira mucosa intestinal.

Já mencionamos que ter uma quantidade equilibrada de *Akkermansia* – nem pouco, nem muito – também promove uma mucosa intestinal saudável, já que essa espécie incentiva a produção de muco, apesar de também ser capaz de consumi-lo. Se a proporção de *Akkermansia* for baixa demais, você não se beneficiará da produção acelerada de muco nem das vantagens metabólicas expressivas causadas por esse micróbio, como a redução da glicemia e da pressão arterial. Se for alta demais, aumentando conforme você deixa de consumir uma quantidade suficiente de fibras prebióticas, a proliferação de *Akkermansia* sai do controle e consome a mucosa. Esse efeito potencialmente perigoso pode ser prevenido com a simples inclusão de muitas fibras prebióticas na alimentação.

Mas nós podemos ir além para garantir que as espécies de *Akkermansia* permaneçam vigorosamente estimuladas, incluindo quantidades generosas de azeite de oliva nas refeições. A comunidade científica tem dado muita atenção ao teor de polifenóis, como o hidroxitirosol, no azeite de oliva, porém é provável que a principal vantagem venha de outro componente: o teor de ácido graxo oleico do azeite de oliva, que corresponde a cerca de 70% do peso. O ácido oleico no azeite de oliva é um ótimo estimulador da proliferação de *Akkermansia*.[4] Desenvolver o hábito de acrescentar azeite extravirgem na rotina alimentar, cozinhando com ele, acrescentando-o nas receitas (como na focaccia com ervas que apresento mais adiante, por exemplo) ou apenas como molho, é uma forma deliciosa de estimular as *Akkermansia* e a saúde da mucosa intestinal – desde que você mantenha o hábito de ingerir fibras prebióticas.

---

## *AKKERMANSIA* E OS TRÊS URSOS

Você se lembra de como, na história infantil, a garotinha Cachinhos Dourados entra na casa onde moram três ursos, experimenta as cadeiras, os mingaus e as camas, sempre rejeitando a maior e a menor, ou o mais quente e o mais frio, e escolhe o meio-termo como o "ideal"?

Isso também acontece com a *Akkermansia*: nós não queremos muito nem pouco; queremos a quantidade ideal.

Com a inclusão de alimentos saudáveis como alho e cebola ricos em fibras prebióticas, legumes e frutas cheios de polifenol, e o ácido oleico do azeite de oliva – todos responsáveis por um aumento de *Akkermansia* –, a espécie consegue ser mantida em um nível de 5% da flora intestinal total, satisfeita com os nutrientes oferecidos e ficando bem longe do muco. Nesse nível "ideal", essa espécie é um cultivador maravilhoso do muco intestinal e exerce benefícios importantes, como a normalização da resposta insulínica, a redução da glicemia e dos triglicerídeos, a prevenção da gordura no fígado, o fortalecimento da barreira intestinal e a redução da endotoxemia.[5, 6] A *Akkermansia* é tão essencial para a integridade da mucosa que o Dr. Willem de Vos, proeminente pesquisador holandês do microbioma, a chama de "guardiã da mucosa".[7]

Na ausência de fibras prebióticas e outros nutrientes que elas "preferem", espécies como a *Akkermansia* se voltam para a mucosa humana para sobreviver. Isso causa inflamação intestinal, aumento da endotoxemia e problemas de saúde a longo prazo. Assim como Cachinhos Dourados, nós queremos achar o "ideal" quando se trata de *Akkermansia*, o que significa cerca de 5% da flora intestinal total.

Algumas pessoas são completamente privadas de *Akkermansia*, uma situação que afeta cerca de 5% da população. Para elas, não existe quantidade de fibras prebióticas nem de azeite de oliva capaz de estimular *Akkermansia*, assim como não há quantidade de água e fertilizantes que gerem pepinos na sua horta se você não plantar as sementes. No caso dessas pessoas, um probiótico contendo a espécie pode ser uma estratégia válida. (Para encontrar uma fonte probiótica de *Akkermansia*, consulte o Anexo A.)

Portanto, tudo depende de você comer ou não alimentos suficientes de que essa espécie goste: fibras prebióticas, polifenóis em frutas e legumes, o ácido oleico mais abundante no azeite de oliva. Não é possível exagerar a dose desses nutrientes, e o consumo excessivo não causará uma superpopulação de *Akkermansia*. Ela só se vê forçada a se tornar uma devoradora de muco quando você se priva desses nutrientes.

O equilíbrio não é tão delicado a ponto de ser preciso monitorar a população de *Akkermansia*. Mas saiba que você pode manter uma estabilidade saudável ao incluir alimentos que cultivam essa espécie, como legumes, verduras, frutas e azeite de oliva, junto com a ingestão de fibras prebióticas, para garantir que ela se satisfaça antes de partir para sua mucosa.

Agentes alimentares inesperados também apresentam o potencial de estimular a produção do muco intestinal. A estrela desse palco é o cravo-da-índia. O óleo de cravo-da-índia é composto por 80% de eugenol, um composto também presente no óleo de canela, ainda que neste apareça em menor teor. O eugenol é um antibactericida e antifúngico moderadamente potente, mas apresenta outros benefícios por sua capacidade especial de estimular a proliferação de várias espécies saudáveis de Clostridia, que, por sua vez, estimulam a produção do muco intestinal. O aumento da espessura do muco na presença do eugenol pode ser expressivo, além das outras vantagens potenciais de recrutar espécies saudáveis de Clostridia.[8]

Outra classe interessante de polifenóis em plantas que trazem benefícios para o muco intestinal é a catequina do chá-verde. Ela conecta proteínas do muco, tornando a mucosa mais espessa, menos semilíquida e mais semelhante a um gel, o que aumenta sua característica de proteção, inclusive contra micróbios infecciosos e endotoxemia.[9] Entre as receitas que apresentarei adiante, há uma vitamina deliciosa que une chá-verde matchá concentrado com fibras prebióticas com o intuito de gerar esse efeito de intensificação da mucosa. Você também encontrará uma receita maravilhosamente curativa de chá-verde com cravo-da-índia. Esse chá combina o efeito espessante do eugenol presente no cravo-da-índia com o efeito gerado pela catequina do chá-verde de conectar proteínas e transformar o muco em gel, e ainda o efeito cultivador de *Akkermansia* dos fruto-oligossacarídeos (FOSs) – tudo para curar sua mucosa intestinal enquanto você o toma ao longo do dia.

Assim como a horta do quintal pode atrair a atenção de criaturas como guaxinins e coelhos, que desencavam brotos e devoram legumes, há agentes que quebram a mucosa e reduzem suas propriedades protetoras, uma situação associada a problemas de saúde reais. Erga uma cerca ao redor da sua horta para protegê-la das pestes. Da mesma forma, mantenha uma mucosa intestinal robusta para impedir que as pestes a atinjam.

Quando a mucosa é afetada, é aberto o caminho para bactérias móveis, isto é, espécies de bactérias que podem se mover de forma independente, para subir pelo trato GI. Essas criaturas começam no cólon, sobem por 3 a 3,5 metros até o íleo, 2,5 metros até o jejuno, mais 20 centímetros pelo duodeno, e então entram no estômago. Em outras palavras, qualquer mudança na composição do muco pode ser um dos motivos para espécies bacterianas nocivas proliferarem e então subirem, em um processo que causa fecalização, SIBO e SIFO. A restauração do vigor e da força da mucosa intestinal pode, portanto, ser parte importante de seu esforço para reconstruir a saúde intestinal após eliminar disbiose, SIBO, SIFO ou qualquer outra condição gastrointestinal como síndrome do intestino irritável, doença celíaca, colite ulcerativa e doença de Crohn.

Nós conversamos sobre como a falta de ingestão de fibras prebióticas causa a proliferação de espécies devoradoras de muco, como a *Akkermansia*, que degrada a parede protetora. Agentes comuns na alimentação, em medicamentos que precisem ou não de prescrição médica ou até na água potável podem causar impacto na mucosa. O que exatamente faz mal à mucosa, expondo células intestinais a bactérias e fungos, e permitindo que eles subam pelo trato GI?

## PORTEIRA ABERTA

Ao lavar pratos engordurados na pia, você já notou uma camada oleosa sobre a água acumulada? É provável que essa camada tenha desaparecido logo depois de você acrescentar algumas gotas de detergente à água. É isso que acontece com a mucosa quando os elementos errados entram no trato GI. Em vez de lavar a louça, esses "detergentes" que ingerimos dispersam brevemente a mucosa e expõem células intestinais à ação de bactérias, alimentos e componentes digestivos, como a bile.

Vamos falar sobre agentes emulsificantes por um instante. Emulsificantes são acrescentados a alimentos processados para manter os ingredientes misturados e evitar dispersão. Sem eles, a manteiga de amendoim se separa: a parte sólida desce para o fundo e o óleo sobe para o topo. Por outro lado, manteigas de amendoim industrializadas feitas com agentes emulsificantes permanecem cremosas e homogêneas. Os agentes emulsificantes também evitam que o sorvete se divida em componentes sólidos e gelo, sobretudo depois de descongelar e recongelar. Quem nunca passou pela experiência de recongelar um sorvete derretido e acabar encontrando uma mistura congelada dura ao reabrir o pote? O doce cremoso e liso que você gostaria de servir sobre um pedaço de torta desapareceu. A maioria dos fabricantes acrescenta essas substâncias para inibir essa separação.

No entanto, os emulsificantes presentes em alimentos como sorvetes, molhos de salada e manteiga de amendoim estão se mostrando muito prejudiciais à saúde da mucosa. Os agentes que mantêm a manteiga de amendoim homogênea e o sorvete cremoso também danificam o muco, porque agem como um detergente, dispersando e estreitando a mucosa gosmenta, e permitindo que bactérias entrem em contato com células intestinais. Apesar de o efeito ser temporário, é suficiente para causar inflamações na parede intestinal, endotoxemia e alterações nas espécies bacterianas que compõem a flora intestinal.

O Dr. Benoit Chassaing, do Instituto de Ciências Biomédicas da Universidade Estadual da Geórgia em Atlanta, é pioneiro em estudos sobre esse efeito. Chassaing e seus colegas demonstraram que agentes sintéticos como o polissorbato 80 e a carboximetilcelulose causam malefícios à mucosa, apesar de terem sido aprovados como aditivos seguros pela FDA, a agência reguladora de produtos alimentícios e medicamentos dos Estados Unidos. A dissolução temporária do muco permite que bactérias entrem em contato com a parede intestinal e invadam a camada superficial das células intestinais, causando inflamações. Os emulsificantes também provocam alterações em espécies microbianas no trato intestinal, aumentando populações de Enterobacteriaceae, os organismos do supercrescimento bacteriano e do SIBO. Alterações intestinais introduzidas por emulsificantes também causam aumento de apetite, ganho de peso, pré-diabetes, diabetes tipo 2 e uma piora na resistência à insulina.[10]

Pense nas consequências dessas descobertas: emulsificantes acrescentados a alimentos processados como sorvete contribuem para o ganho de peso, obesidade, diabetes tipo 2, colite, disbiose e SIBO – e o problema não é o teor de gordura nem as calorias; *são os agentes emulsificantes*. Também há uma suspeita cada vez maior de que esses aditivos podem estar por trás do aumento da incidência de doenças inflamatórias no intestino, colite ulcerativa e doença de Crohn, cujas taxas estão aumentando de forma explosiva em países que recentemente adotaram uma dieta ocidental.[11] Apesar de apenas o polissorbato 80 e a carboximetilcelulose terem sido estudados até agora, é provável que a maioria dos outros aditivos com propriedades emulsificadoras, ou talvez todos, como carragenina, sulfato de dextrano e propilenoglicol, entre outros, apresentem os mesmos efeitos nocivos.

Acho que nem preciso explicar a conclusão disso tudo: fuja completamente do polissorbato 80, da carboximetilcelulose e de outros emulsificantes. Isso significa prestar atenção ao escolher opções de manteiga de amendoim, sorvete e outros produtos que contenham gordura, ou, melhor ainda, voltar a consumir alimentos que não precisem de rótulos, como ovos e abacate. Também é simples preparar as próprias receitas de iguarias como sorvete, e creio que você não acrescentaria polissorbato 80 nem outros aditivos a elas. (Adiante apresento várias receitas para ajudar você a começar.) A sua flora intestinal agradece.

A vida moderna inclui uma série de agentes que fazem mal ao muco. Efeitos nocivos semelhantes foram associados ao aditivo maltodextrina, comumente encontrado em massas, refeições congeladas, bebidas esportivas e outros alimentos processados.[12] A água potável com cloro que é distribuída pela rede de abastecimento faz mal ao muco, o que, por sua vez, faz mal à saúde intestinal e incentiva o crescimento de pólipos intestinais que podem causar câncer de cólon.[13] Anti-inflamatórios não esteroides amplamente consumidos, como ibuprofeno, naproxeno, indometacina e diclofenaco, usados por dezenas de milhões de pessoas todos os anos para sanar dores de artrite, cólicas menstruais e dores de cabeça, são perturbadores potentes do muco e da composição do microbioma.[14] Apesar de exercícios físicos serem benéficos à saúde e à flora intestinal, o excesso da prática, como quando maratonistas se enchem de carboidratos antes de correr por 42 quilômetros com cólica, inchaço e diarreia, também prejudica a mucosa, causando maior permeabilidade intestinal, endotoxemia e aumento na inflamação e em condições autoimunes.[15] Também há cada vez mais suspeitas de que o estresse emocional prolongado possa causar malefícios à saúde da mucosa.[16] A troca de bactérias saudáveis por aquelas que proliferam no supercrescimento bacteriano e no SIBO também pode, por si só, reduzir a produção de muco e, é claro, fazer isso ao longo de todo o trato GI sempre que uma espécie nociva surgir.[17]

Ainda não falamos sobre como o muco é prejudicado por antibióticos, pelas centenas de outros aditivos alimentares encontrados em refrigerantes, sucos e alimentos enlatados e congelados e por milhares de medicamentos. Quero lembrar que esses agentes nocivos não existiam na vida dos caçadores-coletores, que encontravam seu alimento na natureza, mas são onipresentes na vida daqueles de nós que foram convencidos de que refeições servidas em pratos de isopor ou bandejas que podem ir ao micro-ondas, sorvetes sem prazo de validade e anti-inflamatórios para "tratar" artrite psoriática fazem parte de um estilo de vida superior.

Espero que agora você entenda como muitos agentes da vida e da alimentação modernas ajudam a causar danos ao revestimento de muco intestinal essencial. Todos nós já fomos expostos a esses vários agentes prejudiciais, que nos causam problemas na forma de doenças crônicas modernas. Portanto, evitar as substâncias que danificam o muco e restaurar espécies bacterianas que estimulam a produção de muco são tarefas essenciais para a saúde e a vida.

Cuide de seu revestimento de muco intestinal, e ele irá cuidar de você. Agora, vamos falar sobre uma questão muito grave: o SIBO.

## PARTE II

# A Frankenbarriga e seus amigos

# 6

# SIBO e a Frankenbarriga

Aposto que você está ansioso para chegar à parte do livro em que ensino a cultivar os micróbios que promovem o rejuvenescimento da pele e dos músculos e a redução da ansiedade e da depressão. No entanto, antes de chegarmos à parte mais divertida, é preciso abrir caminho para fazer uma substituição saudável nos livrando dos micróbios nocivos que a maioria de nós cultiva. Não queremos jogar nossos supermicróbios em uma armadilha.

Neste momento, você pode ser intolerante a feijão ou cebola, sofrendo de gases e inchaço depois de comer uma tigela de chili. Ou sentir as dores musculares e nas articulações causadas pela fibromialgia, que dificultam a execução de tarefas simples, como cuidar do jardim ou da casa. Ou, ainda, sofrer com a urgência intestinal da síndrome do intestino irritável que o fez decorar a localização de todos os banheiros públicos em um raio de alguns quilômetros da sua casa. Você também pode estar acima do peso, ter diabetes tipo 2 ou sofrer de uma condição autoimune, como artrite reumatoide ou tireoidite de Hashimoto, ou das várias outras condições que parecem afetar mais e mais pessoas. Ou talvez você se sinta bem, mas não saiba que refrigerantes, sorvetes e ibuprofeno podem causar alterações nocivas em seu microbioma. Talvez você tenha aceitado "soluções" convencionais para essas condições crônicas – medicamentos prescritos pelo médico, como insulina, esteroides e outras drogas, ou cirurgia bariátrica ou outros "recursos" para lidar com o excesso de peso e a obesidade. O que ganhamos ao aceitar as soluções oferecidas pela medicina convencional?

Ao seguir os conselhos habituais de médicos, talvez você consiga aliviar fenômenos externos (sinais e sintomas) de uma doença, mas não lidar com o supercrescimento microbiano latente que dominou seu trato GI. Agora talvez você esteja começando a entender as limitações dos tratamentos convencionais, que não fazem nada para lidar com o abalo em grande escala da flora intestinal que pode causar (ou piorar) uma condição. Remédios e procedimentos podem piorar a situação. Quais são as consequências potenciais de, por exemplo, tratar a fibromialgia com medicamentos que necessitam de prescrição médica e oferecem um alívio temporário ao anestesiar as vias neurais da dor, mas não lidam com o SIBO causador do problema?

As consequências do SIBO não tratado parecem um guia de deterioração da saúde que define o envelhecimento moderno e as enfermidades comuns e difundidas que dominam a agenda de muitos médicos – que apenas colocam um curativo sobre as questões de saúde dos pacientes com um remedinho ou outro. O SIBO não tratado pode permitir o surgimento de uma doença autoimune, como artrite reumatoide ou lúpus, aumentar o risco de doença arterial coronariana, permitir que a resistência à insulina persista ou piore, aumentar a glicose no sangue e a pressão arterial, contribuir para a gordura no fígado ou causar diverticulose e até câncer de cólon. Ele pode inclusive expor você a um risco maior de desenvolver doenças neurodegenerativas. Em outras palavras, ignorar o SIBO e não cultivar um retorno a uma flora intestinal saudável é uma imprudência.

É certo que o cólon humano não é o lugar mais bonito do mundo. Não vamos encontrar flores nem perfumes delicados por lá (muito pelo contrário!), mas ele realiza várias funções essenciais à vida. É ali, por exemplo, que a água é absorvida a partir da mistura semilíquida de alimentos parcialmente digeridos que flui do intestino delgado. O resíduo semissólido resultante passa então a ser retido no reto muscular para ser eliminado em uma situação controlada quando surgir a oportunidade – e não escapar durante uma reunião de trabalho ou enquanto você está preso em um engarrafamento.

O cólon também abriga trilhões de micróbios, alguns amigáveis, outros nem tanto. Uns auxiliam o processo digestivo, outros geram metabólitos que beneficiam micróbios diferentes, e há ainda aqueles que produzem vitaminas úteis para o corpo; todos competem entre si para absorver nutrientes e sobreviver. No mundo ideal, micróbios amigáveis dominam a população no cólon, mantendo espécies potencialmente patogênicas sob controle, uma guerra eterna entre inimigos para controlar esse imóvel interno de 1,5 metro.

Como já discutimos, vários fatores abalam o equilíbrio da flora intestinal e podem incentivar a predominância de espécies nocivas. Em algumas pessoas, elas proliferam como resultado do glifosato em um burrito ou do aspartame em uma lata de refrigerante dietético, por exemplo. A disbiose ocorre quando esses micróbios permanecem no cólon, onde vivem, morrem e vencem espécies úteis. Lembre-se de que, apesar de o cólon ser protegido por duas camadas fortes de revestimento mucoso, elas podem ser enfraquecidas por espécies fecais de Enterobacteriaceae e outras nocivas que habitam essa região, entrando em contato com as paredes intestinais e espalhando subprodutos bacterianos e fúngicos pela corrente sanguínea. Essa situação, responsável por condições de saúde como colite ulcerativa, diverticulite e câncer de cólon, já é ruim o suficiente.

Em muitas pessoas, porém, ela pode ser bem pior. Alguns micróbios nocivos se recusam a permanecer onde deveriam e sobem pelo 1,5 metro do cólon até os mais de 7 metros do íleo, jejuno, duodeno e estômago – uma proeza e tanto para organismos microscópicos, que avançam contra a gravidade e ocupam espaços do corpo que não estão preparados para um ataque. Imagine que eu coloque uma escada na sua frente e peça para você subir 7 metros além da sua altura, levando-o a ficar cara a cara com o telhado de um prédio de três andares. Se você ignorar qualquer medo de altura, talvez aprecie a vista. Mas como os micróbios são capazes de realizar essa façanha sem o incentivo de belas vistas das colinas da Toscana ou paisagens bonitas de árvores e montanhas, restando-lhes apenas... o trato GI?

Toda era da existência humana passou por uma crise sanitária que definiu e moldou a vida e a saúde de cada tempo. Por milhares de anos, até o século XX, a sífilis, em suas várias manifestações – feridas na pele, linfonodos inchados e até demência –, foi chamada de "a grande imitadora". Ao longo da história, a causa por trás dessa doença sexualmente transmissível foi associada a tudo, desde fontes de água contaminada até possessões demoníacas, e os tratamentos inúteis administrados incluíram arsênico e mercúrio. Foi apenas no século XX que a ciência descobriu a bactéria responsável por ela e a erradicou, em grande parte, com antibióticos. Em outros momentos, os carrascos incluíram varíola, tuberculose, deficiência de iodo e, mais recentemente, o coronavírus.

Ao contrário da sífilis e da varíola, ou até da Covid-19, o SIBO é uma condição criada pelo ser humano, da mesma forma que as epidemias de diabetes tipo 2 e de obesidade/sobrepeso que assolam nossa era. O SIBO é causado pelos agentes que nos cercam, como herbicidas e pesticidas em alimentos e medicamentos inibidores de acidez estomacal prescritos por médicos. Ele também pode ter causas comportamentais, sendo gerado por práticas aparentemente inofensivas, como o consumo de refrigerantes com ou sem açúcar e até algo tão familiar e reconfortante quanto sorvete ou molho *ranch* na salada.

Esses agentes são, no geral, fenômenos modernos. Ninguém na década de 1950 comia milho cheio de glifosato nem era exposto ao polissorbato 80 adicionado ao sorvete, que dirá tomava estatina para reduzir o colesterol. E os níveis de síndrome do intestino irritável, diabetes tipos 1 e 2, hipertensão, colite ulcerativa e doença de Crohn, doenças autoimunes, erupções cutâneas, alergias alimentares e doenças degenerativas nunca estiveram tão altos quanto agora.

Apesar de serem condições que não vão matar você amanhã nem causar uma doença grave que exija uma permanência de três semanas no CTI, a disbiose no cólon e, em maior proporção, o SIBO podem resultar em várias enfermidades que exigem consultas médicas, remédios e procedimentos para lidar com os sintomas – mas nunca tratam a causa real. Portanto, nós precisamos redefinir muitas crenças antigas sobre saúde e doenças. O tratamento de muitas condições que assolam apenas pessoas modernas *não* deveria ser baseado em medicamentos novos que bloqueiam alguma via neural de dor ou forçam a glicemia ou a pressão arterial a diminuir – isso é apenas cuidar dos sintomas –, mas nos cuidados com a raiz do problema: alterações nocivas na flora intestinal.

O SIBO é uma invasão do intestino delgado: espécies bacterianas fecais nocivas proliferam no cólon, ganham vantagem sobre espécies probióticas benéficas e então se mudam para lugares aonde não deveriam ir no intestino delgado. Esses invasores indesejados degradam a fina e única camada de muco que cobre e protege o trato GI superior. O muco enfraquecido abre caminho para a entrada de subprodutos microbianos tóxicos na corrente sanguínea, que os exporta para outros órgãos.

Apenas nos poucos segundos que você levou para ler o último parágrafo, bilhões de micróbios viveram e morreram no seu intestino. Não existem cemitérios para essas criaturas, é claro. Elas têm vidas breves, insensíveis, mas colaboram e competem com outros micróbios antes de morrer, liberando os componentes do seu "corpo" na mistura de comida, água, enzimas, bile e outros micróbios vivos e mortos que preenche o intestino. Parte desses escombros microbianos infiltra a corrente sanguínea. O fenômeno da endotoxemia, comprovado pelo Dr. Patrice Cani e seus colegas franceses em 2007, oferece o elo perdido fundamental que explica como os micróbios que habitam o trato GI são capazes de causar as erupções cutâneas da rosácea, a inflamação da tireoidite de Hashimoto ou as dores musculares e das articulações da fibromialgia, por exemplo, efeitos que vão muito além do trato GI em si.[1] A toxina dominante transportada pelo sangue é o lipopolissacarídeo (LPS), componente das paredes celulares de Enterobacteriaceae, principais espécies nos casos de supercrescimento bacteriano fecal e SIBO. Em outras palavras, os trilhões de micróbios da família Enterobacteriaceae que vivem e morrem no trato GI podem afetar todos os outros órgãos e tecidos do corpo quando morrem e liberam o componente que forma suas células, ou seja, o LPS, na corrente sanguínea.

Pessoas que sofrem de SIBO apresentam níveis de LPS 10 vezes mais elevados na circulação portal, que leva o sangue do trato GI para o fígado. Isso nos mostra que o fígado é extremamente castigado pelos subprodutos do supercrescimento bacteriano, e o ataque contribui para a inflamação do fígado com gordura, que pode evoluir para uma cirrose (uma fibrose perigosa). Elas também têm níveis de LPS entre duas e quatro vezes maiores na corrente sanguínea sistêmica, que efetivamente exporta as consequências do SIBO para partes distantes do corpo.

A injeção de uma quantidade microscópica de LPS em um rato de laboratório gera uma inflamação impressionante, que costuma matar o animal. O LPS é originado nas paredes celulares de *Escherichia coli* e espécies de *Salmonella* e *Pseudomonas* – sim: as espécies do SIBO que deveriam ser encontradas apenas em material fecal. (Talvez você reconheça os nomes desses micróbios porque várias de suas cepas causam intoxicação alimentar, como quando o cara que prepara o seu hambúrguer de fast-food se esquece de lavar as mãos depois de ir ao banheiro.) Eu e você somos expostos a quantidades maiores de LPS quando bactérias fecais proliferam e sobem pelos 9 metros do trato GI.

Também se tornou claro que, além de seus subprodutos, os micróbios em si também ganham espaço na parede intestinal e além. Se você procurar micróbios em cálculos biliares, vai encontrá-los. Se procurar micróbios em tumores de câncer pancreático, é provável que estejam lá também. O grau de envolvimento deles na *causa* dessas doenças, por outro lado, ainda é algo que estamos investigando. No entanto, assim como pegadas na terra do lado de fora da janela do quarto podem indicar uma tentativa de roubo, a presença de micróbios em regiões muito distantes do cólon, onde se originam, indica que o supercrescimento bacteriano e fúngico intestinal é a fonte da doença. De que jeito bactérias como a *E. coli*, por exemplo, aparecem em cálculos biliares se a vesícula fica a mais de 7 metros de distância do cólon, onde a *E. coli* geralmente vive? A colonização do trato GI superior pelas bactérias do SIBO pode explicar esse fenômeno. Como bactérias e fungos conseguem alcançar o cérebro? O caminho mais provável, então, é a invasão intestinal dos micróbios, que corroem a parede intestinal e entram na corrente sanguínea. Trata-se de um fenômeno tão novo que ainda não existe uma classificação oficial para ele: espécies bacterianas e fúngicas que não causam infecção direta ou evidente se instalam em vários órgãos e potencialmente desencadeiam reações que se manifestam na forma de condições como pancreatite, cálculo biliar e demência.

Como você pode saber se permitiu o desenvolvimento desses processos? Algum sinal específico alerta que micróbios indesejáveis escalaram três vezes a altura do teto da sua sala para invadir partes do trato GI que deveriam ser desertos microbianos, mas que agora produzem imensas quantidades tóxicas de LPS? Se não há pegadas nem impressões digitais para detectar sua presença, que indícios podem existir dessa invasão microbiana?

De fato, é possível identificar os sinais do SIBO, que chamo de "indicadores". (Farei o mesmo com o SIFO no Capítulo 7.) Assim como o acúmulo de água no porão é sinal de um problema potencialmente desastroso no encanamento de uma casa, vários sinais do corpo sugerem a presença de bactérias nocivas no trato GI superior.

Uma questão, no entanto, não é completamente clara: onde termina a disbiose, isto é, o distúrbio da flora intestinal no cólon, e começa o SIBO?

Na disbiose, espécies bacterianas nocivas proliferam e inibem o crescimento de espécies benéficas, mas não sobem para o intestino delgado. O SIBO é uma versão mais grave desse distúrbio, na qual as mesmas espécies proliferam e também sobem para invadir outras partes do trato GI.

Não é uma situação de tudo ou nada. E se os distúrbios de espécies bacterianas ocorrerem apenas no cólon, mas influenciarem uma diverticulite ou um câncer de cólon? E se as espécies do SIBO proliferarem no cólon e subirem apenas por 3 metros até o íleo – isso é SIBO? Alterações na composição das espécies bacterianas, bem como as distâncias que as bactérias percorreram, são fatores importantes. É óbvio que o peso das bactérias nocivas é maior em casos de SIBO, já que existem cerca de 9 metros de espécies bacterianas prejudiciais, não apenas 1,5 metro de disbiose no cólon. O peso da endotoxemia é maior no SIBO em razão do número muito maior de bactérias e da vulnerabilidade de uma mucosa mais fina no intestino delgado. A disbiose no cólon é uma situação anormal, com consequências sérias para a saúde, porém o SIBO é uma situação pior, com complicações ainda mais graves.

A disbiose restrita ao cólon costuma responder a mudanças básicas na alimentação, a suplementos nutricionais específicos e à adição de microbiomas vantajosos de alimentos fermentados, além de algumas estratégias adicionais que alteram a composição das espécies bacterianas para algo parecido com a coleção anterior de micróbios benéficos para a saúde. Falarei sobre essas estratégias adiante. Agora, porém, vamos discutir como determinar se você é vítima de uma situação pior do que a disbiose, na qual bactérias migraram para o norte, alcançaram o duodeno ou o estômago e estão causando endotoxemia, de modo que é necessário tomar medidas para lidar com o SIBO.

Durante toda essa confusão, quero deixar claro que é *você* quem deveria estar no controle. Mesmo que fosse apenas uma questão de tamanho, você deveria ser o chefe, porque, afinal de contas, é milhões de vezes maior do que os micróbios que influenciam a sua mente e o seu metabolismo. Mas você deveria estar colocando ordem na casa, dizendo para aquelas espécies de *Lactobacillus* e *Clostridium* quem é que manda e dando uma surra nas espécies de *Klebsiella* e *Salmonella*, esmagando-as com a sola do seu sapato, porque o corpo é seu. Se você entrasse em guerra contra uma formiga, quem venceria? E mesmo que você seja a vítima mais submissa e passiva do mundo, a vitória sobre essas criaturas minúsculas deveria ser sua.

## INDICADORES DE SIBO

Você sente quando leva uma picada de mosquito?

É óbvio que sim: você é infernizado por um conhecido inchaço vermelho que coça demais, incomoda o tempo todo e atrapalha até o sono.

O SIBO, como a picada de mosquito, tem sinais característicos que, quando presentes, indicam que há trilhões de micróbios rapidamente se reproduzindo por todo o seu trato GI e inundando sua corrente sanguínea com subprodutos tóxicos. O trato GI superior não sabe lidar com invasores como *Salmonella* e *Pseudomonas* – espécies conhecidas do cólon, porque costumam ser encontradas em material fecal, mas desconhecidas nas alturas superiores do trato GI. Elas corroem o fino muco do intestino delgado, levando uma enchente de subprodutos para a corrente sanguínea, e algumas invadem a parede intestinal, causando inflamação.

Então, quais indicadores sinalizam uma infecção de 9 metros e uma invasão corporal dos subprodutos do SIBO? A lista é longa e inclui as seguintes pistas:

- **Intolerâncias alimentares.** Intolerâncias alimentares se manifestam de diversas formas: alergias, intolerância a fibras prebióticas, a FODMAPs (oligossacarídeos, dissacarídeos, monossacarídeos e polióis fermentáveis, basicamente todos os açúcares e fibras prebióticas – consulte a seção que apresenta mais detalhes sobre esse assunto na p. 89), a cebola, alho e plantas da família *Solanaceae* (berinjela, tomate, batata, pimentão) ou alimentos ricos em histamina (moluscos, queijos envelhecidos, nozes, feijões e muitos outros), a frutose, sorbitol, ovos, soja e outros gêneros alimentícios. É comum que as pessoas identifiquem listas longas de alimentos que devem evitar. A experiência mais comum é consumir alimentos com fibras prebióticas, como leguminosas, tubérculos ou aqueles que contêm inulina, como cebola, e começar a sofrer de gases, inchaço, diarreia ou efeitos emocionais, como ansiedade, pensamentos sombrios, depressão ou raiva, dentro de 90 minutos após a ingestão. (Na Parte IV há uma lista dos alimentos que contêm fibras prebióticas.) Essas reações indicam a presença de bactérias no alto do trato GI, local que o alimento alcança nos primeiros 90 minutos do processo digestivo, que não é tempo suficiente para alcançar o cólon, mais de 7 metros abaixo. Da mesma forma, essas reações a qualquer tipo de açúcar são fortes indícios de SIBO (e também de SIFO). Crianças também podem ser atormentadas por essas intolerâncias, que as restringem a uma lista curta de alimentos que conseguem tolerar. Fugir dos itens que causam incômodo *não* é uma solução, apesar de reduzir os sintomas a curto prazo; a melhor solução a longo prazo é lidar com o desastre microbiano que desencadeou essas intolerâncias. A maioria das intolerâncias alimentares representa um SIBO com crescente permeabilidade intestinal, que leva à entrada de subprodutos microbianos e alimentícios na corrente sanguínea e provoca respostas imunológicas, que são então mal interpretadas como intolerâncias alimentares. Isso não impede que as pessoas defendam todo tipo de técnica para evitar alimentos, muitas das quais impossivelmente restritivas. Também é possível concluir que muitos testes para intolerância alimentar são, na verdade, métodos indiretos para identificar o SIBO. Sendo assim, a maioria das intolerâncias deveria ser interpretada de acordo com o que realmente é: SIBO.[2, 3, 4, 5]

- **Má absorção de gordura.** Apesar de uma série de fatores poder interferir na ingestão de gorduras alimentares, o SIBO é a causa mais comum em pessoas que não estão hospitalizadas nem muito doentes e que possuem pâncreas ou vesícula biliar saudáveis. A má absorção de gordura pode ser identificada pela existência de gotículas de gordura no vaso sanitário depois de evacuar ou manchas no vaso no ponto em que a água encontra a porcelana.
- **Erupções cutâneas persistentes ou recorrentes.** Talvez você tenha consultado um dermatologista para cuidar de problemas de eczema, rosácea ou psoríase e tenha usado cremes esteroides ou biofármacos que causam efeitos colaterais fatais, como infecções respiratórias ou fúngicas e até linfoma, além de serem caríssimos. Você seguiu o tra-

tamento, mas as irritações continuam reaparecendo ou não melhoram. Tire um momento para refletir sobre os efeitos do SIBO (e do SIFO, discutido no Capítulo 7).[6,7,8]

- **Condições de saúde específicas que causam predisposição ao SIBO.** Sobrepeso ou obesidade, pré-diabetes ou diabetes tipo 2, qualquer doença autoimune, gordura no fígado, fibromialgia, síndrome do intestino irritável, síndrome das pernas inquietas, constipação crônica, rosácea, psoríase ou a presença de uma condição neurodegenerativa como doença de Parkinson ou Alzheimer indicam alta probabilidade – 50% ou mais de chance – de que o SIBO seja responsável por causar, ou pelo menos piorar, a enfermidade.[9,10,11,12,13,14,15]

- **Medicamentos inibidores de acidez estomacal e anti-inflamatórios.** Tomar medicamentos inibidores de acidez estomacal como omeprazol, pantoprazol ou ranitidina aumenta muito a probabilidade de SIBO, e quanto mais tempo você tomar esses medicamentos, maior é a chance de desenvolver SIBO.[16] Da mesma forma, o uso de anti-inflamatórios não esteroides como ibuprofeno, naproxeno ou diclofenaco, especialmente por períodos de semanas a meses, aumenta as chances de desenvolver SIBO.[17]

- **Falta de ácido estomacal.** Um histórico de infecção por *Helicobacter pylori* no estômago ou de hipocloridria (falta de ácido estomacal) mostra uma propensão ao SIBO. Como acontece com o uso de medicamentos inibidores de acidez estomacal, a falta de ácido no estômago resultante de uma infecção por *H. pylori* ou gastrite autoimune, condições marcadas pela presença prolongada de alimento no estômago ou pelo desconforto ao consumir proteínas como carnes, torna mais provável o supercrescimento bacteriano. Nessa situação, o SIBO pode ser grave, com uma infestação bacteriana intensa no estômago.[18]

- **Histórico de uso de opioides.** Como os opioides reduzem a atividade intestinal, são um convite ao SIBO.[19] Na verdade, os peptídeos opioides derivados do consumo da proteína gliadina do trigo também diminuem a atividade intestinal, e portanto abrem as portas para o SIBO, mas falarei sobre essa questão daqui a pouco.

- **Hipotireoidismo.** Como a falta de hormônios da tireoide diminui a atividade intestinal, o hipotireoidismo também permite a proliferação de espécies bacterianas nocivas. O SIBO foi encontrado em mais de 50% das pessoas com histórico de hipotireoidismo, mesmo que elas tomassem hormônios da tireoide (o que provavelmente significa que o SIBO se desenvolveu antes da correção hormonal). Estudos preliminares também apontam o fato de que simplesmente tomar o hormônio T4 com levotiroxina sem lidar com o hormônio T3 pode contribuir para o aparecimento do SIBO.[20, 21]
- **Histórico de cirurgias abdominais.** Qualquer cirurgia que envolva alterações na anatomia normal, como bariátrica, gastrectomia, colecistectomia ou colectomia, é um convite para o SIBO. Até cálculos biliares e um histórico de pancreatite apresentam alta propensão ao SIBO.[22]

Essa é uma lista parcial das situações mais comuns associadas ao SIBO. Se nenhuma delas se aplica ao seu caso, você pode ter SIBO mesmo assim, como discutiremos a seguir.

## FODMAPs: NÃO CULPE O MENSAGEIRO

Seu contador lhe diz que seu imposto de renda aumentou bastante e que a Receita Federal quer receber o dinheiro dela. Você imediatamente perde a cabeça e briga com o pobre coitado.

Isso se chama "culpar o mensageiro". O contador não tem culpa por você precisar pagar mais impostos – ele só foi a pessoa que precisou lhe dar a notícia.

Então o que dizer de pessoas que descobrem que são intolerantes a alimentos conhecidos como FODMAPs: oligossacarídeos, dissacarídeos, monossacarídeos (três tipos de açúcares) e polióis (também chamados de álcoois de açúcar) fermentáveis (isto é, fermentados por micróbios)? Elas sofrem com gases, inchaço, dor abdominal e diarreia quando ingerem alimentos que contêm esses açúcares que são fermentados por micróbios. Isso pode ser um problema para os portadores de síndrome do intestino irritável (SII) e doenças intestinais inflamatórias, como colite ulcerativa e doença de Crohn. Pessoas com essas condições costumam ser orientadas a não consumir alimentos como frutas, açúcares, sorbitol, leguminosas e laticínios, que contêm FODMAPs; essas restrições severas podem reduzir os sintomas.

No entanto, os alimentos são o problema ou não passam de "mensageiros"? Ou melhor, existe algum outro culpado pelo desconforto intestinal? Afinal, lembre-se de que muitos casos de SII na verdade são de SIBO e que muitas pessoas com doenças intestinais inflamatórias apresentam complicações causadas pelo SIBO, quando ele não é o causador direto do problema. Portanto, eu argumentaria que o problema não são os FODMAPs; o problema são os micróbios do SIBO que residem ao longo do trato GI ou da disbiose no cólon que metabolizam esses alimentos e causam sintomas desagradáveis.

Ao evitar FODMAPs na alimentação, você basicamente faz as bactérias – boas e ruins – perderem seus alimentos favoritos. Matar micróbios de fome altera a composição do microbioma conforme as espécies vão desaparecendo, reduzindo, por exemplo, espécies benéficas como a *Bifidobacterium longum* (que tem efeito importante na estabilização do humor) e a *Faecalibacterium prausnitzii* (maior produtora de butirato, um ácido graxo que cura e nutre a parede intestinal). Apesar de a redução da quantidade de espécies relacionadas ao SIBO ser benéfica, a redução ou até a eliminação de espécies benéficas é prejudicial.[23] E, como já foi explicado, não é possível recuperar uma espécie depois de perdê-la.

Assim como tomar uma aspirina para curar uma dor de cabeça, fugir de FODMAPs é uma estratégia que serve apenas para limitar os sintomas e não lida com a origem do problema, podendo até piorar a situação do seu microbioma a longo prazo. Se você enfrentar a raiz da questão – a disbiose e o SIBO –, logo poderá voltar a morder uma maçã ou tomar sopa de lentilha.

# QUEM TEM SIBO?

O SIBO e o SIFO são condições criadas por hábitos e aspectos de estilo de vida. Eles são indiferentes a raça, gênero, idade e vertentes políticas. Seguir um estilo de vida aparentemente saudável pode não ter protegido você de nenhum dos dois, já que os fatores que impulsionam o supercrescimento bacteriano e fúngico são muito difundidos.

O SIBO é tão comum que podemos encontrar várias pessoas, se não a maioria, com essa condição em qualquer sala de aula, escritório ou situação social. E, é claro, isso também pode incluir você. Enquanto muitas manchetes anunciam as epidemias de sobrepeso e obesidade, a crise do SIBO é pelo menos tão séria quanto e afeta o mesmo número de pessoas, se não mais, porém quase nunca é discutida. É possível observar os sinais dela nas pessoas ao redor: as irritações cutâneas da rosácea, a gordura abdominal da obesidade e as articulações curvadas e inchadas da artrite reumatoide. No entanto, os sinais e sintomas também costumam ser escondidos, sentidos em momentos privados, na forma da urgência intestinal da síndrome do intestino irritável ou da incapacidade de consumir alimentos sem ter uma reação desagradável.

Então, vamos discutir quais condições de saúde sugerem a presença latente do SIBO. Estudos clínicos correlacionam várias condições com o supercrescimento bacteriano, apesar de os resultados das pesquisas variarem de acordo com a evolução dos métodos de testagem (os mais antigos tendem a subestimar o SIBO). Veja uma lista de condições associadas ao SIBO:

- **Obesidade.** O SIBO foi documentado em 23% a 88,9% de pessoas com obesidade. Por si só, isso sugere um número potencialmente enorme de vítimas, levando em consideração que 70 milhões de americanos apresentam obesidade. Isso significa que, só nos Estados Unidos, 16 a 62 milhões de pessoas com obesidade têm SIBO.[24] E esse dado não leva em conta os outros 60 milhões de americanos que estão com sobrepeso, mas não estão na faixa de obesidade.
- **Diabetes.** A probabilidade de ocorrência do SIBO em pessoas com diabetes dos tipos 1 e 2 varia entre 11% e 60%.[25] Com 34 milhões de pessoas com diabetes tipo 2 e 1,3 milhão com diabetes tipo 1, pode-

mos concluir que vários milhões de pessoas com diabetes também têm SIBO.

- **Síndrome do intestino irritável (SII).** As estimativas variam, mas, no geral, entre 35% e 84% das pessoas com SII apresentam resultado positivo no teste para detectar SIBO.[26] Entre 30 milhões e 35 milhões de americanos já foram diagnosticados com SII, e acredita-se que um número semelhante tenha a condição sem um diagnóstico formal. Do total de 60 milhões a 70 milhões de pessoas com SII, podemos contabilizar 21 milhões a 50 milhões de americanos com SIBO.

- **Doenças intestinais inflamatórias.** Cerca de 22% das pessoas com colite ulcerativa ou doença de Crohn também sofrem de SIBO.[27]

- **Gordura no fígado.** A doença hepática gordurosa não alcoólica, condição que pode afetar quase metade da população dos Estados Unidos, faz com que a probabilidade de manifestação do SIBO seja de 40% a 60%.[28] Isso significa que cerca de 75 milhões de adultos americanos com gordura no fígado também devem ter SIBO.

- **Doenças autoimunes.** Cada doença nesta coleção díspar de condições, que inclui esclerose sistêmica, artrite reumatoide, artrite psoriática e diabetes tipo 1, apresenta uma associação diferente com o SIBO. Estudos preliminares sugerem que cerca de 40% das pessoas com alguma condição autoimune apresentam SIBO.[29]

- **Erupções cutâneas.** Rosácea, psoríase e eczema foram associados ao SIBO em cerca de 40% a 50% das pessoas com essas condições, o que significa que mais 6 milhões de americanos têm SIBO.[30] Pessoas com rosácea, em específico, apresentam uma probabilidade 10 vezes maior de ter SIBO.[31]

- **Doença de Parkinson.** Nos Estados Unidos, há 1 milhão de pessoas que apresentam essa condição neurodegenerativa incapacitante – e 25% a 67% delas têm SIBO.[32]

- **Doença de Alzheimer.** As evidências são preliminares, porém pessoas com Alzheimer têm cinco vezes mais chances de também ter SIBO.[33]

- **Síndrome das pernas inquietas.** Essa condição impede o sono profundo, com efeitos adversos importantes sobre a saúde mental, emocional e metabólica, e também é acompanhada pelo SIBO em até 100% das vítimas.[34]

- **Depressão e ansiedade.** Novas evidências indicam que muitos dos 60 milhões de americanos que sofrem com essas questões psicológicas têm níveis de LPS altíssimos no sangue, bem como sinais do aumento da permeabilidade intestinal, indicando SIBO.[35]

É difícil calcular o número exato de pessoas que podem ser afetadas pelo SIBO, não só porque as estimativas variam dependendo dos métodos de testes utilizados, mas também porque existe uma sobreposição entre os grupos: por exemplo, algumas pessoas com obesidade também sofrem de diabetes tipo 2, gordura no fígado e psoríase. No entanto, pelos números apresentados, acredito que você consiga captar que o SIBO é uma condição comum. Com certeza não é uma condição isolada como a síndrome de Kasabach-Merritt (enfermidade que acomete pouquíssimas crianças) ou a doença de Whipple (doença infecciosa rara), que podem enganar até os melhores médicos. Na verdade, creio que um cálculo rápido indique que a quantidade de pessoas andando por aí com SIBO seja impressionante. Se usarmos o menor valor da incidência de SIBO em pessoas com obesidade, 23%, isso significa que 16 milhões de americanos apresentam essa condição. Entre os 60 a 70 milhões de pessoas com SII, a porcentagem menor de 35% com SIBO se traduz em 21 milhões de pessoas com SIBO. Se metade dos 200 milhões de adultos nos Estados Unidos com gordura no fígado também tiver SIBO, são pelo menos mais 40 milhões de pessoas. Se continuarmos adicionando os números, a conta facilmente excederá 100 milhões de pessoas nos Estados Unidos com essa condição, ou aproximadamente uma em cada três pessoas.

Acrescente a esse total as muitas vítimas silenciosas do SIBO, isto é, as que sofrem de supercrescimento bacteriano, porém não apresentam sintomas (ainda). Encontramos o supercrescimento bacteriano silencioso em quase todos os estudos clínicos nos quais pessoas com alguma condição de saúde específica são comparadas a "grupos de controle saudáveis", ou supostamente saudáveis. Em um estudo de pacientes com síndrome do intestino irritável, por exemplo, 30% dos 150 participantes no grupo de controle apresentaram resultado de teste positivo para SIBO.[36]

Sob um ponto de vista prático, também é interessante ter em mente que algumas condições são tão consistentemente associadas ao SIBO que as chances de elas terem sido causadas ou agravadas pelo supercrescimento bacteriano são muito altas, fazendo com que sejam, portanto, praticamente uma confirmação do SIBO. A síndrome do intestino irritável, a fibromialgia, a síndrome das pernas inquietas e a gordura no fígado fazem parte delas. Evidências recentes, porém, revelam que o universo de condições de saúde causadas ou pioradas pelo SIBO inclui doenças autoimunes, neurodegenerativas, metabólicas e ateroscleróticas.

É comum que pessoas com SIBO passem anos, às vezes décadas, sofrendo com várias condições não diagnosticadas, enfrentando dores, limitações e consultas médicas frustrantes que oferecem soluções farmacêuticas apenas parcialmente eficazes ou até inúteis. Apesar da montanha de evidências, a maioria dos médicos permanece sem tomar conhecimento desse distúrbio alastrado e profundo na saúde humana. A maioria das soluções convencionais não lida com a raiz do problema: a proliferação de espécies microbianas nocivas que levam seus efeitos inflamatórios para outras partes do corpo.

## SEU HÁLITO TEM CHEIRO DE HIDROGÊNIO?

Para localizar as bactérias no trato GI, não usamos mapas, bússolas nem GPS. O primeiro passo para confirmar a presença de SIBO é determinar se as hordas de bactérias estão morando no trato GI superior. Esse processo costumava ser incômodo e difícil. No entanto, atualmente é tão fácil quanto ligar o smartphone e mandar uma mensagem para um amigo.

É claro que nem todo mundo tem SIBO. Muitos têm apenas alguma versão da disbiose, isto é, a situação em que espécies indesejáveis de micróbios e fungos proliferaram e passaram a perna nas desejáveis, incomodando a mucosa e causando endotoxemia, mas ainda continuam confinadas ao material fecal do cólon. Como os distúrbios no microbioma moderno são tão comuns, é seguro presumir que *todo mundo* começa com algum grau de disbiose. Você pode fazer um exame de fezes para documentar a proliferação de espécies de Enterobacteriaceae, como *E. coli*, e de espécies de *Salmonella* e *Campylobacter* (apesar de esse tipo de análise não mapear *onde* essas bactérias fecais estão no trato GI). Mas, se não houver sinais de SIBO ou se você apresentar um resultado negativo (já falaremos sobre isso) para o supercrescimento bacteriano, então os esforços básicos que recomendo são probióticos de alta potência, com múltiplas espécies (ou um probiótico preparado por você mesmo; vou ensinar como fazer isso), alimentos fermentados, fibras prebióticas e alguns outros métodos simples que sempre ajudam o microbioma a se tornar mais saudável.

Por outro lado, se o SIBO estiver presente, esforços adicionais serão necessários. Nesse caso, os micróbios subiram pelo trato GI. Um gastroenterologista, com o uso de um endoscópio, pode obter uma amostra do conteúdo intestinal para examinar as bactérias, mas esse é um método falho, por ser invasivo e sujeito a dificuldades no exame do fluido sem contaminações, além de identificar apenas casos graves de SIBO, nos quais as bactérias subiram para o alto do trato GI, e não os casos em que elas se aprofundam no intestino delgado, fora do alcance do endoscópio. Na maioria dos casos, é então feita uma cultura da amostra, porém nem todas as espécies que contribuem para o SIBO podem ser examinadas dessa forma, já que costumam ser anaeróbicas e morrem em contato com o oxigênio. Isso significa que estudos iniciais (até poucos anos atrás) subestimavam a incidência do SIBO por encontrarem resultados negativos mesmo quando a proliferação de bactérias fecais estava presente. Apesar de os gastroenterologistas preferirem a endoscopia, levando em conta a economia dos procedimentos médicos, esse exame não é dos mais práticos nem confiáveis, porque está sujeito a muitos "falsos negativos" que descartam a presença do SIBO mesmo quando ele existe.

Outros métodos menos invasivos tiram vantagem da capacidade da bactéria de produzir gás hidrogênio ($H_2$), algo que os seres humanos não fazem com muita facilidade. Se muito $H_2$ for detectado no hálito logo depois do consumo de açúcar ou de fibras prebióticas (não dá para sentir o cheiro; o título é apenas uma brincadeira), é sinal de que as bactérias proliferaram para fora do cólon. Portanto, podemos usar esse fenômeno como uma régua: quanto mais rápida for a produção de $H_2$ depois da ingestão de alimentos convertidos em hidrogênio pelas bactérias, mais intensa deve ser a invasão bacteriana no trato GI superior. Nem todos os alimentos são convertidos em gás $H_2$, mas açúcares e fibras prebióticas são.

Para detectar até onde as bactérias subiram, podemos consumir um açúcar ou uma fibra prebiótica de que as bactérias gostem, como glicose, lactulose, inulina, leguminosas como feijão-preto ou batata-inglesa crua (batatas-inglesas cruas são basicamente pura fibra e água, ao contrário de quando são cozidas), e então medir o gás $H_2$ no ar expirado. Esses testes costumam ser feitos em laboratórios ou clínicas. Amostras do ar expirado são tiradas no começo e depois a cada 30 minutos após o consumo do alimento-teste. Quanto mais rápido níveis elevados de $H_2$ forem detectados, mais no alto estão as bactérias no trato GI. Um grande pico de $H_2$ nos primeiros 90 minutos diagnostica SIBO. Como é necessário mais tempo para o açúcar ou a fibra alcançarem o cólon – "tempo de trânsito" –, descendo os 9 metros de intestino desde o estômago, o gás $H_2$ gerado entre 90 e 180 minutos é incerto, porque pode representar o hidrogênio emitido por bactérias mais para baixo no intestino delgado ou apenas o produzido pelos micróbios no cólon, onde são bem-vindos e estão emitindo uma resposta normal.

Seu médico pode solicitar um teste de hidrogênio expirado para você. Essa técnica exige um médico que saiba o que está procurando, além de uma equipe experiente que seja capaz de capturar amostras da sua respiração (o que é raro, infelizmente). Pergunte ao seu médico sobre o SIBO, mas não se surpreenda ao se deparar com ignorância, indiferença ou resistência. "Ei, doutor, eu tenho gases e fico inchado depois de comer. Será que posso ter SIBO?" As respostas comuns: "Não sei o que é isso", "Não desperdice o meu tempo", "Isso não existe", "Você andou se consultando com o Dr. Google de novo?". Ou pior, seu médico o envia para um gastroenterologista, que executa a endoscopia e a colonoscopia de praxe e declara: "Boas notícias: você não tem úlceras no estômago nem câncer de cólon." Se você perguntar "E o SIBO?", as respostas novamente serão: "Não sei o que é isso", "Não desperdice o meu tempo", "Isso não existe". Na melhor das hipóteses, seu médico pode prescrever um antibiótico convencional com 40% a 60% de eficácia, sem mencionar como nem por que você desenvolveu essa condição, como aumentar a eficácia do antibiótico, se o supercrescimento fúngico acompanha o SIBO, como restaurar a saúde da mucosa que auxilia sua cura nem como prevenir as recaídas que infernizam as tentativas de cuidar do SIBO. É provável que ele se limite a falar sobre sua incapacidade de perder mais peso, sua condição autoimune, sua dor crônica ou sobre tratamentos intermináveis com antibióticos.

É inquestionável: o teste de hidrogênio expirado é incômodo. Ele exige que você passe várias horas em um laboratório ou uma clínica para a coleta de muitas amostras de ar expirado. Depois de realizado o primeiro exame, o processo inteiro é repetido após uma rodada de antibióticos, para avaliar o sucesso ou o fracasso, e então poderá ser feito mais uma vez caso existam suspeitas de recaídas. Cada teste requer horas do tempo do paciente e custa muito caro. Nos Estados Unidos, o exame também pode ser feito por conta própria, usando um kit oferecido por laboratórios. O processo continua sendo chato, com várias amostras de ar expirado sendo coletadas ao longo de várias horas. (Veja mais detalhes sobre esses recursos no Anexo A.)

## SIBO: EXISTE UM APLICATIVO PARA RESOLVER ISSO

Por sorte, o processo de detectar SIBO pelo $H_2$ no hálito recentemente se tornou mais fácil e acessível. Uma inovação que tirou esse diagnóstico dos consultórios médicos é um novo aparelho chamado AIRE. Originalmente criado pelo engenheiro-inventor Dr. Aonghus Shortt, de Dublin, na Irlanda, como um aparelho para auxiliar uma dieta com baixo teor de FODMAPs para pessoas com síndrome do intestino irritável, acabou se mostrando útil para detectar o SIBO ao medir o gás $H_2$ na respiração. (Já conversei várias vezes com o Dr. Shortt, que agora reconhece todas as utilidades do aparelho maravilhoso que inventou; sua empresa, a FoodMarble, está se ajustando a essa nova percepção.) Quando você sopra no aparelho AIRE, o gás $H_2$ no hálito é classificado em uma escala de 0 a 10, que é enviada para o aparelho celular por Bluetooth. Apesar de ser preciso comprar o aparelho (pode ser adquirido pela Amazon), ele pode ser reutilizado quantas vezes forem necessárias, poupando os gastos de precisar fazer o teste de hidrogênio expirado em um laboratório. Também é possível compartilhar o aparelho com membros da família. Uma versão atualizada acrescentou a funcionalidade de medir sulfeto de hidrogênio ($H_2S$) e metano, gases que, se liberados pouco depois do consumo de um açúcar ou uma fibra prebiótica, revelam a presença de outros micróbios indesejados no começo do trato GI. (A medição do $H_2S$, em específico, ainda é uma área pouquíssimo conhecida, mas que provavelmente ajudará a descobrir um número ainda maior de pessoas com SIBO, mas que apresentam resultado negativo no teste para $H_2$, uma novidade muito empolgante.)[37]

Quando o aparelho AIRE se tornou disponível nos Estados Unidos em 2019 e pedi às pessoas que medissem o $H_2$ em seu hálito, os resultados foram chocantes: como nossos cálculos anteriores sugeriam, o SIBO está em todo canto. O AIRE detectou uma quantidade anormal de hidrogênio no ar exalado por homens e mulheres, jovens, adultos e idosos. Em vez de o excesso de $H_2$ ser a exceção, como eu acreditava, acabou se mostrando a regra, tão comum quanto calças jeans ou acne em rostos adolescentes.

Se você se lembra de como era cuidar de diabetes antes da década de 1980 e da disponibilidade de testes para verificar a glicemia furando a ponta do dedo, talvez se recorde de ver pessoas com diabetes tipo 1 sucumbindo a insuficiência renal, cegueira e amputações antes dos 30 anos, porque a avaliação de sua insulina dependia de uma análise da urina para indiretamente medir os níveis de glicemia, um método rudimentar que era extremamente impreciso. Imagine o perigo de um filho diabético de 3 anos perder a consciência e você precisar analisar a urina dele para saber se a glicemia está alta demais, arriscando um quadro ameaçador de cetoacidose diabética, ou baixa demais, o que poderia causar a morte do pequeno nos minutos seguintes, por danos cerebrais. Como a experiência era horrível antes de podermos medir a glicemia furando o dedo, a disponibilidade dos aparelhos de glicemia mudou a forma de lidar com a diabetes.

A detecção caseira do hidrogênio no hálito também vai mudar a saúde intestinal. Esse é um processo de mapeamento bacteriano usado para determinar se o seu trato GI superior foi infestado. Ele também pode ajudar você a registrar seu sucesso ou fracasso em erradicar o SIBO, assim como detectar recaídas. E, assim como o monitoramento da glicemia evoluiu, com aparelhos que agora oferecem a análise contínua sem precisarmos nem furar o dedo, a detecção do hidrogênio no hálito e outras medidas também serão aprimoradas, ajudando todos nós a cuidarmos de nossa flora intestinal. No entanto, como o aparelho AIRE foi originalmente planejado para ajudar pessoas a lidarem com dietas com baixo teor de FODMAPs, sem ter seu completo potencial reconhecido, explicarei como o aparelho pode ser usado para detectar hidrogênio e outros gases no seu hálito usando um protocolo simples. (As instruções oferecidas atualmente com o aparelho não entram em detalhes sobre essa aplicação para o SIBO.)

Para muitas pessoas, a probabilidade de SIBO é tão alta que não é sequer preciso confirmar níveis altos de gás $H_2$ antes de seguir para a erradicação dele, e do SIFO, bastando para isso apenas basear-se no bom senso. Se você tem fibromialgia ou sinais óbvios de má absorção de gordura sempre que vai ao banheiro, é provável que não precise medir o hidrogênio exalado antes de começar a erradicar o SIBO. Mais tarde, falarei quando esses esforços empíricos – isto é, baseados na sua opinião bem informada – são apropriados e podem guiar você pelo caminho de recuperar uma saúde maravilhosa com a construção do seu Superintestino.

Num futuro próximo, outros métodos para detectar SIBO e endotoxemia serão encontrados. Medições diretas de níveis de LPS no sangue, por exemplo, que atualmente são utilizadas apenas como uma ferramenta de pesquisa, são extremamente promissoras como uma forma simples de avaliar se existe uma permeabilidade intestinal aumentada para o LPS, que deve ser tratada.

---

## QUER UM POUQUINHO DE PREDNISONA COM ESSE DONUT AÇUCARADO?

Aqui vão algumas misturas letais: Bonnie e Clyde, Thelma e Louise, proteína gliadina do trigo e endotoxemia de LPS.

Se misturarmos a endotoxemia do SIBO com o aumento da permeabilidade intestinal provocada pela proteína gliadina nos produtos com trigo, 2 + 2 = 7. (Falo sobre as consequências destrutivas para a saúde do consumo de trigo e grãos na Parte IV.) Cada situação por si só abre a porta para a permeabilidade intestinal e causa o aumento de inflamações por todo o corpo. Juntas, elas são uma forma especialmente potente de provocar várias condições de saúde comuns.

Já está bem comprovado que a proteína gliadina do trigo – bem como as proteínas correspondentes no centeio (secalina), na cevada (hordeína) e no milho (zeína) – é um dos principais elementos da alimentação humana que causam um aumento anormal na permeabilidade intestinal, ou seja, quando os componentes não digeridos dos alimentos e dos subprodutos bacterianos atravessam a parede intestinal para entrar na corrente sanguínea. Esse não é um fenômeno que acomete apenas pessoas que sofrem de doença celíaca ou são sensíveis ao glúten; trata-se de um processo que acontece sempre que alguém permite que um pão francês, uma broinha ou um mísero farelo entrem na boca. Sabemos que esse efeito é responsável por desencadear doenças autoimunes como artrite reumatoide e diabetes tipo 1, entre outros distúrbios.[38, 39]

Apesar de cada processo por si só – a endotoxemia bacteriana e o consumo da proteína gliadina – ser um potente fator inflamatório, a mistura dos dois forma uma dupla especialmente letal, responsável por uma quantidade impressionante de doenças, lutas com a balança e até envelhecimento precoce.

Enquanto o LPS da endotoxemia não puder ser medido clinicamente, você pode medir a quantidade da proteína zonulina (no sangue e nas fezes), que aumenta com o consumo de trigo e grãos e reflete maior permeabilidade intestinal.

O lado positivo: se o aumento da permeabilidade intestinal do trigo + SIBO + endotoxemia do SIBO resulta em uma mistura tão assustadora, pense em como será poderoso reverter todas essas condições.

---

## O MISTERIOSO CASO DO METANO

Pessoas com síndrome do intestino irritável com diarreia (SII-D) conhecem bem a urgência intestinal. As vítimas costumam contar que não podem ir a lugar algum sem saber com antecedência onde fica o banheiro mais próximo. Isso é um problema para atividades tão rotineiras quanto ir ao correio ou a um restaurante. Os medicamentos convencionais para a SII-D fazem a movimentação intestinal diminuir, reduzindo a frequência da diarreia – mas não lidam com o SIBO que impulsiona o processo. A cada mil pessoas com SII, 900 apresentam a forma geralmente associada com a movimentação intestinal ágil que pode ser detectada por meio de níveis elevados de hidrogênio (ou sulfeto de hidrogênio) expirado. Existe, porém, outra forma de SII e SIBO, que é marcada pela constipação; essa é chamada de SII-C, ou SIBO metanogênico, ou supercrescimento de metano no intestino, e afeta os 10% restantes de pessoas com SII. Essas formas não são tipicamente associadas ao aumento de hidrogênio ($H_2$) ou sulfeto de hidrogênio ($H_2S$) no hálito, mas ao aumento dos níveis de gás metano expirado.

A SII-C e o SIBO metanogênico são associados a uma curiosa coleção não bacteriana de micróbios chamados de arqueas. Como essa espécie não cresce em métodos de cultura padrão, a natureza onipresente dela, que vive no oceano e no solo, foi muito subestimada até pouco tempo atrás. O microbiologista Gary Olsen, da Universidade de Illinois, observou que "ignorar as arqueas foi o equivalente a analisar 1 quilômetro quadrado da savana africana e deixar de notar 300 elefantes".[40] O mesmo pode ser dito sobre as arqueas no trato GI humano.

As espécies de arqueas são antigas, antecedendo os mamíferos, os dinossauros e até as bactérias na linha do tempo evolucionária. Elas também são chamadas de "extremófilos" pela capacidade de sobreviver em condições extremas, incluindo as águas ferventes dos gêiseres do Parque Nacional de Yellowstone, em pressões fortíssimas no fundo do oceano e na alta salinidade do mar Morto – além do trato GI humano.

Na SII-C, um supercrescimento de arqueas, como a *Methanobrevibacter smithii*, foi identificado. Esse micróbio produz gás metano, que diminui a movimentação intestinal (movimentos peristálticos, a ação propulsora do intestino), causando constipação. A erradicação ou a redução desses micróbios elimina a prisão de ventre.

Estamos aprendendo cada vez mais sobre essas criaturas peculiares. Como no caso das bactérias, existem espécies "boas" e "ruins" de arqueas. Enquanto algumas são associadas a constipação e podem piorar a doença intestinal inflamatória, outras podem ser benéficas para o microbioma humano. Por exemplo: o composto trimetilamina (TMA) produzido por bactérias foi associado ao aumento do risco de doenças cardiovasculares (quando o fígado o converte para N-óxido de trimetilamina, ou TMAO; discutimos esse assunto no Capítulo 4) e já foi descoberto que espécies de arqueas consomem o TMA. Assim, é provável que elas reduzam o risco cardiovascular causado por esse composto.[41] Da mesma forma que alterações na composição bacteriana ocorreram na sociedade moderna em comparação com os povos caçadores-

-coletores, as populações de arqueas também se transformaram, aparecendo em números reduzidos nos ocidentais.[42] As consequências dessas reduções ainda não são compreendidas.

Para produzir gás metano, essas espécies *consomem* $H_2$ e podem, assim, esconder a presença das espécies bacterianas dos organismos do SIBO que produzem $H_2$. Por isso, quando detectamos no hálito o metano que revela o supercrescimento das espécies de arqueas, costumamos presumir que ele é acompanhado pelo SIBO produtor de $H_2$; isto é, que *tanto* as bactérias que produzem $H_2$ *quanto* as espécies de arqueas proliferaram. (Isso também pode valer para o supercrescimento microbiano que produz $H_2S$.)

O metano pode ser medido no hálito das pessoas com supercrescimento de arqueas no intestino. A detecção pode ser feita por meio de testes convencionais ou com o aparelho AIRE. Se altos níveis de metano forem registrados, é provável que o SIBO complicado pelo supercrescimento de arqueas esteja presente, mesmo com a ausência de níveis elevados de $H_2$.

Por sorte, um dos tratamentos com antibióticos fitoterápicos que usamos para SII-D e SIBO (o CandiBactin) também é eficaz para casos de SII-C e SIBO metanogênico. O *Lactobacillus reuteri*, que usamos para preparar o iogurte, pode ajudar a suprimir espécies de bactérias metanogênicas. Já falaremos mais sobre isso.

## $H_2S$: ESGOTO, OVOS PODRES E TRATO GI HUMANO?

Além do $H_2$ e do metano, um terceiro gás pode ser medido no hálito e revela a presença de espécies microbianas indesejáveis: o sulfeto de hidrogênio, ou $H_2S$.

O $H_2S$ é curioso: é o gás emitido pelo esgoto, que lhe confere seu odor desagradável característico, fazendo os trabalhadores passarem mal nessas instalações quando expostos a ele por muito tempo. O $H_2S$ também é produzido por ovos e carnes podres. E por micróbios específicos que, ao proliferarem em excesso no trato GI humano, criam outra forma de disbiose e SIBO. Odores semelhantes liberados em fezes ou gases podem sugerir uma proliferação nociva de micróbios produtores de enxofre.

Como testes de $H_2S$ não eram amplamente disponíveis, o sulfeto de hidrogênio passou muitos anos sendo encarado como uma curiosidade no mundo das pesquisas e seu papel nas doenças humanas era pouco valorizado. No entanto, evidências preliminares agora sugerem que muitas pessoas com todos os sinais e sintomas de SIBO – diarreia, desconforto abdominal, SII, doenças inflamatórias e outras condições – e que apresentam resultado negativo no teste para hidrogênio expirado podem ter o tipo de SIBO dominado por micróbios que produzem $H_2S$.[43]

O problema: outras condições de saúde, como enfisema e bronquite, podem causar uma superprodução de $H_2S$. Até o mau hálito causado por micróbios produtores de enxofre na boca pode aumentar os níveis de sulfeto de hidrogênio expirado.[44] As "regras" para medir o $H_2S$ e determinar sua fonte estão evoluindo e permanecem em estado inicial. Mas a recente disponibilização de um teste comercial de $H_2S$ desenvolvido pelo Dr. Mark Pimentel, especialista em SIBO (consulte o Anexo A), e uma nova versão do aparelho AIRE que detecta $H_2$, metano e $H_2S$ abrirão a porta para muitas revelações sobre essa nova forma de SIBO.

Como estamos apenas começando a reconhecer essa forma de disbiose e SIBO e temos pouca experiência com ela, não há consenso sobre a melhor forma de administrar nem erradicar micróbios produtores de $H_2S$, como o *Desulfovibrio*. No entanto, a possibilidade de usar um aparelho que mede esse gás significa que nossa experiência conjunta provavelmente vá gerar soluções mais rápido do que a ciência. Acompanhe minhas conversas pela internet para se manter atualizado sobre as novidades.

---

## CAÇA AO MONSTRO

Nós temos um monstro à solta nos 9 metros do trato GI. O equivalente microbiano do monstro do Dr. Frankenstein está aprontando, mas, em vez de aterrorizar a vizinhança, está causando estragos dentro de você. Não vou medir as palavras: assim como encurralar um monstro, o processo de curar essa bagunça não será um mar de rosas.

Vencer espécies indesejadas e substituí-las por outras benéficas para a saúde significa erradicar trilhões de micróbios indesejados. Conforme os micróbios moribundos liberam seus componentes tóxicos, isso gera uma profusão de escombros que pode afetar a sua saúde emocional e física. No entanto, o resultado de construir seu Superintestino e cultivar várias espécies microbianas benéficas pode fazer com que você recupere uma saúde maravilhosa, a boa forma e até a juventude.

Se você tiver a sorte de ter apenas uma disbiose confinada ao cólon, essa condição quase sempre reage bem aos esforços básicos que explicarei em detalhes adiante. Não ter SIBO é uma boa notícia, mas não significa que a disbiose restrita ao cólon seja benigna. Ela ainda deixa você em risco de desenvolver condições como diverticulite e câncer de cólon, além de poder progredir para o SIBO no futuro, se não for tratada. Caso você tenha certeza absoluta de que não tem SIBO nem SIFO, fique à vontade para pular para o Capítulo 9.

No entanto, se o SIBO estiver presente, é necessário realizar uma mudança drástica na composição de sua flora intestinal. O processo de acabar com espécies nocivas de bactérias costuma começar com antibióticos. O antibiótico de praxe para reduzir as espécies de Enterobacteriaceae do SIBO é a rifaximina, um medicamento com cerca de 40% a 60% de eficácia que é caro e só pode ser vendido sob prescrição médica. Acredito que existe uma solução melhor: antibióticos fitoterápicos.

No começo, tive minhas dúvidas sobre eles, porque são produzidos de modo aleatório, não científico. Você escolhe um agente natural, como óleo de orégano, por exemplo, que é eficiente contra *Staphylococcus aureus*, *E. coli* e *Klebsiella* (espécies comuns no SIBO), mistura-o com berberina, um composto vegetal usado na medicina aiurvédica e que suprime micróbios do SIBO como os da espécie *Pseudomonas*, e com vários outros componentes fitoterápicos com efeitos antibactericidas variados, e chama isso de antibiótico fitoterápico – mas esse processo aparentemente arbitrário não é a forma correta de produzir antibióticos fitoterápicos.

Então foi uma surpresa quando a Universidade Johns Hopkins publicou evidências de que dois tratamentos com antibióticos fitoterápicos não apenas eram eficazes no tratamento contra o SIBO como *mais* eficazes do que a rifaximina.[45] Nesse estudo, a taxa de sucesso da rifaximina na erradicação do SIBO foi de 34%, ao passo que a dos antibióticos fitoterápicos foi de 46% (isto é, a porcentagem de participantes que apresentaram resultado negativo para hidrogênio expirado). Os antibióticos fitoterápicos também foram eficazes nos participantes que não reagiram à rifaximina. A taxa de sucesso geral da rifaximina nesse estudo foi mais baixa do que na maioria dos outros estudos, destacando como é difícil se livrar do SIBO. Os dois tratamentos com antibióticos fitoterápicos que geraram resultados promissores foram uma combinação das misturas patenteadas de CandiBactin-AR e CandiBactin-BR, e FC-Cidal e Dysbiocide. (Consulte o Anexo A.) Apesar de você poder pedir uma prescrição de rifaximina (ou qualquer outro antibiótico convencional) para o seu médico, também existe a opção de usar esses antibióticos fitoterápicos, que podem ser comprados sem receita e apresentam taxas de eficácia maiores do que as da rifaximina.

## NADA DE ENTERROS

No fim do século XIX, os médicos europeus Adolf Jarisch e Karl Herxheimer descreveram uma síndrome com sintomas de febre, calafrios, palpitações, abalo emocional e até choque que acometia pacientes depois da ingestão de um medicamento para matar os micróbios causadores da sífilis, e esse fenômeno se tornou conhecido como a "reação de Jarisch-Herxheimer". Ela não é exclusiva da erradicação da sífilis e pode ocorrer com o extermínio de qualquer infecção maior, como a pneumonia pneumocócica ou a pielonefrite por *E. coli* (infecção nos rins).

Matar os muitos trilhões de micróbios nocivos de SIBO e SIFO para cultivar o Superintestino pode produzir uma versão menos grave da reação de Jarisch-Herxheimer, uma reação menos dramática e perigosa que reflete a "redução da população". Ela representa uma forma de endotoxemia, resultado da profusão de subprodutos bacterianos e fúngicos liberados no momento da morte dos micróbios, que podem acabar passando para a corrente sanguínea. Talvez você se recorde dos estudos clínicos que mencionei no Capítulo 1, em que voluntários sem depressão receberam a endotoxina LPS e imediatamente passaram a exibir sinais da doença – a reação que criamos ao matar micróbios nocivos é semelhante. Acabar com micróbios causadores de SIBO e SIFO como *E. coli*, *Klebsiella* e *Candida albicans* pode gerar reações temporárias e desagradáveis, como ansiedade, depressão, inquietação, febre baixa e raiva.

Caso você sinta alguns desses sintomas enquanto tenta corrigir o SIBO e o SIFO, não entre em pânico: eles mostram que você está de fato matando os micróbios que proliferaram e que produziam endotoxinas. Logo eles irão embora e levarão junto seus efeitos negativos.

A redução da população microbiana pode ser um desafio. Mas não permita que o medo impeça você de dar passos importantes para tomar o controle sobre a sua própria saúde e otimizar seu peso e sua aparência. Mais tarde, explicarei em detalhes os passos que você pode dar para minimizar essas reações.

---

Você também pode preferir usar um iogurte probiótico específico (a receita está na Parte IV) para erradicar o SIBO, que eu chamo de Iogurte à moda Superintestino contra o SIBO (consulte o quadro na página 107). Nossa experiência com esse iogurte ainda está em fase inicial, mas um número cada vez maior de pessoas está revertendo o alto nível de hidrogênio expirado com ele, que inclui o micróbio *Lactobacillus gasseri*, em especial a cepa BNR17, fermentada com altos níveis bacterianos que compartilharei neste livro. A *L. gasseri* é especial porque se posiciona no trato GI superior (onde o SIBO ocorre) e produz até sete bacteriocinas (antibióticos naturais produzidos por bactérias, como você deve se lembrar). A *L. gasseri* é praticamente uma fábrica de bacteriocinas, produzindo antibióticos naturais eficazes contra muitas espécies de SIBO. O iogurte à moda Superintestino contra o SIBO pode ajudar ainda mais a reverter a situação, e talvez seja uma forma mais agradável, fácil e tranquila de fazer isso. Apenas saiba que a nossa experiência com os resultados está em fase inicial. (Pretendo realizar um estudo clínico para registrar formalmente os efeitos.)

Um dos problemas que precisamos superar ao corrigir o SIBO e o SIFO é que as bactérias e os fungos têm a capacidade de produzir uma substância semelhante ao muco, ou um "biofilme", no qual se escondem e se tornam invisíveis à resposta imunológica do corpo humano, tornando-se menos sensíveis a antibióticos, sejam eles convencionais ou naturais. Portanto, atacar esse biofilme pode ser vantajoso para deixar as espécies bacterianas nocivas mais vulneráveis. No protocolo que explico no Anexo B, incluo um perturbador de biofilme, a N-acetilcisteína (NAC), uma forma do aminoácido cisteína. A NAC tem um longo histórico de eficácia e segurança no mundo da fibrose cística e da pneumonia, no qual a NAC em aerossol é administrada para dispersar o muco espesso nas vias aéreas. Ela também tem um histórico de aumentar o sucesso de tratamentos com antibióticos contra infecções de *Helicobacter pylori* no estômago: seu uso pode melhorar a probabilidade de erradicação em até 10%, fazendo com que a chance de sucesso passe de 60% para 70%.

Romper o biofilme, no entanto, é uma prática nociva fora dos poucos dias em que é usada na erradicação proposital do SIBO. Fico me contorcendo sempre que escuto pessoas dizerem que estão tomando NAC para, por exemplo, preservar a saúde do cérebro, por sua capacidade de aumentar o antioxidante glutationa – ao mesmo tempo que prejudicam a mucosa do trato GI, uma prática potencialmente perigosa a longo prazo (assim como aprendemos que acontece com a experiência dos emulsificantes polissorbato 80 e carboximetilcelulose no Capítulo 5).

Reconheço que as coisas podem estar começando a parecer complicadas demais, mas tenha paciência. Vou organizar a parte prescritiva do plano de um jeito simples. Acredito que será uma abordagem interessante que poderá ser colocada em prática imediatamente. Estou explicando todos esses detalhes para você conseguir entender a lógica por trás dela.

## IOGURTE À MODA SUPERINTESTINO CONTRA O SIBO

Vamos falar sobre o iogurte à moda Superintestino contra o SIBO. Um número cada vez maior de pessoas eliminou os altos níveis de hidrogênio expirado – isto é, removeu bactérias que produzem nitrogênio no trato GI superior – com essa estratégia. Os resultados estão em fase inicial e ainda não foram completamente testados, mas vamos explicar o raciocínio por trás dele, e acredito que você entenderá sua utilidade.

Em primeiro lugar, como os probióticos industrializados convencionais são feitos? Os fabricantes de probióticos escolhem uma ou outra espécie com base em evidências de que cada uma exerce algum efeito benéfico em seres humanos, como amenizar a diarreia depois de um tratamento com antibióticos. Eles não selecionam as espécies que especificamente lidam melhor com o SIBO. Lembre-se também de que a maioria dos probióticos industrializados não especifica as cepas bacterianas que inclui, e, portanto, você não tem ideia se os micróbios do produto vão causar *quaisquer* benefícios. (Cepas de micróbios são subtipos de espécies microbianas; as espécies são o grupo maior ao qual várias cepas pertencem, e cepas diferentes nas mesmas espécies têm características diferentes que podem, em alguns casos, literalmente fazer a diferença entre a vida e a morte. Falarei sobre as cepas adiante.) Por esse motivo, probióticos industrializados padrão têm sido decepcionantes no tratamento contra o SIBO e na oferta de benefícios maiores para a saúde.

E se, em vez de produzir um probiótico específico para combater o SIBO, tomássemos o cuidado de escolher espécies e cepas com características específicas e úteis como as seguintes?

- Capacidade de colonizar o trato GI superior – afinal de contas, é lá que as espécies de SIBO moram;
- Capacidade de formar um biofilme próprio, permitindo que elas habitem o trato GI superior a longo prazo e interajam com espécies do SIBO por mais tempo;
- Capacidade de produzir bacteriocinas, os antibióticos peptídeos naturais que suprimem ou eliminam as espécies de Enterobacteriaceae do SIBO.

Surpreendentemente, essa estratégia de certo modo óbvia ainda não foi explorada. Então vamos explorá-la por conta própria.

Os seguidores do meu plano misturam as seguintes espécies e cepas:

1. *Lactobacillus gasseri* (cepa BNR17), que coloniza o trato GI superior e produz até sete bacteriocinas;
2. *Lactobacillus reuteri* (cepas DSM 17938 e ATCC PTA 6475), que co-

Ioniza o trato GI superior, forma um biofilme e produz várias bacteriocinas potentes;

3. *Bacillus coagulans* (cepa GBI-30,6086), que também produz uma bacteriocina e comprovadamente reduz os sintomas de SII (que, como você se lembra, é praticamente sinônimo de SIBO).

Nós obtemos cada cepa separadamente, porque não existe uma fonte única da mistura, e preparamos um iogurte com elas (fermentando as três juntas). O preparo do iogurte é a nossa forma de ampliar a contagem de bactérias para que elas se tornem mais elevadas do que nos probióticos originais. Então consumimos meia xícara por dia e registramos nosso hidrogênio expirado: medimos o valor no começo e depois de consumir o iogurte por quatro ou mais semanas. Seguimos esse esquema por mais tempo do que a maioria dos antibióticos pede.

Experiências iniciais sugerem que o iogurte à moda Superintestino contra o SIBO é uma opção viável para erradicar o SIBO com hidrogênio. Se você estiver com medo de mergulhar no mundo dos antibióticos, sejam eles naturais ou convencionais, esta pode ser uma boa opção. (A receita está na Parte IV.) Assim como acontece com qualquer antibiótico, antecipe vários dias com as reações da redução da população, que podem se manifestar como ansiedade, humores sombrios, fadiga ou problemas de sono. Esses efeitos refletem a profusão de substâncias tóxicas, como LPS, que estão sendo removidas do seu sistema conforme você erradica espécies bacterianas nocivas do trato GI.

---

Vale a pena? Vale a pena o esforço, a montanha-russa emocional da redução da população dos micróbios, os desafios físicos para restaurar algo que lembra um microbioma intestinal saudável? E os esforços adicionais que discutirei mais tarde sobre cultivar supermicróbios como o *L. reuteri* para rejuvenescer a pele e o *Bacillus coagulans* para reduzir a dor da artrite e acelerar a recuperação dos músculos após trabalhos ou exercícios físicos intensos, outros passos que podemos dar para criar um Superintestino?

Com certeza vale. Uma vida sem sobrepeso ou obesidade, sem diabetes tipo 2 ou hipertensão, sem a síndrome do intestino irritável nem a fibromialgia, sem dependência de receitas médicas intermináveis para "tratar" uma condição ou outra, uma vida na qual você possa aproveitar a boa forma, o menor potencial para enfermidades como o câncer de cólon, uma saúde magnífica, cicatrização acelerada, sono mais profundo e maior disposição na rotina – a vida não deveria ser assim? Quando você conseguir eliminar a disbiose e o SIBO, poderá embarcar em todos os projetos de fermentação fascinantes que o ajudarão a diminuir as rugas, rejuvenescer os músculos e a força e cultivar empatia.

## NÃO SE ESQUEÇA DOS FUNGOS

Como muitas pessoas com SIBO também têm SIFO – supercrescimento fúngico no intestino delgado –, e como a erradicação do SIBO pode acabar temporariamente com o equilíbrio microbiano e incentivar a proliferação dos fungos, vale levar em consideração um tratamento antifúngico aliado aos esforços para erradicar o SIBO. Na minha opinião, sempre devemos incluir algum tratamento antifúngico em tentativas de curar o SIBO. A presença de qualquer sinal do supercrescimento fúngico, que discutiremos no próximo capítulo, deve bastar para você cogitar tomar ações contra ele junto com as tentativas de administrar o SIBO. Em algumas pessoas, o SIFO é o processo dominante, e medidas mais extensas devem ser tomadas.

Então vamos discutir essa outra classe de microrganismos que, apesar de estarem presentes no intestino de pessoas indígenas, proliferaram, subiram pelo trato GI da mesma forma que espécies bacterianas nocivas e invadiram outras partes do corpo. Esses micróbios são onipresentes, encontrados no ar, na água, no solo e em praticamente todas as superfícies, inclusive em todos os cantinhos do corpo humano. E várias espécies evoluíram para habitar o ambiente especial do trato GI humano. Então vamos falar sobre os fungos.

# 7

# SIFO e a selva de fungos

Bactérias são, de longe, a classe dominante dentre os micróbios que vivem no trato GI. Mas há outro grupo de microrganismos que, apesar de também viverem silenciosamente no trato GI e cuidarem da própria vida, são capazes de proliferar tanto quanto as bactérias e aterrorizar seu corpo: os fungos.

Os fungos estão em todo canto – no ar, na água e no solo; em superfícies na sua casa; em utensílios de cozinha. Depois de uma chuva de primavera, cogumelos podem aparecer da noite para o dia no quintal – uma forma visível de fungos que vivem no solo. Eles podem surgir como mofo em pão velho ou nas paredes de um porão úmido. Você pode consumi-los como champignons em uma salada ou como cogumelos Paris em um molho gostoso. E pode encontrá-los em vários cantinhos e órgãos do corpo humano, desde as vias aéreas até embaixo das unhas. No trato GI, os fungos habitam a boca, a língua e da garganta para baixo, até chegar ao reto. Apesar de sua onipresença, normalmente totalizam menos de 1% de todos os micróbios no corpo humano.

Até recentemente, acreditava-se que o trato GI humano era lar de poucas espécies fúngicas. Da mesma forma que as bactérias, novos métodos que contam com mapeamento genético revelaram uma variedade surpreendentemente rica de espécies ocupando todo o comprimento do trato GI. A última contagem revelou quase 200 espécies – que eu chamo de "selva de fungos", um sistema complexo de micróbios fúngicos no seu intestino – que interagem umas com as outras, com bactérias e com você.[1] Microrganismos fúngicos são 100 vezes maiores do que bactérias; eles são gigantes entre os micróbios minúsculos.

Várias espécies de fungos são habitantes normais, residindo em você desde a sua infância, talvez até tendo um papel benéfico na complexa rede dos micróbios do trato GI. Apesar de a quantidade e de as espécies variarem de pessoa para pessoa, todo mundo é habitado por fungos. Como os vizinhos bacterianos, quando a ordem microbiana natural é afetada, os fungos podem proliferar no trato GI, subir, exportar seus subprodutos tóxicos e se espalhar para outras partes do corpo quando a oportunidade surgir. O uso de antibióticos, em específico, é conhecido por desencadear a proliferação fúngica.[2] Fungos como *Candida albicans* e *Candida glabrata* podem se multiplicar descontroladamente por vários locais do corpo depois de um tratamento com, por exemplo, azitromicina para tratar uma infecção de garganta ou sinusite. A proliferação fúngica costuma se manifestar como erupções avermelhadas e que coçam nas axilas, na garganta, na virilha ou na vagina. A proliferação fúngica no trato GI quase sempre acompanha esses sintomas externos.

Sabe-se que fungos causam infecções graves tanto em aparelhos artificiais implantados no corpo, como próteses de joelho, válvulas cardíacas ou cateteres urinários, como nas pessoas com sistema imunológico comprometido. Nessas situações, as infecções são catastróficas, necessitando da administração prolongada de potentes medicamentos antifúngicos intravenosos. A taxa de mortalidade de pessoas com essas infecções se aproxima de apavorantes 30%, em razão da natureza destrutiva dos fungos descontrolados e da natureza tóxica dos medicamentos intravenosos, como a anfotericina B (que médicos chamam de "anfoterrível"). Infecções fúngicas são um negócio sério.

*C. albicans* é o oportunista fúngico mais comum no corpo humano. Dada a oportunidade, ele prolifera, forma seu próprio biofilme protetor (isto é, um filme de muco e outros elementos) e causa algumas das infecções mais difíceis de serem erradicadas, porque seu biofilme gosmento torna o organismo menos sensível a agentes antifúngicos. Isso explica, por exemplo, por que infecções por *Candida* em válvulas cardíacas artificiais ou em próteses de quadril são quase impossíveis de erradicar com medicamentos antifúngicos. (Por esse motivo, o dispositivo quase sempre precisa ser removido por cirurgia.)

Fungos e bactérias também podem trabalhar juntos, com a colonização por um incentivando a infecção por outro. Isso é visto, por exemplo, em cistites nas quais a *Escherichia coli* coloniza a bexiga e monta o palco para a infecção fúngica. Pneumonia em pessoas em ventilação mecânica pode começar com espécies de *Candida* que permitem que bactérias *Pseudomonas* sejam incorporadas.[3] Também há casos em que os fungos "colaboram" com bactérias, como espécies de *Streptococcus* e *Staphylococcus* que, em conjunto, podem ser especialmente intensas ao causar infecções devastadoras.[4]

Deixemos de lado as infecções de *Candida* graves tratadas em hospitais e vamos nos concentrar em formas de supercrescimento fúngico mais comuns, porém menos severas. Afinal, as espécies fúngicas costumam colonizar crianças nas primeiras semanas após o nascimento e então permanecem com a gente em graus diferentes pelo restante de nossa vida. Como a morte, impostos e brigas no casamento, os fungos são uma parte inevitável da vida humana.

Não é necessário ter uma prótese para os fungos começarem a fazer a festa. As espécies que ocupam o trato GI e outros cantinhos do corpo vivem tranquilamente, sem causar problemas de saúde, até um tratamento com antibióticos, esteroides, o consumo excessivo de açúcares e de álcool, ou medicamentos que reduzem o ácido estomacal – muitos dos mesmos fatores que permitem o desenvolvimento do SIBO – ajudarem os fungos a proliferar.[5, 6, 7] Qualquer situação em que a parede intestinal inflame, como a disbiose, o SIBO, a doença de Crohn, a colite ulcerativa e provavelmente a síndrome do intestino irritável, também cria um ambiente favorável à proliferação fúngica.

O supercrescimento de fungos costuma ocorrer na forma de aumento de *C. albicans* no cólon. Um dos maiores desafios ao decidir se eles são apenas residentes satisfeitos ou se estão contribuindo para problemas de saúde é decidir quantos fungos precisam estar presentes para serem associados a malefícios. Como cerca de 50% das pessoas saudáveis apresentam até 10 mil UFCs de *C. albicans* por mililitro de fezes, há quem argumente que a infestação fúngica necessite de mais de 100 mil UFCs por mililitro em uma amostra fecal. (UFC significa "unidade de formação de colônias" e representa o número de microrganismos vivos em uma amostra.) Essa ou medidas semelhantes são observadas quando você faz um exame de fezes. Tais valores, no entanto, nos fazem voltar a questionar se as contagens de fungos encontradas em amostras saudáveis são uma medida confiável, já que pessoas "normais" no século XXI não têm mais um microbioma verdadeiramente saudável. Assim como espécies nocivas de bactérias podem subir e invadir todo o comprimento do trato GI, o mesmo vale para espécies fúngicas. Se uma amostra dos conteúdos do trato GI superior for examinada, como o fluido do duodeno obtido por endoscopia, então um valor mínimo de mais de 1.000 UFCs/mL (bem menor que o valor esperado nas fezes) costuma ser usado para identificar o supercrescimento fúngico no intestino delgado.[8]

O consumo habitual e excessivo de açúcar, um fenômeno único dos últimos 100 anos, é um fator especialmente comum que convida espécies de fungos a proliferarem e subirem pelo trato GI. Os fungos adoram consumir o açúcar que recebem na forma de refrigerantes, sucos de frutas, lanches doces e cereais matinais, e desabrocham com o consumo desses alimentos adocicados. Sim, aquela promoção especial de fast-food do hambúrguer com batata frita e meio litro de refrigerante é um convite para a proliferação de fungos, bem como um café da manhã com cereais cheios de fibras e suco de laranja. Os fungos também adoram pessoas com glicemia elevada e, portanto, altos níveis tissulares de açúcar, explicando a dificuldade elevada com infecções fúngicas que pessoas com diabetes sofrem; isto é, pessoas com níveis mais elevados de açúcar no corpo podem sofrer várias infecções fúngicas simultâneas em várias partes do corpo. Os fungos em pessoas com diabetes e com obesidade também são diferentes daqueles em pessoas magras e não diabéticas.[9] Quanto pior for o controle da glicemia de alguém, maior é seu nível de glicose no sangue e nos tecidos, mais fora de controle é seu peso e mais alastradas e problemáticas são as infecções fúngicas.[10] Juntando a glicemia elevada com a disrupção das comunidades bacterianas, é bem provável que os fungos infernizem seu microbioma intestinal.

## NINGUÉM QUER SER INFELIZ SOZINHO

Como já conversamos, o supercrescimento intestinal de bactérias, o SIBO, é surpreendentemente comum. Você pode se consultar com seu médico com regularidade, submeter-se a colonoscopias em intervalos de alguns anos, fazer Papanicolaus e verificar a pressão arterial para detectar condições comuns como pólipos pré-cancerígenos, câncer cervical e hipertensão. Por mais comuns que essas enfermidades sejam, o SIBO é mais frequente do que o câncer de cólon, o câncer cervical e a hipertensão juntos. Mas eu me surpreenderia se o seu médico lhe pedisse exames para detectar o SIBO, mesmo que você sofra de condições que são praticamente sinônimos dele, como SII ou fibromialgia, e até se queixe de sintomas como inchaço, urgência intestinal ou pernas inquietas. Talvez você até tenha se submetido a uma colonoscopia sem ter escutado qualquer menção ao supercrescimento bacteriano ou fúngico, porque essas condições não podem ser observadas pelo colonoscópio. Mas eles estão em todo lugar, bem debaixo do nariz do seu médico despreocupado.

Da mesma forma que a identificação do SIBO é lamentavelmente negligenciada pela medicina convencional, o mesmo acontece com o SIFO. É estranho encontrar um médico que suspeite que o eczema, a fadiga diurna, dores nas articulações e até deteriorações cognitivas sejam causados pelo supercrescimento fúngico no trato GI. Apesar de não ser tão comum quanto o SIBO, ainda estamos falando de dezenas de milhões de pessoas com essa condição, que se manifesta de uma variedade de formas que permanecem ignoradas.

Pode ser difícil, talvez impossível, diferenciar o supercrescimento bacteriano do fúngico com base apenas nos sintomas, porque existem pontos comuns nos efeitos das duas classes de micróbios, apesar de o número de casos envolvendo bactérias ser muito maior. Em um estudo recente com pessoas com dores abdominais sem explicação, por exemplo, foi determinado que havia 36% de chance de o SIFO estar presente naqueles diagnosticados com SIBO, e mais 24% de probabilidade de o SIFO sozinho ser responsável pelos sintomas.[11] Como você pode imaginar, o potencial para infernizar a saúde do hospedeiro é considerável quando o SIBO se junta ao SIFO – então você estará lidando com hordas de espécies bacterianas e fúngicas habitando todos os 9 metros do trato GI humano, continuamente se reproduzindo e morrendo, liberando seus subprodutos tóxicos em um ritmo enlouquecedor. Com frequência, não fica claro se o supercrescimento fúngico é a causa de uma condição de saúde ou o resultado dela. Independentemente do que veio primeiro, a proliferação excessiva das espécies fúngicas, seja por conta própria ou junto com o SIBO, pode oferecer problemas graves para a saúde.

O supercrescimento fúngico é associado a muitos dos mesmos sintomas e consequências para a saúde do SIBO, como:

- **Erupções cutâneas**, especialmente dermatite atópica e eczema, que não respondem ou respondem mal a tratamentos com cremes esteroides e outros.
- **Alergias** de pele, vias aéreas, seios nasais e outras mucosas, das quais pelo menos algumas ocorrem devido à liberação de proteínas fúngicas.
- **Ativação ou piora de doenças autoimunes.** Crianças com diabetes tipo 1 têm muito mais chance de apresentar uma colonização intestinal fúngica, por exemplo.
- **Desconforto abdominal, inchaço e diarreia**, sintomas parecidos com o da síndrome do intestino irritável.
- **Cansaço e mudanças de humor.** Se você sofre de um cansaço inexplicável ou de mudanças repentinas de humor que não fazem sentido nem seguem qualquer padrão, pode suspeitar do supercrescimento fúngico.[12]

Ânsia por açúcar e um desejo insaciável e eterno de comidas doces em qualquer forma são outros sintomas peculiares característicos do SIFO. Como os fungos adoram açúcar, seja ele oferecido pela alimentação ou por tecidos no corpo por meio da diabetes, precisamos nos perguntar: como os fungos conseguem influenciar o comportamento humano para servir a seus propósitos? É uma questão assustadora, porém fascinante.

Se esses sinais de supercrescimento fúngico estiverem presentes, você pode adotar estratégias para reduzir as populações de fungos ou fazer um exame de fezes para confirmar se as populações de fato existem. (Consulte o Anexo A para se informar sobre as opções de exame.)

Os fungos que proliferam no trato GI são habitantes destrutivos, agressivamente degradando o muco protetor e danificando células intestinais.[13] Como acontece com o supercrescimento bacteriano, as consequências totais do SIFO não se restringem apenas aos fungos em si. Eles também são responsáveis pela liberação tóxica dos componentes de suas paredes celulares (por exemplo, betaglucanos) na corrente sanguínea, um processo semelhante ao da endotoxemia bacteriana do SIBO. Sabe-se que esse é um fenômeno importante em condições como lúpus, colite ulcerativa e outras doenças.[14, 15, 16, 17] Está começando a ficar claro que a mistura comum de SIBO e SIFO despeja um tsunami de subprodutos tóxicos no corpo e boa parte deles entra na corrente sanguínea e acaba exportando os efeitos inflamatórios para órgãos distantes. Como mencionado, essa tempestade de toxinas explica como a superproliferação de bactérias e fungos no trato GI pode se manifestar como erupções de rosácea e eczema na pele, dores musculares e nas articulações na fibromialgia e limitações incapacitantes do Alzheimer no cérebro.

Os fungos que habitam o trato GI e outras localidades costumam ser mais difíceis de eliminar do que as bactérias, porque podem desenvolver uma resistência extraordinária a esforços de erradicação. Afinal, eles são naturalmente adaptados a sobreviver em todo tipo de condições extremas – desde sob pedras em rios até o rejunte do seu banheiro. Os fungos têm a capacidade de formar esporos e biofilmes que os tornam blindados contra agentes antifúngicos e podem alternar entre formas unicelulares e comunidades de hifas, ou filamentos, que se espalham com mais agressividade. Isso tudo significa que, para reduzir as populações de fungos, é preciso ser mais esperto do que eles, usando vários agentes ao mesmo tempo por várias semanas, às vezes meses, em um tratamento bem mais longo do que o utilizado para cuidar do SIBO. Por sorte, a nova onda de agentes antifúngicos eficazes é benigna e barata, fazendo com que os esforços para erradicar o SIFO sejam relativamente acessíveis.

Assim como as bactérias em si, e não apenas seus subprodutos, conseguem escapar das restrições do trato GI e se mudar para outros órgãos, o mesmo ocorre com os fungos – agora eles estão sendo descobertos nos lugares mais inesperados, desde a pele até as vias aéreas, a vagina e o líquido cefalorraquidiano que banha o cérebro. A boca e os seios nasais estão cheios de fungos. Mas quando um residente inofensivo se transforma em um agente causador de doenças, inclusive no cérebro?

# BRAINSTORM

Um dos exemplos mais perturbadores das infestações fúngicas em humanos vem de observações de fungos no cérebro. Investigações conduzidas pela Dra. Ruth Alonso e seus colegas na Universidade Autônoma de Madri revelaram que o cérebro de jovens que morrem em acidentes automobilísticos ou outros incidentes traumáticos não contém fungos. O cérebro de idosos sem sinal de demência revela uma quantidade moderada de fungos. O cérebro de pessoas com demência revela populações densas de fungos que preenchem todas as suas partes. Ao examinar o sangue e o líquido cefalorraquidiano (que banha o cérebro) das pessoas com demência, encontramos altos níveis de proteínas e DNA fúngicos. Se injetarmos uma pequena quantidade de fungos na corrente sanguínea de um camundongo, ele desenvolverá os sinais clássicos de demência no cérebro.[18, 19, 20, 21]

Vamos continuar ligando os pontos fúngicos. Pesquisas sobre Alzheimer se concentraram na placa beta-amiloide que se acumula no cérebro de pessoas com essa condição. Empresas farmacêuticas então desenvolveram medicamentos que bloqueiam a formação da placa beta-amiloide. Quando esses remédios são administrados em humanos, a placa beta-amiloide é reduzida, porém a progressão da demência *acelera*, causando uma deterioração mais rápida da memória e de outras faculdades mentais. Portanto, está claro que bloquear o agrupamento da placa beta-amiloide não é a solução para o Alzheimer.

Se reinterpretarmos esse fenômeno, podemos concluir que a placa beta-amiloide tem mais chance de ser uma *consequência*, e não a causa da demência, uma conclusão que frustrou décadas de trabalho e fez com que a teoria da placa beta-amiloide fosse descartada. Pesquisas recentes de uma equipe do Massachusetts General Hospital e da Universidade de Boston descobriram que a placa beta-amiloide apresenta propriedades antifúngicas potentes – será que o agrupamento de placa beta-amiloide poderia ser a *reação* do corpo à infecção fúngica no cérebro? Será que a solução para a demência é lidar (mais cedo, de preferência) com as fontes da infestação de fungos?[22]

Além da doença de Alzheimer, novas evidências associam a infestação fúngica do trato GI e do cérebro com esclerose múltipla e esclerose lateral amiotrófica. Relatórios preliminares até mencionam a remissão da esclerose múltipla após o transplante de fezes – o poder da normalidade?[23] Por que uma condição que envolve o sistema nervoso central seria revertida após uma alteração na flora intestinal? Os fungos estão em todo lugar, inclusive no cérebro de muitos de nós.

Mas de onde esses fungos saíram? Existe uma fonte central de espécies de fungos que se expande para a pele, a virilha, a vagina, os seios nasais, as vias aéreas, a boca, a garganta e o cérebro? Embora essas questões estejam apenas começando a ser esclarecidas, eu diria que a fonte é o trato GI, por ser uma resposta consistente com as primeiras experiências favoráveis com o transplante de fezes. Ela traz algumas dúvidas desagradáveis, do tipo por que e de que forma os fungos que habitam o trato GI conseguem se deslocar para todos esses lugares. Nós sabemos, por exemplo, que o consumo de alimentos ou suplementos probióticos contendo espécies de *Lactobacillus* pode afetar a vagina e reduzir a colonização fúngica nessa região.[24] Mas como? Como as espécies de *Lactobacillus* ingeridas oralmente viajam pelo trato GI até a vagina, uma vez que não existe conexão direta entre os dois? Eles são adjacentes, porém sem qualquer conexão direta. Creio que seja um pouco precipitado concluir que os micróbios no intestino passem para o exterior por meio das movimentações intestinais e se espalhem dessa forma. Outra opção, levando em conta a recente descoberta de que os fungos podem habitar vários órgãos, como o cérebro, seria eles saírem do trato GI pela parede intestinal e depois viajarem pela corrente sanguínea para outros órgãos. Essa parece ser a hipótese mais certa.

Se for mesmo esse o caso, é possível que os fungos que habitam o trato GI superior e inferior há muitos anos preparem o terreno para a infestação do cérebro que se manifesta como demência e outras condições neurodegenerativas. Será que a erradicação do supercrescimento fúngico intestinal poderia, portanto, ser uma das chaves para a prevenção do declínio cognitivo, da perda de memória, do desamparo do Alzheimer e das limitações progressivas da esclerose múltipla? É óbvio que ainda precisamos de mais pesquisas sobre o assunto, mas sejamos otimistas: prevejo que essa área apresentará algumas soluções empolgantes.

# ABRINDO CAMINHO PELA SELVA

O plano que descrevo na Parte IV deste livro contém estratégias seguras e eficientes para inibir o supercrescimento de espécies fúngicas. No entanto, quando o supercrescimento fúngico for identificado, você pode acrescentar uma série de formulações fitoterápicas e probióticas, todas naturais, para ter um efeito mais intenso. Existem, é claro, medicamentos convencionais antifúngicos. No entanto, quero me concentrar em agentes antifúngicos acessíveis sem prescrição médica e que são relativamente benignos, mas reduzem a quantidade de fungos por todo o comprimento do trato GI. Esse, inclusive, pode ser um dos maiores desafios: garantir que os agentes escolhidos não tenham efeito apenas no estômago e no duodeno, mas nos outros 6 metros abaixo, alcançando o íleo e o cólon. Portanto, preferimos agentes naturais que apresentem mais chance de reduzir a quantidade de fungos por todo o trato GI. Vou entrar em detalhes sobre como selecionar os agentes na Parte IV do livro. Aqui, farei uma apresentação geral sobre eles.

## Curcumina

A curcumina, um componente do tempero cúrcuma (ou açafrão-da-terra), é uma campeã dos antifúngicos por ser benigna (mesmo em doses muitíssimo elevadas) e eficiente contra várias espécies. Por ser minimamente absorvida, cerca de 99% de qualquer quantidade ingerida permanecem no trato GI para exercer efeitos antifúngicos antes de passar para o vaso sanitário. Ironicamente, muitos esforços têm sido feitos para aumentar a absorção da curcumina com o acréscimo de ingredientes como a piperina (alcaloide encontrado na pimenta-do-reino) e a bioperina (extrato da pimenta-do-reino) ou criando nanopartículas ou formas lipossomais da curcumina. Porém, para nossos propósitos antifúngicos, realmente *não queremos absorção* e preferimos que a curcumina permaneça no trato GI. Portanto, buscamos fórmulas, listadas no Anexo A, *sem* ingredientes extras para aumentar a absorção.

A má absorção também faz com que os críticos não levem a curcumina muito a sério, porque ela não pode ser tomada oralmente para tratar infecções fúngicas e bacterianas na bexiga ou na pele, por exemplo. Mas esses críticos não reconhecem que a falta de absorção pode ser o motivo para a curcumina ser um agente antimicrobiano intraintestinal maravilhoso e comprovadamente capaz de induzir a remissão de condições como a colite ulcerativa e aliviar sintomas da síndrome do intestino irritável.[25, 26] As muitas pessoas que sentiram alívio de condições inflamatórias, como artrite nos joelhos e erupções de pele, provavelmente estavam tratando sem saber o SIBO e o SIFO, a causa provável dessas condições, ao tomarem formas de curcumina que são minimamente ou nada absorvidas.

Em razão de suas propriedades antibacterianas e antifúngicas, a curcumina não é um agente que possa ser tomado por longos períodos, mas apenas enquanto você estiver trabalhando para reduzir a quantidade de fungos – a *erradicação* dos fungos não é o objetivo; a ideia é reequilibrar as populações de fungos e bactérias.

---

## VAI UMA CURCUMINA AÍ?

Se você conseguir decifrar este enigma, talvez consiga compreender melhor a saúde.

Ao ser ingerida oralmente, quase nada da curcumina é absorvido. Se você consumir 100 miligramas, por exemplo, vai deixar cerca de 99 miligramas no vaso sanitário. A quantidade menor absorvida é rapidamente processada pelo fígado, depois devolvida para o trato GI para ser excretada nas fezes. Se 99% da curcumina ingerida oralmente simplesmente passam pelo seu corpo sem ser absorvidos, por que ela causaria efeitos tão expressivos na redução dos marcadores inflamatórios no sangue e na redução de inchaços e dores nas articulações causadas pela artrite? Segundo vários estudos clínicos sobre os efeitos da curcumina, resta pouca dúvida de que ela de fato tem efeitos anti-inflamatórios.[27]

Mas por quê? Por que o inchaço e a dor da artrite no joelho, por exemplo, seriam reduzidos por um agente que nem chega a sair do trato GI e, portanto, não pode influenciar as juntas dos joelhos? Especula-se que um metabólito da curcumina entre na corrente sanguínea, mas essa teoria não passa disso: uma teoria.

Vou acrescentar outra especulação, que acredito que faz mais sentido: a curcumina não causa efeitos anti-inflamatórios ao sair da corrente sanguínea e passar para o joelho, o fígado ou outros órgãos, e seus efeitos mais benéficos não são causados por nenhum metabólito. Em vez disso, a curcumina permanece no trato GI e tem efeitos antibacterianos e antifúngicos em pessoas com disbiose, SIBO e SIFO, reduzindo a endotoxemia associada e, assim, diminuindo a inflamação pelo corpo. Sabemos, por exemplo, que a curcumina produz efeitos antibacterianos e antifúngicos moderados no trato GI. Ela também demonstrou outros efeitos potentes no intestino: fortalecendo a barreira intestinal ao dobrar a atividade da enzima desintoxicante de lipopolissacarídeos, a fosfatase alcalina, ao longo da parede intestinal; mantendo a integridade do muco; diminuindo "vazamentos" entre células intestinais; e aumentando a produção de peptídeos com propriedades antimicrobianas.[28] Em outras palavras, os benefícios da curcumina para o joelho, o quadril ou a pele, por exemplo, acontecem porque ela reduz a endotoxemia bacteriana e fúngica que causa inflamação nessas partes do corpo.

Talvez você possa encarar a ingestão de curcumina como um teste: se sua reação for positiva, isso significa que você reduziu a endotoxemia causada pelo SIBO, o SIFO ou os dois, diminuindo a inflamação. Isso significa que é necessário lidar com o SIBO e o SIFO para aliviar completamente as consequências da inflamação e do supercrescimento bacteriano e fúngico, e que tomar apenas curcumina não basta.

Pesquisas futuras podem levar a mudanças na curcumina ou em seus metabólitos para torná-la mais eficaz, porém vamos tirar vantagem de sua falta de absorção para melhorar o intestino. A curcumina é um dos componentes do plano Superintestino; entraremos mais nesse assunto na Parte IV.

---

### Berberina

A berberina, um tradicional extrato de planta chinês, comprovadamente causa uma série de benefícios para a saúde, incluindo a diminuição da glicose e de níveis de inflamação. No entanto, como a curcumina, ela não é muito absorvida, gerando apenas pequenos aumentos de seu teor no sangue. Em outras palavras, a baixa absorção da berberina sugere que ela causa efeitos na flora intestinal e/ou na barreira intestinal que podem explicar por que esse suplemento nutricional oferece benefícios tão expressivos – mesmo sem tanta absorção. Assim como a curcumina, a berberina apresenta efeitos antibióticos em espécies comuns do SIBO, incluindo *Staphylococcus, Streptococcus, Salmonella, Klebsiella, Pseudomonas*, e antifúngicos em espécies do SIFO, como a *C. albicans*. A berberina também aumenta a população de *Akkermansia*, melhora o funcionamento da barreira intestinal e a produção de ácido butanoico e ainda reduz o nível da endotoxemia de bactérias.[29, 30] Portanto, ela pode ser útil para a erradicação do SIBO e do SIFO, e é um componente de um dos tratamentos com antibióticos naturais que usamos. Como no caso da curcumina, não está claro, dado seus efeitos antibióticos, se a berberina é segura para o consumo fora de um tratamento para erradicar SIBO/SIFO.

## Óleos essenciais

Óleos essenciais são fitoquímicos concentrados, retirados de plantas, que se tornaram populares para uma série de usos. Nós nos concentramos nos óleos essenciais extraídos de alimentos, isto é, aqueles que consumimos com regularidade e que são seguros, como a canela. Depois de passar anos ouvindo muitas alegações absurdas sobre óleos essenciais, eu tinha certo ceticismo sobre seu uso. No entanto, a ciência avançou e agora mostra que eles estão entre os agentes antifúngicos mais potentes disponíveis.

Os óleos essenciais contêm uma mistura de terpenos naturais e terpenoides (substâncias químicas naturais de plantas) com aromas únicos que são responsáveis por muitos de seus efeitos. Por exemplo, a já mencionada curcumina é rica em terpenos. Além disso, óleos essenciais são lipossolúveis e, portanto, capazes de danificar as paredes celulares dos fungos. Eles também danificam o biofilme que as espécies fúngicas criam para se proteger. Essa mistura de efeitos significa que eles estão entre os agentes mais eficientes e acessíveis disponíveis para nossa campanha contra os fungos.

Entre os óleos essenciais mais eficazes e extraídos de alimentos estão os de canela, cravo-da-índia, orégano e menta. Pelo menos em ambientes experimentais, esses óleos se mostraram agentes antifúngicos mais potentes do que medicamentos convencionais como anfotericina B e fluconazol. Entre eles, o de canela é o mais potente, ao passo que o de cravo-da-índia é rico em um composto chamado eugenol, que aumenta a espessura da barreira de muco protetora do intestino, um efeito que ajuda o processo de cura. Os óleos essenciais podem ser úteis em pequenas quantidades, como uma a seis gotas (cerca de 33 microgramas a 200 microgramas), por exemplo, diluídas em uma colher de sopa de azeite de oliva, óleo de abacate, de peixe ou qualquer outro óleo saudável (apenas óleos, nunca água). (Na Parte IV explico como começar com pouco e ir aumentando gradualmente a dose para evitar efeitos colaterais.) Como eles também podem ser cáusticos e queimar a mucosa sensível da boca e do trato GI, *nunca* consuma óleos essenciais diretamente. Dilua quantidades muito pequenas em um óleo próprio para o consumo. Esses óleos essenciais não são apropriados para tratar infecções sistêmicas nem passaram por testes adequados para uso vaginal.[31]

## Saccharomyces boulardii

A espécie fúngica *S. boulardii*, uma cepa da *Saccharomyces cerevisiae* usada na produção de vinhos, pães e cerveja, está disponível como um suplemento probiótico e suprime os fungos intestinais ao competir com eles. Cinco bilhões de unidades formadoras de colônias (UFCs) por dia é a dose mais utilizada. A *S. boulardii* não coloniza o trato gastrointestinal e desaparece em questão de dias, mas sua presença desencoraja a proliferação de outras espécies de fungos.[32]

## Probióticos bacterianos

Apesar de a composição precisa do probiótico ideal para eliminar a *Candida* não ter sido determinada, várias fórmulas se mostram capazes de reduzir esse fungo. Os resultados surgem aos poucos, exigindo um ano de uso dos probióticos. Espécies de *Lactobacillus*, cepas de *Lactobacillus rhamnosus*, em particular a cepa GG, podem ser especialmente eficazes contra a *Candida*.[33, 34]

Entre os tratamentos com antibióticos fitoterápicos que usamos para lidar com o SIBO, o CandiBactin-AR e o CandiBactin-BR apresentam alguns efeitos antifúngicos, uma vez que a versão AR do produto contém óleo de orégano, e a versão BR inclui berberina, ambos com propriedades antifúngicas. A combinação de FC-Cidal e Dysbiocide oferece carvacrol do orégano, tomilho e endro, que também possui efeitos antifúngicos. (Falaremos mais sobre isso no Capítulo 8, no qual há mais detalhes sobre como cuidar do SIBO e do SIFO.)

Apesar de estarem presentes em quantidades bem menores do que as bactérias, é difícil lidar com os fungos e eles costumam exigir que mais de um agente seja usado por períodos prolongados para que seus números sejam reduzidos, geralmente quatro ou mais semanas. Quando o SIBO e o SIFO ocorrem juntos, pode ser necessário um tratamento de duas semanas com antibióticos fitoterápicos para o SIBO, seguido de quatro a oito semanas de agentes antifúngicos para conseguir amenizar, por exemplo, erupções cutâneas ou ânsias por açúcar, e talvez até para impactar o risco a longo prazo de desenvolver Alzheimer.

Muitas pessoas descrevem uma combinação de fadiga, febre baixa e mal-estar ao combater o supercrescimento fúngico. Esses efeitos supostamente decorrem da redução da população de fungos, que liberam componentes tóxicos. O fenômeno parece ocorrer independentemente de quais antifúngicos usamos e, portanto, não pode ser considerado um efeito colateral dos agentes de tratamento, mas uma consequência da morte dos fungos. Caso você decida fazer o tratamento antifúngico, ensinarei como seguir um ritmo "lento e demorado" para minimizar esses efeitos. Em geral, acrescentamos um agente antifúngico por vez, acumulando-os até tomar três ao mesmo tempo, a fim de driblar a capacidade dos fungos de desenvolver resistência. De todas as medidas que tomamos para restaurar um microbioma saudável, reduzir o número de fungos pode ser a mais difícil.

Incentivo todos que estão embarcando em uma tentativa de erradicar o SIBO a incluir pelo menos algumas táticas para desencorajar fungos, porque o ataque às populações bacterianas é uma parte necessária do processo e pode se tornar um convite para a proliferação de fungos. Uma alternativa, caso você já tenha tentado erradicar o SIBO e tido apenas um sucesso parcial, é cogitar a possibilidade de estar sofrendo de supercrescimento fúngico. Você pode fazer um exame de urina para detectar a quantidade de *Candida* e outras espécies de fungos usando os serviços de laboratório que listo no Anexo A. No entanto, conforme o tempo passa e a experiência com essas questões se intensifica, chego mais à conclusão de que a melhor abordagem é sempre unir os esforços para reduzir os números de bactérias e fungos sempre que um tratamento para lidar com o SIBO for iniciado. Em outras palavras, como os agentes antifúngicos que podemos utilizar são relativamente benignos e acessíveis, e como os esforços para lidar com o SIBO podem causar proliferação fúngica, creio que seja aconselhável sempre incluir um tratamento antifúngico na erradicação do SIBO.

As minúcias de como lidar com o microbioma podem parecer complicadas. Quer se sentir muito esperto sobre tudo que aprendeu até agora com este livro? Vá a uma consulta com seu médico e puxe assunto sobre, por exemplo, detecção de hidrogênio expirado ou como você está interessado no potencial antifúngico intraintestinal da curcumina, ou ainda se o terpeno eugenol do óleo de cravo-da-índia oferece benefícios para a barreira de muco intestinal. Quando você receber de volta um olhar inexpressivo, respostas gaguejadas ou algo como "Ah, você andou consultando o Dr. Google de novo?", terá a noção de quanto caminhou em sua jornada para entender o microbioma.

# 8

# Como vencer a Frankenbarriga e derrotar o SIBO e o SIFO

Fazendeiros raivosos com forcados não virão derrotar esse monstro. Em vez disso, vamos dar passos concretos para lidar com essa epidemia extremamente debilitante de SIBO e SIFO, para que possamos recuperar o controle da saúde, do peso e da juventude. Neste capítulo, descrevo o raciocínio por trás do método Superintestino para lidarmos com o SIBO e o SIFO. (O passo a passo dos protocolos pode ser encontrado no Anexo B.)

Podemos partir do princípio de que todas as pessoas do mundo moderno sofrem de algum grau de disbiose. Quantos de nós podem alegar nunca ter tomado um antibiótico, nunca ter bebido refrigerantes dietéticos adoçados com aspartame nem sorvete que ganhou cremosidade com o polissorbato 80? Quantos de nós podem alegar que estão no peso normal e que nunca tomaram um anti-inflamatório? Nós, enquanto sociedade, passamos por mudanças imensas na composição da flora intestinal. Porém, se você é uma entre as três pessoas com sinais de distúrbios mais sérios na composição e na localização da flora intestinal características do SIBO e do SIFO, então este é o seu lugar.

Algumas boas notícias: as informações e a tecnologia que ajudarão você a reverter o SIBO e o SIFO avançaram muito nos últimos anos. Mesmo que o médico não consiga responder a perguntas sobre sua longa lista de problemas de saúde inexplicáveis, agora você tem acesso direto a muitas das ferramentas necessárias para consertar esses problemas – mesmo que os médicos não entendam o que você está tentando fazer.

Você tem acesso às informações mais recentes sobre o supercrescimento bacteriano e fúngico com o livro que está segurando em suas mãos. Pode adquirir antibióticos fitoterápicos que são tão eficientes, talvez até mais, do que os convencionais, além de serem mais seguros e baratos. Você tem a opção de preparar a própria mistura de probióticos em iogurtes, que chamo de iogurte à moda Superintestino contra o SIBO, como alternativa aos antibióticos no tratamento contra o SIBO. Você tem acesso a um aparelho que testa o hálito e que pode confirmar onde as bactérias estão localizadas e se elas produzem $H_2$, $H_2S$ ou metano. E você tem a opção de preparar uma série de alimentos fermentados que geram benefícios espetaculares para a saúde depois que você concluir seus esforços para se livrar do SIBO e do SIFO.

Primeiro vamos determinar algumas regras para o tratamento. Apesar de ainda termos muito a descobrir, podemos ter certeza sobre os seguintes pontos:

- Não importa se você vai optar por antibióticos convencionais ou fitoterápicos – há boas opções disponíveis nos dois casos. Se você detesta a ideia de tomar antibióticos, de qualquer natureza, pode preparar o iogurte à moda Superintestino contra o SIBO, que, em experiências iniciais, reverteu o SIBO em algumas pessoas, como demonstrado pela normalização dos níveis de hidrogênio expirado.
- Você tem a capacidade de medir o sucesso ou o fracasso dos seus esforços com a observação dos indicadores da tolerância a fibras prebióticas e dos níveis de $H_2$, $H_2S$ ou metano no hálito.
- Em geral, vale a pena lidar com o supercrescimento fúngico ao mesmo tempo que se enfrenta o SIBO, porque os dois ocorrem juntos em cerca de um terço das pessoas com SIBO. Por isso, incluímos a curcumina, com suas propriedades antifúngicas, nos dois tratamentos. Se você tiver certeza de que sofre de supercrescimento fúngico, é melhor lidar primeiro com o SIBO e então continuar o tratamen-

to adicional por mais quatro semanas para erradicar o SIFO com curcumina e óleos essenciais diluídos. Você pode lidar tanto com o SIBO quanto com o SIFO ao mesmo tempo, porém isso talvez seja difícil para muitas pessoas, dadas as reações que podem ocorrer ao eliminarmos os microrganismos.

- É possível evitar recaídas de SIBO ao incluir a *Lactobacillus reuteri* (com a qual preparamos iogurte) na alimentação após a erradicação do supercrescimento bacteriano, tirando vantagem da capacidade dela de colonizar o trato GI superior com sua produção de bacteriocinas.
- Agora, você pode identificar recaídas de SIBO com testes de hálito e prestando atenção nos sinais indicativos dessa condição.
- Por mais divertidos e empolgantes que os projetos de fermentação sejam, é melhor você esperar para introduzi-los depois de completar seus esforços para erradicar o SIBO e o SIFO. Não faz mal conduzir esses projetos durante o tratamento, mas você só sentirá os benefícios deles após se livrar do supercrescimento de bactérias e fungos.

Como boa parte dessas informações é novidade para muitas pessoas, vamos recordar como podemos decidir se o SIBO e o SIFO são problemas que precisam ser solucionados. Aqui vão três formas de começar essa jornada, sugerindo ou provando que o SIBO está presente:

1. A presença dos sinais indicativos revela que a população de espécies bacterianas no intestino mudou e que algumas saíram do cólon e subiram pelo trato GI. Esses sinais incluem encontrar gotas de gordura no vaso sanitário; intolerância a alimentos com fibras prebióticas, como leguminosas e inulina; outras intolerâncias alimentares; condições como síndrome do intestino irritável, fibromialgia ou qualquer outra autoimune ou inflamatória. Consulte a lista completa no Capítulo 6.
2. Converse com o médico para que ele solicite um exame de hidrogênio expirado, de preferência medindo o sulfeto de hidrogênio e o metano também.

3. Faça um autoteste com o aparelho AIRE. Essa é a melhor opção, porque a versão mais recente analisa níveis de $H_2$, $H_2S$ e metano.

Faz muito sentido embarcar em uma tentativa de erradicar o SIBO com base na presença de um ou mais sinais indicativos sem exames confirmatórios. É vantajoso medir o excesso de $H_2$, $H_2S$ e metano para avaliar a resposta ao tratamento e detectar possíveis recaídas, porém tantas pessoas manifestam esses sinais e sintomas confiáveis e perceptíveis que se torna razoável seguir uma abordagem empírica, isto é, tomar decisões com base em evidências e no bom senso. No entanto, se o seu orçamento permitir, comprar e usar o aparelho AIRE pode ser muito útil.

Lembre-se de que existem 36% de chance de o SIBO ser acompanhado de supercrescimento fúngico. A presença do SIFO também é indicada por irritações cutâneas fúngicas (no rosto, couro cabeludo, testa, pescoço, sob os seios, virilha, unhas do pé, etc.), irritações cutâneas resistentes ou persistentes, ânsia por açúcar e mudanças de humor extremas e sem explicação. Você pode descobrir se o SIFO está presente por meio de um exame de fezes formal, mas acredito que a maioria das pessoas seja capaz de usar o bom senso, especialmente levando em consideração a natureza relativamente benigna das opções antifúngicas disponíveis hoje em dia.

---

## COMO USAR O APARELHO AIRE

Como já mencionei, o inventor desse aparelho maravilhosamente empoderador pretendia ajudar pessoas com síndrome do intestino irritável a seguir uma dieta com baixo teor de FODMAPs para reduzir os sintomas do inchaço e da urgência intestinal. Mas esse aparelho realmente tem o potencial de avaliar gases $H_2$, $H_2S$ e metano no hálito para detectar as várias formas de intolerância alimentar causadas pelo SIBO. Uma pessoa pode ser intolerante a solanáceas (berinjela, tomate, batata, pimentão), nozes, leguminosas, frutose ou alimentos ricos em histamina, ou suas intolerâncias podem ser identificadas por exames de sangue (por exemplo, testagem do anticorpo IgG). Porém, quase todas as pessoas com intolerâncias alimentares produzem esses gases ao consumir um alimento problemático, graças ao SIBO. A solução, portanto, não é apenas eliminar o alimento, mas *lidar com o SIBO que causa a intolerância*. Não cometa o erro de cortar os alimentos ofensores sem tratar o SIBO que faz você correr risco de ter complicações a longo prazo, como diverticulite e câncer de cólon. O aparelho AIRE também é capaz de identificar níveis elevados desses gases mesmo que você não apresente sintomas de SIBO, uma situação surpreendentemente comum.

De fato, exames formais de hidrogênio exalado podem ser complicados – o preparo iniciado no dia anterior, a coleta de amostras de hálito a cada 30 minutos por várias horas, a espera dos resultados.

O aparelho AIRE é, portanto, revolucionário, porque pode ser reutilizado sempre que necessário. Ele ajudará você a economizar tempo e facilitará a execução dos exames. O aparelho AIRE é extremamente fácil de usar: basta ligá-lo e abrir o aplicativo no smartphone. Após uma breve inicialização, o aparelho pede que você sopre no bocal por cerca de cinco segundos, e então oferece medidas de $H_2$, $H_2S$ e metano dentro de alguns segundos.

A utilidade real desse aparelho é gerar uma linha do tempo da liberação do gás. Em outras palavras, você descobre sua medida média antes de comer, então ingere um alimento rico em fibras prebióticas e repete o teste a cada 30 a 45 minutos por até três horas; se o aparelho indicar resultado positivo, pode encerrar o exame. Esse método ajuda você a avaliar se fibras prebióticas estão sendo convertidas em gás hidrogênio por bactérias no estômago, no duodeno, no jejuno ou no íleo. Se o resultado for positivo para hidrogênio nos primeiros 90 minutos depois da ingestão da fibra, você tem SIBO. Um teste positivo entre 90 e 180 minutos não é definitivo, porque é difícil distinguir um SIBO leve no íleo (cerca de 3 metros abaixo do estômago) da fermentação no cólon, especialmente em pessoas com tempo de transporte rápido, quando o alimento logo é digerido e transportado para o cólon. A interpretação do resultado do seu teste pode exigir um pouco de bom senso nesse caso. Da mesma forma, a liberação de $H_2S$ e metano dentro dos primeiros 90 minutos sugere que bactérias anormais estão presentes no trato GI superior; no entanto, as "regras" para a avaliação de $H_2S$ (qual valor é anormal?; devemos usar proteínas em vez de fibras, já que proteínas são a fonte do gás sulfeto de hidrogênio?; e assim por diante) ainda não foram completamente compreendidas.

O aparelho AIRE também é útil para avaliar sua reação ao tratamento. Durante uma rodada de antibióticos, por exemplo, talvez você encontre níveis de $H_2$ consistentemente altos depois da ingestão de fibras prebióticas, que então diminuem após o sexto ou sétimo dia. Isso sugere uma resposta positiva ao antibiótico escolhido, que está reduzindo os números de bactérias produtoras de gás no intestino delgado. Após erradicar o SIBO, você pode usar o aparelho AIRE para avaliar recaídas. Isso é importante porque as recaídas nem sempre repetem os sintomas originais. Por exemplo, se o seu sinal original de SIBO era a síndrome das pernas inquietas, que desapareceu com a erradicação do supercrescimento bacteriano, mas você começar a sofrer de insônia e ansiedade seis meses depois, use o aparelho para avaliar se a culpa é de uma recaída de SIBO.

## TESTES COM O APARELHO AIRE

Para usar o aparelho AIRE para testar seu hálito, siga estes passos.

### *Dia anterior*

Por pelo menos 12 horas antes do teste, consuma apenas alimentos sem fibras prebióticas ou açúcares. Portanto, é preciso evitar leguminosas, pasta de grão-de-bico, qualquer alimento com teor de inulina e fibra de goma acácia, frutas, legumes com amido ou raízes, cebola, alho, açúcares ou frutose e todos os laticínios. Também evite álcool. Limite sua dieta a alimentos ricos em gordura e proteína, como ovos, carne, frango, peixe, verduras, óleos como azeite de oliva e alimentos sem amido (por exemplo, espinafre, couve, alface, pimentão verde, pepino, vagem, abobrinha).

### *Dia do teste*

1. Ligue o aparelho AIRE.
2. Abra o aplicativo AIRE/FoodMarble no smartphone e então siga as instruções na tela.
3. Sopre no aparelho quando solicitado pelo aplicativo – você obterá seu valor médio.
4. Consuma algum alimento que contenha fibras prebióticas; por exemplo, duas colheres de chá de inulina ou fibra de goma acácia no café ou iogurte, ou ¼ de xícara de leguminosas. Você também pode ingerir outros alimentos da sua escolha, como ovos, bacon, linguiça e assim por diante.
5. Repita o teste a cada 30 a 45 minutos, por até três horas, e anote os resultados.

### *Como interpretar os resultados*

Cada unidade de medida do aparelho AIRE, de 0 a 10, corresponde a um aumento do gás hidrogênio de 5 partes por milhão (ppm) obtidas pelo teste de hidrogênio expirado formal. Portanto, um resultado que indique 4 será igual a 20 ppm de $H_2$, um resultado que indique 8 será igual a 40 ppm de $H_2$ e um resultado que indique 10 será igual a 50 ppm de $H_2$.

Após consumir as fibras prebióticas, interprete os resultados da seguinte forma:

- Valores de 4 a 6 sugerem SIBO.
- Um aumento de 4 unidades acima do valor médio também sugere SIBO; por exemplo, um valor médio de 2 que sobe para 6.
- Qualquer valor acima de 6 confirma a presença de SIBO. Quanto maior o valor, maior a probabilidade de SIBO.

Na maioria das pessoas com SIBO, os resultados serão óbvios, como um valor inicial de 1,2 que passa para 9,8 após 30 a 45 minutos. (As regras para interpretar os testes de sulfeto de hidrogênio e metano nesse aparelho ainda não estão disponíveis.)

Por mais engenhoso que seja o aparelho, aqui vão algumas desvantagens:

1. A informação oferecida pelo aparelho afirma que essa tecnologia tem o único propósito de identificar intolerâncias a alimentos com FODMAPs. Em outras palavras, se você comer uma maçã (que é considerada rica em FODMAPs por conter frutose) e 30 minutos depois apresentar resultado positivo para hidrogênio, a FoodMarble avisa para evitar comer maçãs. É fácil entender o problema com essa abordagem e outras quando se trata de FODMAPs: elas não lidam com a causa, isto é, com o SIBO ou a disbiose severa por trás da reação ao alimento. É por isso que digo que uma dieta com baixo teor de FODMAPs não passa de uma estratégia para reduzir sintomas que não corrige a raiz do problema, não restaura um microbioma saudável nem remove uma fonte potente de inflamação (SIBO). Siga as instruções sobre como usar o aparelho, mas ignore os conselhos sobre evitar FODMAPs.

2. O aparelho foi criado tanto para uso individual quanto para ser compartilhado com a família – o bocal não é descartável, mas pode ser limpo com um pano umedecido ou papel-toalha. A empresa pede para que não seja usado álcool, porque ele pode danificar o silicone no bocal. É claro que você pode compartilhar o aparelho com alguém com quem tenha intimidade ou com parentes, mas não seria bom dividi-lo com colegas de trabalho ou vizinhos, por exemplo. Compre um aparelho para cada pessoa ou família que deseje realizar os testes.

---

Aqui vão as ferramentas para combater o SIBO ou o SIFO e as descrições de como e por que elas são úteis. O protocolo exato para aplicá-las pode ser encontrado no Anexo B.

## ANTIBIÓTICOS FITOTERÁPICOS

Apesar de muitas fórmulas fitoterápicas serem anunciadas como eficientes para SIBO e SIFO, apenas dois tratamentos apresentam evidências formais de eficácia: CandiBactin-AR + CandiBactin-BR e FC-Cidal + Dysbiocide.[1] Os outros produtos podem funcionar, mas você vai tomá-los contando com a sorte, não com evidências científicas. Em nosso plano de erradicação, você pode escolher seguir cada tratamento por 14 dias ou até que o consumo de uma fibra prebiótica apresente valores menores no aparelho AIRE (uma leitura de $H_2$ menor do que 4) por pelo menos dois dias seguidos.

Você pode escolher:

- CandiBactin-AR: uma a duas cápsulas duas vezes por dia, e
- CandiBactin-BR: duas cápsulas duas vezes por dia.

Ou:

- FC-Cidal: uma cápsula duas vezes por dia, e
- Dysbiocide: duas cápsulas duas vezes por dia.

Consulte o Anexo A para encontrar fontes para antibióticos fitoterápicos.

---

## COMO LIDAR COM A REDUÇÃO DA POPULAÇÃO DE BACTÉRIAS E FUNGOS

A era dos antibióticos também destacou uma reação curiosa chamada reação de Jarisch-Herxheimer, observada pela primeira vez há mais de um século durante um tratamento de sífilis com antibióticos. Podemos chamá-la de uma "redução da população". Ela inclui febre, calafrios, erupções cutâneas e turbulência emocional que ocorrem quando um agente antimicrobiano é administrado e os micróbios nocivos morrem.

Como o SIBO e o SIFO se manifestam como a proliferação de micróbios ao longo dos 9 metros do trato GI, essa reação pode ocorrer ao tomarmos um medicamento para erradicá-los. A experiência apresenta o potencial de ser especialmente desagradável nas tentativas de vencer o SIFO.

A reação da redução de população costuma acontecer nos primeiros dias da administração de antibióticos ou antifúngicos. Caso você sinta alguma reação, não entre em pânico, mas tenha em mente as seguintes informações:

- A redução da população microbiana é uma consequência natural da luta contra esse processo infeccioso.
- Você tem a opção de reduzir o número ou a dose de medicamentos que está ingerindo. Por exemplo, se, após duas semanas bem-sucedidas de tratamento com antibióticos fitoterápicos, você embarcar no esquema antifúngico com curcumina, óleo de orégano e óleo de canela e começar a sofrer de ansiedade e humores sombrios, limite as substâncias a apenas curcumina e uma dose menor de óleo de orégano, como três gotas diluídas em uma colher de sopa de azeite de oliva. Depois você pode aumentar a dose de óleo de orégano e acrescentar novamente o óleo de canela após algumas semanas, novamente começando com uma dose baixa de duas a três gotas por colher de sopa, aumentando-a aos poucos para até cinco ou seis gotas e alongando o tratamento por mais algumas semanas. (Falaremos sobre as estratégias antifúngicas daqui a pouco.) Dessa forma, a reação será mais leve e se diluirá com o tempo.
- Outra opção é tomar carvão ativado (disponível na maioria das lojas de produtos naturais) a fim de reduzir a reação. Tome uma cápsula de 1.000 miligramas ou ½ colher de chá misturada com 250 mililitros de água duas vezes por dia. Em geral, os sintomas da redução da população diminuem em 15 minutos.

Infelizmente, nenhum antibiótico ou antifúngico é 100% eficaz. A rifaximina, o antibiótico convencional que costuma ser administrado para combater o SIBO, por exemplo, apresenta eficácia de apenas 40% a 60%. Embora os esquemas de antibióticos fitoterápicos apresentem taxas um pouco superiores, eles ainda não garantem uma erradicação completa.

Por esse motivo, podemos acrescentar estratégias que aumentam a probabilidade de uma resposta bem-sucedida. Elas podem ser classificadas em três categorias: fortalecimento da barreira intestinal, destruição dos biofilmes microbianos e oferta de fibras prebióticas.

## Fortalecimento da barreira intestinal

Você deve lembrar que a curcumina fortalece a barreira intestinal de diversas formas, o que ajuda a reduzir a endotoxemia e até ajuda a composição bacteriana e fúngica da flora intestinal. Portanto, aconselho que um tratamento com antibióticos e antifúngicos seja acompanhado pela ingestão de curcumina – 300 miligramas duas vezes por dia, para começar, aumentando para até 600 miligramas duas vezes por dia ao longo de todo o tratamento. Lembre-se de que preferimos fórmulas de curcumina sem aditivos que aumentem sua absorção, porque *não queremos que ela seja absorvida*. Os suplementos básicos, vitamina D e ácidos graxos ômega-3, também farão parte dos cuidados, como discutiremos na Parte IV, e fortalecerão a barreira intestinal.

O chá-verde com cravo-da-índia (veja a receita na página 275) oferece o eugenol do cravo-da-índia, que aumenta a mucosa intestinal; as catequinas do chá-verde conectam as proteínas da mucosa e criam uma consistência semelhante a gel; e os fruto-oligossacarídeos (FOS – polímeros ou cadeias curtas de frutose) estimulam o micróbio *Akkermansia*, responsável por aumentar a produção de muco. É outra forma maravilhosa e gostosa de fortalecer a barreira intestinal.

## Destruição dos biofilmes microbianos

Você pode acrescentar as propriedades destruidoras de biofilme da N-acetilcisteína (NAC), com 600 miligramas a 1.200 miligramas duas vezes por dia, ao seu tratamento com antibióticos. A NAC é um agente em aerossol administrado em hospitais em pessoas que lutam contra secreções espessas nas vias aéreas, como no caso da fibrose cística. Também é acrescentada a antibióticos usados para erradicar a *Helicobacter pylori* (o micróbio que causa úlceras), aumentando a eficácia do tratamento ao romper o biofilme dessa bactéria. No entanto, não recomendo que esse agente seja consumido de forma contínua (como é aconselhado por algumas pessoas para a saúde do cérebro e outros benefícios), porque a destruição do biofilme não é uma prática saudável fora de um tratamento para erradicar SIBO e SIFO.

## *Oferta de fibras prebióticas para prevenir esporulação*

Alguns fungos e bactérias podem começar a formar esporos e se tornar imunes a antibióticos. Esse processo de esporulação acontece especialmente quando os micróbios são privados de fibras prebióticas. Portanto, acrescentar fibras prebióticas ao tratamento de SIBO e/ou SIFO facilita o bloqueio da esporulação, mantendo os micróbios ativos e mais suscetíveis às suas tentativas de se livrar de bactérias e fungos. Mesmo que você antes fosse intolerante a fibras prebióticas em razão do SIBO, será possível acrescentá-las de volta à alimentação após vários dias de antibiótico. Essas fibras também oferecem alimento para as bactérias benéficas no cólon, ajudando-as a se desenvolver e vencer os micróbios patogênicos que estão sendo erradicados.

Aumente a ingestão de fibra prebiótica, conforme tolerado, até alcançar um total de 20 gramas ou mais por dia de fontes como leguminosas, alho, aspargo, alho-poró, folhas de dente-de-leão, nabo-mexicano, batata-inglesa crua, banana verde, inulina em pó, pectina e fibra de goma acácia.

## E SE EU SIMPLESMENTE IGNORAR MEU SIBO?

É importante saber que você tem um controle enorme sobre a identificação e a confirmação da presença do SIBO e do SIFO. E pode fazer isso por conta própria, mesmo quando seu médico não se interessa pelo assunto.

Mas e se você disser "Isso é demais para mim. Acho melhor apenas aceitar viver assim"? Não é uma boa ideia. É certo dizer que fingir que nada está acontecendo e não tratar o SIBO/SIFO aumenta o risco de você desenvolver:

- Diabetes tipo 2;
- Obesidade;
- Fibromialgia;
- Síndrome do intestino irritável;
- Piora nos sintomas de colite ulcerativa, doença de Crohn e doença celíaca;
- Condições autoimunes;
- Depressão e ansiedade;
- Gordura no fígado;
- Diverticulite;
- Câncer colorretal;
- Distúrbios neurodegenerativos – doença de Alzheimer, doença de Parkinson, esclerose múltipla.

Sim, dá trabalho cuidar do SIBO e do SIFO. Sim, talvez você precise passar alguns dias sofrendo com as reações da redução da população e, sim, existe um custo financeiro. Mas você tem um poder enorme de controlar a sua saúde, com benefícios que podem se estender pela vida inteira.

# É POSSÍVEL CRIAR UM PROBIÓTICO EFICAZ PARA ERRADICAR O SIBO?

Vamos falar um pouco sobre essa ideia de criar um probiótico eficaz contra o SIBO.

Não podemos contar com fórmulas convencionais, porque elas têm efeitos limitados e, em geral, não eliminam o SIBO. Testes de hidrogênio expirado com níveis elevados, intolerâncias alimentares e fibromialgia, por exemplo, costumam persistir apesar do consumo regular de probióticos. Isso não deveria surpreender ninguém, porque probióticos convencionais são preparados sem atenção em escolher as espécies e cepas com efeitos específicos para erradicar o SIBO.

Em vez disso, será que podemos escolher espécies e cepas microbianas específicas e então aumentar seus números ao preparar um iogurte com elas? Estamos buscando micróbios capazes de fazer o seguinte:

- Colonizar o trato GI superior, porque SIBO significa que espécies do cólon subiram para dominar o intestino delgado, em um processo chamado fecalização.
- Produzir bacteriocinas. Um bom candidato produz antibióticos peptídicos naturais, especialmente aqueles que são eficazes contra as espécies de Enterobacteriaceae que são dominantes no SIBO, assim como outras como *Streptococcus* e *Enterococcus*.
- Ajudar a proliferação de outras espécies bacterianas saudáveis.
- Suprimir arqueas, que produzem metano.

Esses micróbios aumentariam a eficácia de um probiótico para erradicar o SIBO? Eles poderiam causar efeitos supressores no SIBO metanogênico? Poderíamos então evitar o uso de antibióticos?

# COMPOSIÇÃO EXPERIMENTAL DO IOGURTE À MODA SUPERINTESTINO CONTRA O SIBO

Já vou avisando: este é um trabalho em andamento, cujos resultados ainda serão publicados. No entanto, um número cada vez maior de pessoas tem relatado que está conseguindo reduzir seus níveis de hidrogênio expirado tomando esse iogurte. (Não há experiências suficientes com os novos testes para chegar a conclusões sobre a eficácia do iogurte para o $H_2S$.) As espécies e cepas a seguir são candidatas promissoras a serem incluídas na linha de frente para reduzir e erradicar as espécies do SIBO:

- *Lactobacillus reuteri* DSM 17938 e ATCC PTA 6475 (as cepas presentes no produto da BioGaia Gastrus). A *L. reuteri* coloniza o trato GI superior e produz bacteriocinas eficazes contra as espécies do SIBO. Por conta própria, a *L. reuteri* provavelmente não conseguiria erradicar o SIBO e o SIFO, mas pode exercer efeitos mais potentes na presença de outras espécies produtoras de bacteriocinas. Ela também apresenta a capacidade de reduzir as espécies de arqueas dominantes no SIBO metanogênico.[2, 3]
- *Lactobacillus gasseri* BNR17. As cepas de *L. gasseri* colonizam o trato GI superior e são fábricas de bacteriocinas, produzindo até sete bacteriocinas diferentes, além de reduzirem os sintomas da síndrome do intestino irritável, que é basicamente sinônimo de SIBO.[4]
- *Bacillus coagulans* GBI-30,6086. Várias cepas de *B. coagulans* demonstraram a capacidade de reduzir os sintomas da síndrome do intestino irritável. A *B. coagulans* também produz bacteriocinas.[5]

Em nossos projetos de fermentação de iogurte, é comum conseguirmos aumentar a quantidade total para 200 bilhões (a cada ½ xícara) ou mais, aumentando a eficácia e possivelmente criando mais potencial para que apenas uma fermentação suprima os efeitos do SIBO. Observe que fermentamos as quatro cepas das três espécies juntas.

É possível que seja necessário consumir o iogurte contra o SIBO por cerca de quatro semanas, porque probióticos não são tão potentes quanto antibióticos. Mesmo assim, saiba que o iogurte à moda Superintestino contra o SIBO também pode causar os efeitos da redução de população bacteriana.

Tenha em mente esta reviravolta estranha: após quatro semanas consumindo o iogurte contra o SIBO, não teste o hidrogênio expirado por duas semanas. A *L. reuteri*, bem como as espécies indesejadas, pode converter fibras prebióticas em hidrogênio no intestino delgado. Portanto, precisamos deixar que a *L. reuteri* saia do trato GI superior antes de refazer os testes. Quando você confirmar um valor negativo de $H_2$, pode voltar a consumir o iogurte para colher seus benefícios magníficos.

A receita do Iogurte à Moda Superintestino contra o SIBO pode ser encontrada na página 269 e inclui fontes para cada micróbio.

Após completar seu tratamento de quatro semanas com o probiótico contra o SIBO, seria interessante tomar um probiótico de alta potência com várias espécies (ou um iogurte fermentado a partir de um kefir ou probiótico com várias espécies, de acordo com a receita na Parte IV) e consumir alimentos fermentados e fibras prebióticas para manter a saúde da flora intestinal.

## COMO REDUZIR O SUPERCRESCIMENTO FÚNGICO

O supercrescimento bacteriano, o SIBO, é a condição dominante para a maioria das pessoas com supercrescimento de micróbios no intestino. Porém, em muitos casos, o SIFO acompanha o SIBO. Também é provável que o supercrescimento fúngico tenha sido causado por algum distúrbio nas populações bacterianas. Em outras palavras, podemos encarar o SIFO como um sinal de que as populações bacterianas que geralmente restringiriam as espécies fúngicas estão passando por algum problema, fazendo com que os fungos fiquem descontrolados; é assim que as arqueas, o *Clostridium difficile* e outros patógenos surgem quando espécies bacterianas saudáveis perdem o controle.

Nos últimos anos, fomos apresentados a uma série de suplementos eficazes, e relativamente benignos, com propriedades antifúngicas moderadas a potentes. Existem, é claro, medicamentos que suprimem espécies fúngicas como as de *Candida*. No entanto, agora temos agentes naturais disponíveis com essas propriedades.

Os esquemas de antibióticos fitoterápicos que usamos para controlar o SIBO apresentam efeitos antifúngicos modestos, além dos efeitos antibacterianos. Também acredito que, por suas propriedades antifúngicas e antibacterianas vantajosas, sempre devemos incluir a curcumina em qualquer tratamento para reduzir populações de fungos. A berberina é uma boa alternativa à curcumina, com efeitos semelhantes no combate aos fungos e sobre a barreira intestinal.

O tratamento para a redução de fungos é mais demorado do que o realizado contra o SIBO e costuma demandar cerca de quatro semanas adicionais, porque as espécies de fungos tendem a formar um biofilme protetor e têm a capacidade de hibernar, tornando-se menos sensíveis aos agentes antifúngicos. Uma vez que se submeter a múltiplos exames de fezes pode ser um processo incômodo e caro, é muito útil conhecer os sinais indicativos ou sintomas do SIFO, como erupções cutâneas, ânsia por açúcar ou alterações de humor, para conseguir avaliar sua resposta ao tratamento. A duração total dos esforços antifúngicos depende da severidade do SIFO, mas é possível prever um mínimo de quatro semanas.

Aqui vão as minhas sugestões de esquemas para lidar com o SIBO e o SIFO juntos:

- Duas semanas do esquema de CandiBactin + curcumina, ou duas semanas do esquema FC-Cidal/Dysbiocide + curcumina.
- Em vez de antibióticos fitoterápicos, consuma o iogurte à moda Superintestino contra o SIBO com curcumina por quatro semanas.
- Após completar uma rodada de antibióticos fitoterápicos ou do iogurte à moda Superintestino contra o SIBO, continue tomando a curcumina com um ou dois óleos essenciais extraídos de alimentos por quatro ou mais semanas (já falaremos sobre isso).

Se você quiser controlar apenas o SIFO, então quatro semanas de curcumina com óleos essenciais extraídos de alimentos é um bom esquema. Para melhores resultados, acrescente pelo menos dois óleos essenciais extraídos de alimentos, aumentando a dose com o tempo, para driblar a resistência dos fungos.

Entre as nossas opções para agentes antifúngicos estão as seguintes:

- **Curcumina.** Além dos efeitos antibacterianos, a curcumina é um excelente agente antifúngico contra várias espécies e cepas de *Candida*.[6] Tem eficácia comprovada contra espécies resistentes a medicamentos convencionais. Além disso, a curcumina oferece as vantagens de ser segura e praticamente não absorvível, então permanece no trato GI para um efeito concentrado. Por esse motivo, evite marcas que anunciam acréscimo de ingredientes ou qualquer manipulação que aumente sua absorção, como a adição de pimenta-do-reino, peperina, bioperina ou nanopartículas. A curcumina também ajuda a fortalecer a barreira intestinal, uma grande vantagem enquanto você se cura da inflamação do supercrescimento microbiano. Como acontece com todos os tratamentos antifúngicos, é interessante começar com uma dose menor para minimizar os sintomas da redução da população fúngica; por exemplo, comece com 300 miligramas duas vezes por dia e vá aumentando até uma dose máxima de 600 miligramas duas vezes por dia.
- **Berberina.** Como a curcumina, essa substância de origem vegetal é pouco absorvida e está entre nossas melhores opções de agentes antifúngicos seguros e eficazes.[7] As doses variam entre 300 e 500 miligramas duas a três vezes por dia. Assim como ocorre com a curcumina, se você comprar um produto que possa ser dividido, reduza a dose nos primeiros dias a semanas para amenizar o efeito da redução da população fúngica. A curcumina e a berberina têm praticamente a mesma eficácia na erradicação dos fungos, então é possível escolher entre uma das duas.
- **Óleos essenciais extraídos de alimentos.** Óleos essenciais, fitoquímicos concentrados de origem vegetal, estão se mostrando agentes antifúngicos potentes. A mistura de terpenos e terpenoides nesses óleos é solúvel em gordura e, portanto, tem a capacidade de atacar as paredes celulares dos fungos (deixando óbvia a necessidade de um agente extra que ataque o biofilme). Entre os mais eficientes estão os óleos de canela, cravo-da-índia, menta e orégano, extraídos de alimentos seguros

para o consumo. Esses óleos se mostraram mais potentes até do que medicamentos convencionais como a anfotericina B e o fluconazol, que têm efeitos colaterais sérios.[8] Entre os mencionados, o óleo de canela é o mais potente. Cada óleo é eficiente em pequenas quantidades diluídas em uma colher de sopa de azeite de oliva, óleo de abacate, peixe ou qualquer outro óleo saudável para reduzir a colonização fúngica intestinal. *Nunca* tome um óleo essencial sem diluí-lo primeiro. Cápsulas também estão disponíveis. (Vale lembrar que elas não são adequadas para tratar infecções sistêmicas nem passaram por testes adequados para uso vaginal.) Um ou mais óleos essenciais devem estar no topo de sua lista de substâncias para lidar com o supercrescimento fúngico. Eu obtive bons resultados acrescentando um óleo de cada vez a esquemas anti-SIFO, começando com pequenas quantidades, como uma ou duas gotas diluídas em uma colher de sopa de óleo, aumentando aos poucos até chegar a quatro a seis gotas (um máximo de aproximadamente 200 microgramas, se você optar por cápsulas) duas vezes por dia. Vá devagar no início para minimizar os efeitos da redução da população de fungos e então continue por um mínimo de duas semanas, talvez mais. Ao alcançar a dose máxima, acrescente um ou até dois outros óleos essenciais, novamente aumentando aos poucos a dose de cada um. Você também pode acrescentar os óleos à comida; por exemplo, coloque uma a duas gotas de óleo de canela no café com especiarias (veja receita na página 278). As marcas NOW, Plant Therapy e DoTerra se mostraram fontes confiáveis de óleos de qualidade.

- *Saccharomyces boulardii.* As espécies fúngicas de *S. boulardii*, uma cepa de *Saccharomyces cerevisiae* usada na produção de vinhos, pão e cerveja, podem ser tomadas como um suplemento probiótico para suprimir a *Candida* intestinal. Uma dose de 5 bilhões de UFCs por dia pode dar certo. A *S. boulardii* não coloniza o trato gastrointestinal e desaparece em alguns dias depois de a suplementação ser encerrada.[9]
- **Probióticos bacterianos.** Apesar de ainda não terem desenvolvido a composição exata do probiótico ideal para suprimir a *Candida*, várias fórmulas diferentes conseguem reduzi-la, um efeito que demora até um ano para acontecer. Cepas de *Lactobacillus rhamnosus* (cepa GG) podem ser especialmente eficazes.

Após um tratamento de várias semanas para reduzir fungos como a *Candida*, você pode repetir o exame de fezes a fim de descobrir quantos persistiram. Como alternativa, você pode chegar a essa conclusão com base no desaparecimento de quaisquer sintomas.

Muitas pessoas descrevem um conjunto de fadiga, febre baixa, ansiedade e mal-estar quando enfrentam o supercrescimento fúngico. Esses sintomas também podem ocorrer por causa da redução da população fúngica, quando a morte dos micróbios resulta na liberação de vários componentes potencialmente tóxicos na corrente sanguínea, semelhante ao que acontece durante o tratamento do SIBO. O fenômeno acontece independentemente do esquema antifúngico que você escolher e, portanto, não pode ser considerado um efeito colateral dos agentes do tratamento, mas uma condição do combate aos fungos.

A longo prazo, você pode aumentar as chances de não sofrer uma recaída do supercrescimento fúngico ao incluir os seguintes alimentos na sua dieta. Todos têm efeitos antifúngicos comprovados:

- Cravo-da-índia
- Orégano
- Tomilho
- Canela
- Cominho
- Alecrim
- Coentro
- Menta

Os óleos essenciais extraídos desses temperos e ervas são mais potentes do que os óleos intactos na planta, então o consumo dos temperos em si é uma forma de ingerir seus óleos essenciais de forma menos potente. Isso é útil para a profilaxia a longo prazo.[10]

# *DÉJÀ-VU*: COMO PREVENIR RECAÍDAS DO SIBO

Imagine que você cuidou de seu SIBO com as estratégias que discutimos e se livrou de anos de dores musculares e nas articulações, limitações e desamparo. Mas então, seis meses depois, você é assolado por uma recaída no corpo todo, junto com ansiedade e pânico.

Por motivos que não estão claros, o SIBO pode voltar depois da primeira ocorrência, com as espécies nocivas de Enterobacteriaceae proliferando em excesso novamente e subindo pelo trato GI. No caso de tratamentos convencionais (farmacêuticos), cerca de metade dos pacientes tem uma recaída nos meses seguintes quando não toma medidas para preveni-la. Isso vale especialmente para tratamentos com antibióticos convencionais, que quase nunca são acompanhados por conselhos sobre como prevenir o retorno do SIBO. Portanto, vamos debater uma série de estratégias para reduzir ou eliminar as recaídas.

Graças à grande variedade de espécies bacterianas, fúngicas e arqueas que podem repovoar o trato GI, os sintomas do retorno do SIBO podem ser diferentes dos originais apenas porque ele pode ser causado por micróbios diferentes. Se, na primeira ocorrência, você sofria de dor nas articulações e tireoidite de Hashimoto, por exemplo, a recaída pode ser marcada por inchaço e ansiedade. É nesse ponto que medir o hidrogênio exalado pode ser útil (o sulfeto de hidrogênio e o metano também, se possível). No entanto, no caso de os mesmos sintomas exatos originais voltarem, faria sentido passar por outra rodada de tratamento antibacteriano sem a necessidade da confirmação do SIBO, com base apenas no seu bom senso.

Você pode aumentar suas chances de sucesso a longo prazo e prevenir recaídas com as seguintes medidas:

- Continuar evitando os agentes que prejudicam o microbioma. Discutidos no Capítulo 10, entre esses agentes estão alimentos geneticamente modificados com glifosato, medicamentos inibidores de acidez estomacal e anti-inflamatórios, açúcares, adoçantes artificiais como aspartame, agentes emulsificantes e outras substâncias nocivas aos micróbios. Esses agentes atacam a flora intestinal e vão continuar fazendo isso se você não evitá-los.

- Acrescentar um probiótico potente com várias espécies, que inclua pelo menos uma das espécies e cepas importantes citadas na Parte IV. (A minha lista atual de produtos industrializados recomendados pode ser encontrada no Anexo A.) Probióticos inibem a proliferação de espécies nocivas, incentivam a produção de muco e oferecem espécies e cepas que produzem bacteriocinas que combatem espécies de SIBO e SIFO.
- Consumir diariamente uma quantidade generosa de pelo menos um ou vários alimentos fermentados, que aumentam a produção de muco, incentivam a proliferação de outras espécies saudáveis e afastam espécies nocivas.
- Incluir fibras prebióticas na rotina diária. Procurar ingerir pelo menos 20 gramas por dia das opções listadas na Parte IV e acrescentar alguma em todas as refeições. Cuide de suas bactérias ao alimentá-las e elas vão cuidar de você.
- Preparar o iogurte de *L. reuteri*. Fermente o *L. reuteri* sozinho ou como parte de um iogurte de cultura mista. As características especiais do *L. reuteri*, incluindo a capacidade de colonizar o trato GI superior (onde o SIBO e o SIFO ocorrem) e de produzir bacteriocinas, ajudam a prevenir o retorno de micróbios indesejados.

As medidas de prevenção estão sempre sendo atualizadas. Mas essas são atitudes simples que ajudam muito a combater a fibromialgia, a SII, muitas doenças autoimunes e o ganho de peso, apresentando resultados bem melhores do que os alcançados pela suplementação alimentar e nutricional básica.

---

## MOTIVOS PARA O RETORNO DO SIBO

É possível fazer tudo certo e ainda assim ter uma recaída de SIBO/SIFO?

Sim, com certeza. A maioria das pessoas consegue passar longos períodos livre do supercrescimento bacteriano e fúngico, mas algumas são assoladas por recaídas frequentes. Caso você se encontre nessa situação, a causa por trás delas pode estar entre as seguintes:

- **Hipocloridria.** A falta de ácido estomacal resultante de uma infecção por *H. pylori*, gastrite autoimune ou medicamentos inibidores de acidez estomacal está entre os motivos mais comuns para o retorno do SIBO. Um médico que tenha conhecimento dessas questões, que, por exemplo, pratique medicina funcional, pode ajudar a resolver essa situação ao solicitar exames para medir o teor de gastrina no seu sangue ou seu pH estomacal antes de recorrer a estratégias de acidificação, como betaína HCL, vários vinagres e água mineral com gás.

- **H. pylori.** Esse micróbio está presente em cerca de 15% dos americanos e em até 50% da população fora dos Estados Unidos. Sua presença contribui para distúrbios na composição da flora intestinal.[11] É fácil identificar a espécie por meio de exames de sangue, hálito e fezes, e então erradicá-la com o uso de agentes antibacterianos. (Consulte o Anexo C para encontrar um esquema com fórmulas naturais que têm obtido êxito em erradicar a *H. pylori* sem medicamentos convencionais.)

- **Hipotireoidismo.** O iodo é um suplemento básico que discutiremos na Parte IV. A deficiência de iodo a longo prazo reduz a atividade intestinal e estimula o SIBO. O hipotireoidismo causado por outros motivos, como inflamação autoimune da tireoide, também pode permitir o retorno do SIBO. Suspeitamos que tomar apenas o hormônio T4 (levotiroxina) sem lidar com os níveis hormonais do T3 pode incentivar o SIBO.[12]

- **Diabetes mal controlada.** Você deve se lembrar de que as bactérias e os fungos adoram níveis elevados de açúcar. A diabetes (tipos 1 e 2) pode causar gastroparesia a longo prazo quando o ritmo do esvaziamento do estômago é diminuído e também contribui para recaídas de SIBO.

- **Produção inadequada de bile ou enzima pancreática.** Essas condições são pouco comuns, mas frequentemente citadas como causa do ressurgimento do SIBO. Pelo que venho percebendo, cortar o consumo de trigo e grãos resolve a baixa produção de enzimas na maioria das pessoas, por remover o bloqueador de colecistocinina, a aglutinina do gérmen de trigo, que bloqueia a liberação da bile e da enzima pancreática. Faça um exame de fezes para verificar se há sinais de baixa enzima elastase ou gorduras não digeridas.

- **Movimentos peristálticos lentos.** Novamente, pela minha experiência, essa questão não ocorre com frequência em pessoas que cortaram o trigo e os grãos da alimentação e, portanto, os opioides derivados da gliadina que prejudicam a ação intestinal. Caso você suspeite de movimentação lenta apesar de ter cortado o trigo e os grãos, considere que vários agentes podem ajudar a incentivar os movimentos peristálticos, como baixas doses de naltrexona ou baixas doses de eritromicina e gengibre.
- **Disfunção do sistema imunológico.** A incapacidade genética de produzir o anticorpo imunoglobulina A intestinal (IgA – um anticorpo que tem papel essencial na função imunológica das membranas mucosas) ocorre em algumas pessoas e causa predisposição ao SIBO.
- **Estresse crônico.** Um estresse profundo, como a morte de um ente querido, cuidar de uma pessoa com deficiência cognitiva ou períodos prolongados de estresse podem causar o retorno do SIBO.
- **Variantes anatômicas.** Anomalias na estrutura do trato GI, como fundos cegos ou conexões anormais; a realização de procedimentos cirúrgicos, como a bariátrica e a colectomia (remoção do cólon); ou outras alterações cirúrgicas podem afetar o equilíbrio do microbioma. Variações anatômicas só podem ser identificadas por meio de exames formais feitos por um gastroenterologista ou um cirurgião.

Como você pode ver, alguns desses problemas apresentam soluções simples. A melhor opção é encontrar um médico competente, que pratique medicina funcional ou integrativa, para ajudar você a explorar essas questões caso o SIBO/SIFO reapareça.

## MESTRE DO UNIVERSO

Bem, talvez você não se torne mestre do universo como um todo, mas pode se tornar o mestre do *seu* universo de micróbios nos 9 metros do trato GI e, assim, mestre da sua saúde. Sem dúvida, você, armado com um smartphone com conexão à internet, milhões de aplicativos e acesso instantâneo a todas as informações do mundo, é capaz de vencer criaturas menores que a cabeça de um alfinete. Não menospreze o poder incrível que você tem sobre várias condições de saúde – desde hipertensão arterial até colite ulcerativa, passando pelo modo como se sente, seu humor e seu diálogo interior, e esteja ciente das vidas microbianas que carrega dentro de si.

Tudo na vida humana – a comida que você come, sua exposição à luz e à escuridão, as pessoas com quem convive, os estresses da vida, a água que bebe –, *tudo* traz consequências para os micróbios que habitam seu corpo e o local onde moram no seu trato GI. Portanto, prestar atenção nesses detalhes pode influenciar bastante a forma como você lida com seu microbioma.

No próximo capítulo, vamos falar sobre muitas estratégias para começar a reconstruir o microbioma e seguir pelo caminho do Superintestino.

# PARTE III

# Reação intestinal

# 9

# Solte suas feras

Será que podemos corrigir tudo o que aconteceu em nossa paisagem microbiana interna, desde o nascimento por cesariana até o consumo de antibióticos desnecessários e alimentos processados, e reconstruir um microbioma que nos ajude e não nos prejudique? E essas mudanças vão restaurar a saúde e a boa forma, e nos livrar das doenças modernas? Será que conseguiremos ter novamente a saúde das pessoas que caçam e coletam seus alimentos, amamentam os filhos por dois anos ou mais depois do nascimento e se reúnem ao redor de uma fogueira para compartilhar os resultados da caçada do dia? Apesar de as populações indígenas sofrerem ferimentos e doenças infecciosas, como malária e dengue, e não serem amplamente atendidas pelo sistema de saúde moderno, elas não sucumbem às centenas de condições crônicas comuns que assolam os habitantes das cidades modernas. Creio que podemos aprender lições importantes com elas.

A sociedade moderna fez algo muito errado com nossos micróbios intestinais e, no processo, criou um monstro horrível e perverso que aterroriza nossa saúde. Com ou sem SIBO, as pessoas dizimaram as bactérias que costumavam habitar nosso trato GI e, assim, perderam espécies vantajosas, permitindo que oportunistas nocivas proliferassem. Por sorte, a maioria de nós ainda não chegou ao ponto em que não há mais conserto – porém chegamos perto.

É certo que o conhecimento sobre o microbioma ainda é incompleto. Mas, mesmo assim, podemos pensar em uma abordagem para restaurá-lo e, por exemplo, acabar com os sintomas da fibromialgia, nos livrar da urgência intestinal e do inchaço da síndrome do intestino irritável, eliminar muitos dos fenômenos do envelhecimento precoce e até reverter alguns dos sintomas das doenças neurodegenerativas, ao mesmo tempo que conquistamos benefícios do Superintestino como perda rápida de peso, sono mais profundo, pele mais macia e firme, com menos rugas, melhorias no humor, aumento de energia e relacionamentos mais felizes.

Vamos começar esta parte do livro com algumas informações sobre os passos que você pode dar para reconstruir um microbioma saudável, trazendo à tona seu primata interior – você sabe, aquela criatura cujas necessidades estão programadas em seu código genético.

## PLANTE UMA FLORA INTESTINAL NA SUA HORTA

Como é um microbioma saudável?

Será que devemos almejar a flora intestinal do povo hadza da Tanzânia ou dos ianomâmis da floresta amazônica, caçadores-coletores cujos microbiomas não foram afetados por distúrbios modernos? Sem jamais tomarem antibióticos, nunca consumindo grãos cheios de glifosato nem uma tigela de sorvete espessado com polissorbato 80, eles têm espécies de bactérias que não existem em nosso corpo, ao passo que nós adquirimos outras que são praticamente inexistentes neles. Essas diferenças são desvantajosas para nós ou o microbioma moderno reflete adaptações necessárias para sobreviver em um mundo que não é uma floresta, uma mata ou montanhas?

Em outras palavras, algumas das mudanças que evoluíram na composição do microbioma podem ser adaptações positivas que nos ajudam a reagir às demandas do mundo moderno, apesar de outras refletirem os efeitos adversos de herbicidas e antibióticos, por exemplo. Mas como diferenciar as duas coisas?

Ninguém tem todas as respostas. Mas, mesmo assim, podemos adotar uma série de estratégias para ajudar a gerar um microbioma mais saudável, que esteja em melhor forma do que a situação desastrosa atual. Primeiro falaremos sobre as estratégias que minimizam os fatores modernos que prejudicam o microbioma e então veremos métodos específicos para erradicar espécies nocivas presentes em excesso e cultivar outras mais saudáveis.

Vamos mergulhar fundo no mundo do SIBO, do SIFO e da endotoxemia, adotando hábitos que podem transformar a vida e a saúde.

Para ajudar a compreender essas ideias, comparo os esforços para cultivar um microbioma intestinal saudável com o plantio de uma horta no quintal de casa durante a primavera. Digamos que seja outubro e você queira plantar uma horta. Você começa preparando o solo: retira as ervas daninhas, os galhos e as pedras. Então planta sementes de ervilha, cenoura, abobrinha, pepino e tomate. Aí você rega e fertiliza a terra durante um período e protege os brotos de animais, como guaxinins e coelhos, que gostam de devorar suas plantinhas preciosas. Passados cerca de dois meses, com os cuidados certos, você tem uma safra de legumes para colher: saladas deliciosas e acompanhamentos saudáveis para suas refeições.

Os métodos para cultivar uma "horta" intestinal de micróbios são muito semelhantes. Vamos preparar o "solo", plantar "sementes", depois "regar e fertilizar" nossa horta interior. No quintal que chamamos de flora intestinal, não vamos colher abobrinhas, é lógico, mas apenas nos esforçar para propagar os micróbios que cultivamos para nossa saúde.

Vamos falar sobre o preparo do solo, ou sobre como remover os agentes que afetaram a horta da sua flora intestinal, do mesmo jeito como removemos galhos e pedras do quintal de casa no começo da primavera para abrir espaço para uma horta verdejante.

## PEGUE SUA PÁ

Nós, pessoas modernas, maltratamos tanto nosso microbioma intestinal que podemos precisar dos equivalentes biológicos de pás, enxadas e escavadeiras para começar essa horta. No sentido figurado, talvez você precise desencavar raízes profundas e remover carrinhos de mão cheios de ervas daninhas e pedras.

O que são as "raízes", "ervas daninhas" e "pedras" do microbioma ? Vamos falar sobre cada um, com foco nos fatores que podemos mudar. Em outras palavras, se você ou algum ente querido nasceu por cesariana há 40 anos, é óbvio que não é possível desfazer isso e renascer pelo canal vaginal. Se um fabricante de fórmula infantil convenceu sua mãe de que o produto dele era melhor do que o leite materno quando você era um bebê, não há como voltar no tempo para solucionar esse erro trágico de marketing. Ou, se você passou por 10 tratamentos com antibióticos ao longo dos anos para uma série de infecções, não há como mudar o fato de que tomou esses medicamentos. E se você for viciado em sorvete, tendo tomado potes e casquinhas de baunilha cheios de emulsificantes, não dá para "destomar" o sorvete que já foi tomado.

Que fatores você pode corrigir ou mudar agora para preparar a horta da sua flora intestinal?

- **Evite açúcar.** O açúcar é para a flora intestinal o que migalhas de pão são para pássaros e patos: todos mordem a isca. Consumir refrigerantes ou lanches adocicados, por exemplo, é um convite para bactérias e fungos subirem e proliferarem. O excesso de açúcar na alimentação é praticamente garantia de SIBO e SIFO.
- **Evite adoçantes artificiais sem calorias.** Evite todos os alimentos adoçados com aspartame, sucralose ou sacarina. Eles incluem refrigerantes dietéticos, sorvetes, frozen yogurts, chicletes e outros alimentos processados com esses ingredientes.
- **Corte alimentos processados com agentes emulsificantes.** Já conversamos sobre como o polissorbato 80 e a carboximetilcelulose não apenas degradam a mucosa como também provocam mudanças nocivas nas espécies da flora intestinal e aumentam a permeabilidade intestinal, o que gera aumento de apetite, ganho de peso e inflamação, além de elevar a probabilidade de desenvolvimento de condições autoimunes. Ainda não sabemos quão aplicável isso também é a outros emulsificantes menos potentes, como a carragenina, o propilenoglicol e a lecitina. Até os detalhes serem estudados, seguimos a regra do bom senso: escolha alimentos naturais, como abacate, ovos e hortaliças, entre outros que não tenham ingredientes sintéticos. Ao comprar alimentos processados, escolha marcas que apresentem as menores listas de ingredientes cujos nomes você conseguir reconhecer. Por exemplo, prefira molhos de salada com azeite de oliva, vinagre, sal e ervas, mas sem espessantes, gomas ou emulsificantes. Prefira sorvetes com nada além de leite, frutas, cacau ou outros sabo-

res naturais, e adoçantes seguros como fruta-dos-monges ou stevia (mais tarde entrarei em mais detalhes sobre os adoçantes seguros que não prejudicam a flora intestinal e não causam ganho de peso), ou faça seu próprio sorvete. (Ensinarei um atalho para preparar sorvete sem precisar de aditivos nocivos.)

- **Prefira alimentos orgânicos.** Sempre que possível e for permitido pelo seu orçamento, escolha alimentos orgânicos. É mais raro que legumes, verduras e frutas orgânicos apresentem herbicidas e pesticidas que, mesmo em pequenas quantidades, podem causar efeitos nocivos na flora intestinal – sem mencionar os efeitos nos nossos sistemas endócrino e hormonal. Consumir alimentos orgânicos também significa minimizar a exposição ao glifosato, o herbicida com propriedade antibiótica presente em alimentos geneticamente modificados, como milho e soja. A preferência por orgânicos é especialmente importante se você costuma consumir a casca ou a parte exterior dos alimentos, como frutas vermelhas ou maçãs, mas menos importante se a casca for descartada, como acontece com bananas e abacates. Também prefira carnes orgânicas sempre que possível, a fim de evitar os resíduos de antibióticos que costumam ser encontrados em galinhas, vacas, porcos e peixes criados de forma convencional.
- **Beba água filtrada.** A água do sistema de abastecimento é tratada com cloro (ou pior, com cloramina, que não sai quando a água é fervida) e fluoreto; ambos apresentam efeitos adversos na mucosa do intestino. Um sistema de filtragem por carvão ou osmose reversa pode remover a maior parte dos agentes contaminantes da água. Hoje em dia, jarros e aparelhos com filtro expandiram sua lista de elementos filtrados e se tornaram uma escolha viável.
- **Evite ou diminua o consumo de trigo e grãos.** Podemos afirmar com confiança, levando em consideração pesquisas científicas recentes, que a proteína gliadina do trigo e as proteínas correspondentes em outros grãos aumentam a permeabilidade intestinal de forma que componentes não digeridos dos alimentos, micróbios e subprodutos tóxicos consigam passar para a corrente sanguínea. Esse é o processo que inicia muitas, se não a maioria, das doenças autoimunes, incluindo a diabetes tipo 1 e a artrite reumatoide. Portanto, o consumo

de trigo e grãos junto com a endotoxemia do SIBO e do SIFO é um processo letal, que abre as portas para várias condições de saúde, em razão da permeabilidade intestinal. A solução? Cortar o trigo e os grãos. (Essa é a mensagem da minha série de livros Barriga de Trigo, que transformou a saúde e a vida de milhões de pessoas.) Fugir do trigo e dos grãos (uma lista que inclui centeio, cevada, milho, aveia, painço, sorgo e arroz, além da soja) também diminui demais a sua exposição ao glifosato.

- **Pegue leve com o álcool.** Bebidas alcoólicas são complicadas: há componentes bons (polifenóis e flavonoides que dão cor e sabor) e ruins (álcool e açúcar) que cultivam espécies bacterianas nocivas, mas especialmente o supercrescimento fúngico.

- **Pare de tomar AINEs e medicamentos inibidores de acidez estomacal.** Comece desafiando seu médico a ajudá-lo nessa tarefa. Infelizmente, mais de 90% dos médicos não serão de grande ajuda, alegando que você não pode parar de tomar esses remédios depois de começar o tratamento. Isso não é verdade. As estratégias básicas articuladas neste livro podem ser suficientes para permitir que muitas pessoas, se não a maioria, evitem ingerir anti-inflamatórios não esteroides como ibuprofeno e naproxeno. Abandonar medicamentos inibidores de acidez estomacal, como o pantoprazol e o omeprazol, pode ser mais complicado, porém não impossível, e vai exigir que você e o médico explorem questões como hipocloridria (baixa acidez estomacal), SIBO e outros fatores.

Se essa lista parece desanimadora, lembre-se de que o retorno para alimentos reais e integrais é fundamental. Sempre que possível, prefira alimentos em seu estado original, como ovos, carnes, legumes, verduras e frutas, em vez de alimentos processados que vêm acompanhados de rótulos listando dezenas de aditivos, emulsificantes, espessantes, adoçantes e outras substâncias químicas.

Você também deve, é claro, minimizar sua exposição a antibióticos, aceitando uma prescrição apenas quando for realmente necessária. Se você foi exposto a algum vírus respiratório como o da gripe ou de um resfriado comum, por exemplo, receber uma receita "só para o caso" de a sua situação se converter em uma infecção bacteriana *não* é um bom motivo para tomar antibióticos. Sem dúvida, eles são benéficos em situações específicas, mas encare esses medicamentos como um mal necessário ocasional, sempre questionando sua necessidade.

Um cenário complicado de fatores dizimou o microbioma dos humanos modernos. Nem todos já foram identificados. No entanto, se você seguir essa pequena lista, terá eliminado ou reduzido os piores. Apenas então podemos começar a cogitar plantar as sementes dos micróbios dos quais você foi privado, ao mesmo tempo que eliminamos ou reduzimos os responsáveis por seu ganho de peso, seu aumento de pressão arterial ou seus abalos emocionais e na saúde mental.

## PLANTE AS SEMENTES

A melhor forma de começar a plantação no trato gastrointestinal é ter nascido por parto natural, sido amamentado pelos dois primeiros anos de vida e exposto a uma mãe e uma família com microbiomas ricos e saudáveis. Infelizmente, não podemos desfazer as consequências de decisões tomadas no começo da vida e muitos outros fatores do passado. Em vez disso, vamos nos concentrar nas práticas que podemos executar agora para replantar o seu microbioma.

Probióticos e alimentos fermentados são a base do plano de replantio. Vamos encarar o mundo dos probióticos primeiro.

Probióticos industrializados são produtos que contêm coleções de micróbios vivos aparentemente benéficos. Eles costumam ser vendidos em cápsulas, contêm de milhões a bilhões de micróbios, ou unidades formadoras de colônias (UFCs). (Uma bactéria viva equivale a 1 UFC na linguagem da microbiologia.) Embora a maioria dos micróbios presentes em fórmulas de probióticos industrializados seja de bactérias, espécies fúngicas como a *Saccharomyces boulardii* são incluídas em alguns produtos disponíveis. Certos probióticos oferecem micróbios formadores de esporos ou que podem ser encontrados no solo.

Infelizmente, ainda estamos na idade das trevas quando se trata de fórmulas probióticas industrializadas. A maioria dos produtos apresenta uma coleção aleatória de espécies que podem ser benéficas, mas suas fórmulas não são projetadas visando a um objetivo definido. A maioria das formulações no mercado hoje não especifica as cepas que oferece, o que é um enorme equívoco. Simplesmente não é possível saber se um probiótico trará benefícios específicos sem saber as cepas que ele contém. (Veja a seção "Escolha seus amigos com cuidado", na página 164.) Tomar um probiótico sem saber quais cepas estão nele é quase igual a escolher um remédio aleatório para tratar uma enfermidade específica – você pode acabar escolhendo um inibidor de acidez estomacal, um esteroide anti-inflamatório, um antipsicótico ou um agente quimioterápico, porque, sim, as diferenças de efeito entre cepas da mesma espécie podem ser dessa magnitude. Sem essa informação, é pouco provável que você consiga escolher um produto que gere os efeitos desejados.

Há outro dilema essencial nos probióticos industrializados. Se a sua mãe lhe deu, por exemplo, o micróbio *Bifidobacterium infantis* por meio do aleitamento materno, ele passará anos, talvez sua vida inteira, morando no seu trato GI, desde que não seja erradicado sem querer por um tratamento com antibióticos ou outros agentes prejudiciais ao microbioma. Se você tomasse o mesmo microrganismo em um probiótico, ele poderia passar algumas semanas ou meses em seu intestino antes de ir embora – mas por quê? Por que espécies e cepas que chegam ao microbioma como um probiótico não se tornam moradoras a longo prazo ou permanentes da mesma forma que as recebidas por meio da mãe ou do ambiente?

Ninguém sabe a resposta a essa importante pergunta por enquanto. Mas isso significa que, quando você toma um probiótico industrializado, uma espécie ou cepa útil se aloja no intestino e oferece benefícios pelo breve período de algumas horas ou dias em que permanece em você. Um dos nossos objetivos é incentivar a residência de micróbios bons a longo prazo, mas isso nem sempre é possível com probióticos industrializados.

A boa notícia é que, mesmo durante sua rápida passagem, podemos sentir os efeitos benéficos desses micróbios. Mesmo que as bactérias do probiótico que você tomou na segunda-feira estejam no vaso sanitário na quinta, elas causarão uma série de vantagens, entre elas:

- Estimular a produção da mucosa intestinal. Muitas espécies de *Bifidobacterium* são especialistas nisso, ainda mais quando são "alimentadas" com fibras prebióticas que se convertem em ácidos graxos como butirato e propionato, que, por sua vez, acionam uma produção entusiástica de muco pelas paredes intestinais.[1]

- Converter componentes alimentares como flavonoides e polifenóis (fitonutrientes de legumes, verduras e frutas) em metabólitos benéficos.[2]
- Inibir o crescimento de espécies patogênicas.
- Produzir nutrientes, especialmente vitaminas do complexo B, como $B_1$, $B_2$, $B_6$, folato ($B_9$) e $B_{12}$.[3]

Portanto, probióticos industrializados podem oferecer vantagens, embora não tantas quanto você esperaria. Suspeito que as fórmulas probióticas convencionais não ofereçam as espécies e cepas "essenciais" que o Superintestino necessita, isto é, o punhado de micróbios, ausentes do microbioma moderno, que estimulam a proliferação de outros micróbios benéficos. Prevejo que os probióticos do futuro não serão criados de forma aleatória, na esperança de gerarem benefícios, mas que serão uma coleção planejada com cuidado, com espécies e cepas essenciais que cultivam um ambiente propício à proliferação de centenas de outras espécies e cepas genéticas. Futuras fórmulas podem tirar vantagem daquilo que o Dr. Raul Cano, meu amigo e famoso microbiologista, chama de efeitos da "guilda" ou do "consórcio", nos quais o micróbio A produz um metabólito que ajuda o micróbio B, que por sua vez produz um metabólito que ajuda o micróbio C, que então produz outros benéficos para A e B – eles trabalham juntos e geram maiores benefícios para o hospedeiro. Em outras palavras, se restaurarmos espécies essenciais ou colaborativas, dezenas ou centenas de outras virão. Um número limitado das fórmulas no mercado segue essa orientação (listadas no Anexo A). Portanto, é fácil entender que criar uma lista de espécies essenciais e colaborativas pode ser o Santo Graal da reconstrução da flora intestinal. A plantação da mistura certa de espécies-base talvez ajude a explicar os benefícios extravagantes do transplante de fezes, por exemplo, bem como alguns dos resultados surpreendentemente benéficos dos projetos de fermentação que discutiremos daqui a pouco.

Apesar de novas evidências sugerirem que, de fato, pode ser benéfico acrescentar micróbios formadores de esporos ou que sejam encontrados no solo, ainda não sabemos que papel eles devem ter na reconstrução do microbioma nem se oferecem outras vantagens – sim, há muito marketing por trás deles, mas poucas evidências concretas. Nós sabemos que algumas espécies formadoras de esporos, como a *Bacillus coagulans* (presente na minha receita do iogurte à moda Superintestino contra o SIBO), oferecem muitas vantagens para a saúde, como a redução da dor e do inchaço da artrite, a redução do inchaço abdominal e a recuperação mais rápida depois de exercícios vigorosos, uma vantagem para atletas. Mais tarde, ensinarei você a preparar o iogurte e outros alimentos fermentados com essa espécie.

## ESCOLHA SEUS AMIGOS COM CUIDADO

Você se lembra da questão da especificidade de cepas que discutimos? Vejamos o exemplo da *Escherichia coli*: a *E. coli* ocorre naturalmente no intestino. A maioria de seus amigos e parentes tem *E. coli*. Até aquele cara ou aquela moça legal do trabalho em quem você está de olho têm *E. coli*. Mas basta consumir uma folha de alface contaminada com *E. coli* do estrume de uma vaca no pasto vizinho à horta para você sofrer de uma diarreia que dura dias, ou até sofrer o risco de morrer de insuficiência renal – é a mesma espécie *E. coli*, porém são cepas diferentes. As diferenças entre cepas de uma única espécie – a especificidade da cepa – literalmente podem fazer a diferença entre vida ou morte.

Essa conversa pode parecer muitíssimo tediosa, porém vai ajudar você a compreender melhor os probióticos e a se tornar capaz de diferenciar micróbios úteis dos menos úteis.

Problema: a maioria dos probióticos industrializados não identifica as cepas bacterianas que oferece. Estudos clínicos mostram que a *Lactobacillus rhamnosus* GG (isto é, a cepa GG), por exemplo, acelera a recuperação da diarreia após tratamento com antibióticos, mas outras cepas da *L. rhamnosus*, não. Isso significa que a grande maioria dos probióticos industrializados que contêm *L. rhamnosus* é praticamente inútil para esse propósito, porque os fabricantes costumam escolher cepas mais baratas, e não as que especificamente geram um benefício, por serem mais caras. É como escolher um vestido ou uma calça em uma loja sem prestar atenção no tamanho, na cor ou no estilo da peça e apenas comprar a primeira coisa aleatória que aparece – você não vai impressionar ninguém com seu senso de moda e talvez nem caiba no vestido ou na calça. Da mesma forma, aceitar uma fórmula de probiótico industrializado sem conhecimento das cepas é uma receita para o desastre.

Como você pode imaginar, ter que escolher entre uma infinidade de cepas complica o mundo dos probióticos. Por isso, tento facilitar a sua vida ao listar no Anexo A alguns produtos industrializados que reconhecem essa questão. Os projetos de fermentação de iogurte também usam apenas cepas específicas para garantir uma probabilidade maior de benefícios. À medida que produtos industrializados melhorarem e incorporarem cepas com efeitos essenciais e colaborativos, por exemplo, produtos melhores e mais eficientes se tornarão disponíveis. Quando críticos fazem declarações como "Ainda não foi provado que probióticos fazem bem à saúde", eles estão corretos em parte – mas é provável que isso mude nos próximos anos. Também entrarei em detalhes sobre como podemos obter vantagens além das oferecidas por probióticos industrializados fermentando espécies e cepas específicas até alcançar números elevados. O uso de métodos modificados de fermentação nos permite obter resultados extravagantes – e o uso proposital de probióticos gera benefícios *extraordinários*, ao contrário do que dizem essas declarações generalizadas.

Precisamos substituir cada espécie e cepa de bactéria que pode ser benéfica? Não, acredito que não. Conforme aprendemos quais são as espécies e cepas essenciais, substituir esses micróbios, que têm funções cruciais para a proliferação e a sobrevivência de outras espécies benéficas, pode ser a solução. Assim como o plâncton no oceano ajuda a sobrevivência de outras criaturas marinhas, desde águas-vivas até baleias, as espécies bacterianas benéficas no seu ecossistema intestinal ajudam vários micróbios. A *Bifidobacterium infantis* nos recém-nascidos é um bom exemplo disso. Se a *B. infantis* for passada de mãe para filho, a criança tem mais capacidade de metabolizar os oligossacarídeos (açúcares) no leite materno, os quais, por sua vez, nutrem outras espécies bacterianas no microbioma da criança.[4] Sem a *B. infantis*, a capacidade de digerir os componentes do leite materno é prejudicada, uma vez que menos espécies benéficas sobrevivem. Substituir ou restaurar espécies essenciais como a *B. infantis*, portanto, é preferível a uma abordagem impulsiva sobre os probióticos.

Nós ainda não temos uma lista completa de todas as espécies essenciais que, com sua mera presença, ajudam toda a rede complexa de espécies do microbioma e, assim, nossa saúde. No entanto, levando em consideração as informações atuais, listo as seguintes espécies e cepas como as mais importantes, segundo sugerido por evidências:[5, 6, 7, 8, 9, 10, 11, 12, 13, 14]

- *Bifidobacterium infantis* ATCC 15697, M-63 e ECV001.
- *Lactobacillus reuteri* DSM 17938, ATCC PTA 6475 e NCIMB 30242.
- *Lactobacillus gasseri* – várias cepas, incluindo BNR17 e CP2305.
- *Lactobacillus rhamnosus* GG e HN001.
- *Lactobacillus plantarum* 299v e P-F.
- *Faecalibacterium prausnitzii* A2-165 e L2-6. Essa espécie é responsável por até 25% de toda a produção intestinal de butirato, que gera benefícios para a saúde do hospedeiro humano.
- *Bifidobacterium longum* BB536.
- *Akkermansia muciniphila* ATCC BAA-835.
- *Bacillus coagulans* GBI-30,6086 e MTCC 5856. A presença desse micróbio ajuda a proliferação de outras cepas saudáveis, incluindo a *F. prausnitzii*. Essas cepas não são incluídas na maioria dos probióticos industrializados.

Essa não é uma lista completa, mas um trabalho em progresso. Trocar espécies essenciais é uma estratégia melhor do que tentar obter todas as cepas bacterianas que apresentam benefícios. Em outras palavras, ao cultivar espécies essenciais, elas se tornam o "fazendeiro" que ajuda a manter dezenas, talvez centenas de espécies benéficas.

Não há necessidade de decorar essa lista nem de tentar restaurar cada uma das cepas presentes nela, porque vou compartilhar os nomes dos probióticos industrializados que incluem algumas dessas espécies e cepas e ensinar você a fermentar iogurte e outros alimentos com elas.

Por quanto tempo você deve tomar um probiótico industrializado? Afinal, eles são caros. Ninguém tem uma resposta definitiva, mas a minha opinião é que probióticos industrializados são úteis no começo do tratamento e até você sentir alívio das condições que lhe causam incômodo e dos sinais que observa, como inchaço, diarreia, erupções cutâneas ou níveis de hidrogênio expirado. Continuar a tomar um probiótico não faz mal, mas é possível obter benefícios semelhantes ou superiores ao seguir outras estratégias que menciono, como incluir alimentos fermentados na rotina diária, acrescentar fibras prebióticas à alimentação com frequência e preparar vários iogurtes para substituir espécies bacterianas importantes.

---

Alimentos fermentados são outra forma de "plantar" micróbios saudáveis no trato GI. Apesar de alimentos fermentados sofrerem dos mesmos desafios que a maioria dos produtos probióticos industrializados, no sentido de que espécies e cepas úteis não permanecem no trato GI humano por muito tempo, ainda há vantagens em consumi-los. Os humanos fermentam alimentos há séculos, como uma técnica capaz de melhorar o sabor e o valor nutricional da comida, além de prevenir que se estraguem: *prosciutto* na Itália, azeitonas na Grécia, *gochujang* na Coreia, *umeboshi* no Japão, entre muitos outros, feitos de acordo com receitas que passam de geração em geração. Para os propósitos atuais, estamos mais interessados na fermentação microbiana que gera o conservante natural ácido láctico, não a fermentação fúngica que converte açúcar em álcool, como ocorre em cervejas e vinhos (a filtragem costuma remover micróbios de bebidas alcoólicas). Produtos com grãos fermentados, como pão *sourdough*, são assados, o que elimina quaisquer micróbios potencialmente benéficos. Nosso interesse é em alimentos fermentados que geram micróbios vivos que, ao serem ingeridos, provocam efeitos benéficos durante sua breve aventura pelo trato GI humano.

Alimentos fermentados são tão ricos e variados quanto a substância inicial, a fermentação de centenas de micróbios diferentes, e as condições nas quais o alimento é fermentado. Devorar alimentos como kimchi, kombucha, chucrute tradicional, picles fermentados, kefir, iogurte, legumes fermentados em casa e os vários alimentos fermentados tradicionais de várias culturas ao redor do mundo é outra forma de aumentar a ingestão de espécies de *Lactobacillus, Bifidobacterium, Pediococcus* e *Leuconostoc*, bem como espécies fúngicas amigáveis (especialmente no kefir e no kombucha). Enquanto algumas pessoas têm como hobby fermentar vegetais como rabanetes, aspargos, pepinos e beterrabas – quase todo alimento pode ser fermentado – e preparar o próprio kefir, kombucha ou iogurte, também há cada vez mais opções desses produtos disponíveis no mercado. Apenas certifique-se de que os rótulos anunciem "culturas vivas", "vivas e ativas", "fermentado" ou qualquer outra indicação da presença de micróbios vivos. Picles na salmoura ou no vinagre, como outros produtos esterilizados por calor para ter a validade ampliada, não contêm culturas microbianas vivas. Um sinal de que as bactérias estão vivas: um líquido turvo, leitoso, indica uma multidão delas. E, sim, você pode tomá-lo depois que os picles ou o chucrute forem ingeridos.

---

## PROBIÓTICO *VERSUS* PREBIÓTICO: UM COME, E O OUTRO É COMIDO

Às vezes as pessoas se confundem com a terminologia de probióticos e prebióticos, mas essa é uma questão bem simples.

*Probióticos* são os micróbios em si. Eles são criaturas microscópicas que aparentemente exercem efeitos benéficos no hospedeiro humano. *Lactobacillus* e *Bifidobacterium* são os grupos mais comuns de bactérias que chamamos de probióticos. Eles "comem" – incorporam e metabolizam – os prebióticos que você ingere como parte da sua alimentação.

*Prebióticos* são os componentes nutricionais das plantas que os micróbios consomem e processam. Eles incluem várias fibras como a inulina, os galacto-oligossacarídeos da lentilha e do feijão, e açúcares como a lactose nos laticínios. Ao contrário dos seres humanos, os micróbios não convertem seus alimentos prebióticos em material fecal, mas os transformam em metabólitos, que são importantes para a saúde humana, como o ácido graxo butirato e vitaminas como o folato $(B_9)$ e a $B_{12}$.

Mais adiante, entrarei em detalhes sobre as fibras prebióticas, que são um tema muito importante.

---

Como a composição microbiana dos produtos fermentados depende da espécie presente na massa-mãe (os micróbios na superfície de um legume ou a mistura de bactérias e fungos em uma porção de kefir), não é possível ser específico em relação às espécies e cepas que usamos. Esses alimentos apresentam uma variedade de micróbios, presentes na casa dos bilhões, quando não dos trilhões.[15] As espécies presentes nos alimentos fermentados que costumamos comer passam apenas alguns dias ou semanas no nosso intestino; às vezes elas passam pelo trato GI em questão de horas. Mesmo assim, os micróbios de alimentos fermentados podem oferecer benefícios semelhantes aos de probióticos industrializados, como proteção contra patógenos como *Salmonella*, produção de vitaminas e metabólitos benéficos, e conversão de nutrientes inativos em formas ativas.

As evidências que mostram que alimentos fermentados melhoram a saúde humana são limitadas, mas sugerem que há uma melhora na constipação, uma diminuição no risco de desenvolver diabetes tipo 2, uma redução nos marcadores de inflamação e um efeito modesto na prevenção do ganho de peso.[16, 17] A grande variedade de micróbios no kefir, em particular, pode até oferecer certa proteção contra a proliferação de Enterobacteriaceae, a família de bactérias prevalente no SIBO.[18]

---

## BENEFÍCIOS EM DOBRO

Nas receitas de iogurte com espécies e cepas específicas de bactérias que ensino a preparar adiante, introduzo mudanças específicas no processo tradicional de fermentação responsáveis por gerar efeitos muito mais abrangentes do que você esperaria. Vou explicar.

É como naquela pegadinha: "Você prefere ter 1 milhão de dólares ou uma moeda de 1 centavo que dobra de valor todos os dias por um mês?"

O mais comum é escolher 1 milhão de dólares. No entanto, a moeda que dobra de valor todos os dias – 1 centavo, 2 centavos, 4 centavos, 8 centavos, nada muito empolgante no começo – acaba se transformando em 5 milhões! Para ser mais exato, 5.368.709,12 depois de 30 dias. É difícil de acreditar, mas esse é o poder de dobrar valores, ou, como chamam no mercado financeiro, dos "juros compostos". Nós aplicamos esse princípio na produção dos iogurtes para obter uma quantidade imensa de bactérias que geram benefícios ainda maiores para a saúde.

Em um gráfico, o aumento do dinheiro que começa com a moeda de 1 centavo fica assim:

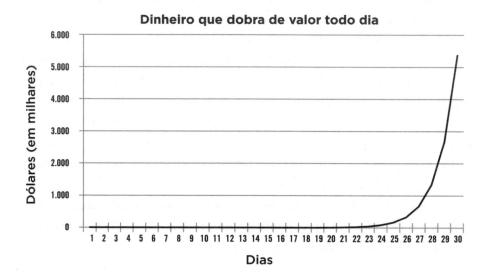

Dá para ver que o aumento no valor é trivial até o 25º ou 26º dia, mas então o crescimento explode, com aumentos imensos nos últimos dias.

O mesmo fenômeno matemático se aplica à reprodução bacteriana: quanto mais tempo passa, maior o aumento na quantidade de bactérias: uma, duas, quatro, oito... (Bactérias se reproduzem com uma bactéria se tornando duas, duas se tornando quatro e assim por diante. Para manter a explicação simples, partimos do princípio de que bactérias não morrem. Isso não é verdade, é claro, mas o princípio básico do aumento da quantidade com o tempo continua sendo aplicável.)

A *L. reuteri*, a espécie bacteriana que usamos no preparo do iogurte fermentado de alta potência, dobra a cada três horas a 37°C. Se você trocar "Dias", no eixo x, por incrementos de três horas (isto é, 12 duplicações em 36 horas), encontrará o gráfico do tempo de duplicação das bactérias. Pela trajetória dessa curva, é possível concluir o seguinte:

- Há pouquíssimo aumento na quantidade de bactérias durante as primeiras 30 horas de fermentação, o período ao longo da parte horizontal da curva. (A 30ª hora com a *L. reuteri* coincide com o 25º dia do dinheiro.)
- Há um crescimento explosivo na quantidade de bactérias a partir da 30ª hora, com os maiores aumentos ocorrendo entre a 30ª e a 36ª hora.

Isso significa que fabricantes de iogurte industrializado, que costumam fermentar por apenas quatro horas (uma duplicação) para acelerar a produção, e produtores de iogurte caseiro, que geralmente fermentam por 12 horas (quatro duplicações), alcançam uma quantidade mínima de bactérias. Nós os fermentamos por um mínimo de 30 horas, de preferência 36, para alcançar os valores maiores que desejamos, que geram efeitos biológicos vigorosos. Esse fenômeno de duplicação explica por que os iogurtes que compramos no supermercado não oferecem quase nenhum benefício para a saúde: os períodos rápidos de fermentação e as espécies microbianas que geram poucas vantagens não apresentam efeitos expressivos. E também explica por que iogurtes industrializados quase sempre precisam da adição de espessantes sintéticos, como goma xantana ou gelana, a fim de gerar um produto mais espesso, porque há poucas bactérias e um valor mínimo de metabólitos bacterianos, que naturalmente engrossam o leite durante a fermentação.

E por que não fermentamos por mais de 36 horas? Em algum momento, as fontes disponíveis (lactose, fibras prebióticas, etc.) para os micróbios se exaurem, e a diminuição da população ultrapassa a duplicação. Eu e minha equipe executamos estudos de citometria de fluxo para determinar a quantidade de bactérias e o valor parece se estabilizar após 36 horas, ou mais, e o ritmo da diminuição da população supera o da reprodução. Um tempo maior de fermentação também aumenta o risco de contaminação fúngica, porque os fungos no ar e em utensílios inevitavelmente contaminam o iogurte, se houver oportunidade. Após 36 horas, nós medimos quantidades de 200 bilhões a 260 bilhões de bactérias no iogurte de *L. reuteri* a cada porção de meia xícara – um valor muito maior do que o apresentado em probióticos industrializados e suficiente para gerar muitos benefícios.

Ao usar meu método especial de tempo prolongado de fermentação com o acréscimo de fibras prebióticas nos iogurtes, você não apenas cultivará centenas de bilhões de bactérias que geram benefícios reais e expressivos para a saúde, mas também poderá se deliciar com um produto mais espesso, encorpado e saboroso, que fica ótimo acompanhado por um punhado de frutas vermelhas, sem precisar de espessantes industrializados.

---

## EM DEFESA DO APODRECIMENTO

Por toda a história da humanidade, se você matasse um animal e removesse sua carne e seus órgãos, se encontrasse um arbusto de frutas selvagens ou conseguisse tirar um pouco de leite das glândulas mamárias de uma cabra, deixaria o alimento fermentando para evitar que ele se tornasse não comestível ou venenoso depois de estragar.

A fermentação é o apodrecimento controlado: a produção de ácido láctico por bactérias, a produção de etanol por fungos. Pessoas primitivas enterravam carne, peixe e ovos no chão e deixavam que fermentassem, removendo-os semanas ou meses depois, quando a comida fresca se tornava escassa. Elas armazenavam o leite no estômago do animal que tinham matado, deixando que a renina estomacal (uma enzima produzida pela parede do estômago) ajudasse a fermentação em queijo, ou enterravam urnas cheias de suco de uva, que eram recuperadas meses depois na forma de vinho. O apodrecimento controlado faz parte da experiência humana há milhares de gerações.

Então veio a refrigeração. No começo era apenas um progresso industrial, mas em 1927 a refrigeração se tornou disponível para o público e, pouco depois, ganhou um grande impulso quando a Frigidaire desenvolveu o gás refrigerante freon. A refrigeração popularizou a ideia de sempre ter alimentos frescos à mão, ao passo que demonizava alimentos fermentados e, portanto, cheios de micróbios. Em menos de um século, a longa prática de consumir alimentos repletos de bactérias e fungos essencialmente acabou em muitos países ocidentais.

A refrigeração permitia que os alimentos fossem guardados por longos períodos, atrasando a fermentação. As pessoas passaram a encarar alimentos fermentados com desconfiança, porque eles pareciam a um passo de estarem podres (as exceções sendo produtos de fermentação fúngica, como cerveja e vinho). A maioria das pessoas, ao ver o líquido turvo e gosmento que as bactérias produzem quando legumes são submersos em água e sal, por exemplo, imediatamente jogavam tudo no lixo, sem reconhecer aquilo como um alimento comestível e saudável. Como resultado desse desdém alastrado por alimentos fermentados, nossa ingestão de bactérias e fungos amigáveis caiu para quase nada. Até alimentos fermentados modernos comuns, como o iogurte, contêm uma quantidade mínima de bactérias, se é que existe alguma, porque o processo de fermentação é abreviado para acelerar a produção. Além disso, alimentos tradicionalmente fermentados, como picles e chucrute, não são mais fermentados de verdade, sendo apenas engarrafados em salmouras e vinagre, sem bactérias nem fungos na mistura.

Com o fracasso de quase um século em consumir alimentos fermentados cheios de bactérias e fungos, ao lado de outros fatores modernos que causam distúrbios na flora intestinal, encontramos uma forma certeira de criar disbiose – a alteração em massa da flora intestinal e a ampla coleção de condições de saúde que resulta disso.

Parte da solução é voltar a consumir os alimentos que os seres humanos passaram milênios ingerindo, antes de a refrigeração nos deixar com nojo da fermentação. Portanto, vou explicar como você pode fermentar seus próprios legumes e outros alimentos, preparar iogurtes com altas quantidades de bactérias e comprar alimentos que já estejam fermentados e vivos.

## SUCESSO DO SUPERINTESTINO:
### Michael, 59 anos, Colorado

"Notei vários benefícios nos últimos meses em que venho tomando os dois iogurtes que preparei com *L. gasseri* BNR-17 e *B. coagulans* GBI-30,6086, aos 59 anos.

Meus treinos melhoraram muito. Por vários anos, eu me esforcei bastante para levantar pesos três vezes por semana. Nos últimos 10 anos, basicamente só mantive intactos minha força e meu condicionamento. Depois de um período de nove semanas consumindo os dois iogurtes novos, senti um aumento de pelo menos 10% na força da parte superior do corpo. Por exemplo, meu supino aumentou de 100 para 110 quilos, ou mais. Também ganhei entre 1 e 2 quilos de massa magra sem mudar a dieta nem a ingestão de calorias.

Notei um aumento expressivo em minha resistência quando esquio. Pratico esqui em estilo livre há muitos anos. Desde que me lembro, minhas pernas ficavam fracas de dor, pelo acúmulo de ácido láctico, depois de sete ou oito voltas. Eu precisava parar e caía com mais frequência, até acabar desistindo após nove ou dez voltas. Recentemente, com os iogurtes, esquiei por onze voltas sem parar, sem me sentir fraco nem sentir dor por causa do ácido láctico.

Recentemente conduzi um experimento improvisado em mim mesmo. Passei sete dias, em uma viagem a trabalho, sem os iogurtes. Em vez disso, tomei pequenas doses das cápsulas de cada probiótico – 1 milhão de UFCs ou menos em cada uma. Achei que isso seria o suficiente para me manter por uma semana sem iogurtes. Infelizmente, não foi. Passados dois dias, eu senti como se tivesse envelhecido: minha energia diminuiu muito, especialmente no fim do dia, meu corpo ficou dolorido e duro, e fiquei mal-humorado. Quando voltei da viagem, retomei o consumo dos iogurtes na mesma hora. Depois de um dia e meio, eu me sentia como antes. No futuro, vou levar os iogurtes na mala.

Apesar de eu não ter sintomas muito marcantes de SIBO/SIFO além de um leve inchaço após as refeições, o aparelho AIRE sempre dava resultado 10 quando o usava. Comecei o esquema de suplementos antifúngicos e antibacterianos como você sugeriu. Desde então, notei que alguns problemas chatos que eu tinha havia anos desapareceram: inchaço, rosácea, blefarite e um pouco de fungo nas unhas dos pés."

## REGUE E FERTILIZE A SUA "HORTA"

Já conversamos sobre como preparar o solo para montar uma horta, sobre como plantamos as sementes dos probióticos e dos alimentos fermentados. Agora vamos falar sobre o equivalente a regar e fertilizar a horta.

Boa parte dessa conversa gira em torno de fibras. Os seres humanos simplesmente não possuem as enzimas digestivas necessárias para transformar as fibras de legumes, cogumelos, cereais, nozes e frutas em açúcares. Talvez você não saiba, mas as fibras são uma forma de açúcar: uma longa cadeia de moléculas de açúcar. Ao contrário dos humanos, as bactérias possuem as enzimas necessárias para metabolizar as muitas formas de fibra (a exceção é a fibra de celulose, que é um componente estrutural das plantas; poucas bactérias no nosso microbioma conseguem digerir esse tipo de fibra, ao contrário dos animais de pasto, como vacas, cavalos e cabras). Você pode até ser capaz de navegar pela internet, declarar seu imposto de renda ou fazer cálculos de trigonometria com seu filho adolescente – mas digerir fibras está além de sua capacidade.

Bactérias adoram consumir fibras. Esse é um exemplo maravilhoso da interdependência entre humanos e bactérias: alimente seu microbioma com as fibras de que ele necessita, e seus parceiros microbianos as converterão nos nutrientes e metabólitos de que você e seu trato intestinal precisam. Também é um reflexo da necessidade humana básica de matéria vegetal. Apesar de haver dietas da moda que reduzem ou cortam o consumo de legumes, verduras e frutas, a verdade é que as suas bactérias não sobrevivem à base de uma dieta apenas animal. Se você negligenciar a ingestão das fibras que alimentam as bactérias, coisas estranhas acontecem, como discutiremos. Portanto, fibras digeríveis por bactérias são chamadas de "prebióticas". Elas são essenciais, e, sem elas, você não terá uma coleção de micróbios saudáveis.

Sendo assim, um microbioma saudável exige fibras prebióticas, que podem ser ingeridas, porém não digeridas, por seres humanos. Elas são cruciais para o sucesso da saúde e mais importantes do que os probióticos a longo prazo. As fibras prebióticas não apenas ajudam espécies de bactérias benéficas a proliferarem como também oferecem a nutrição necessária para bactérias produzirem ácidos graxos saudáveis e outros metabólitos que nutrem e ajudam a parede intestinal.

Como mencionado, quando negligenciamos o consumo de fibras prebióticas, como faz a maioria dos americanos, o revestimento de muco do trato gastrointestinal se afina, abrindo a porta para inflamações intestinais, doenças autoimunes e mudanças nocivas às populações da flora intestinal. Uma alimentação sem fibras prebióticas aciona mudanças na composição do microbioma que nem sempre podem ser revertidas apenas ao se voltar a consumi-las; são mudanças tão profundas que podem até ser passadas para descendentes.[19, 20] Portanto, é essencial permanecer atento à ingestão de fibras prebióticas, que nos ensinam novas lições sobre como construir uma alimentação humana saudável. (Veja a seção a seguir: "Greve de fome contra as bactérias".)

Pessoas que seguem o estilo de vida caçador-coletor costumam ingerir 100 gramas ou mais de fibras prebióticas por dia, que vêm de raízes e tubérculos que removem do solo. A pessoa moderna média consome até 12 gramas de fibra por dia, dos quais 5 a 8 gramas são de fibras prebióticas. Os maiores benefícios surgem com o consumo de 20 gramas ou mais de fibras prebióticas por dia. (Ainda não foi demonstrado que precisamos imitar a ingestão de caçadores-coletores e ingerir 100 gramas ou mais.) Ao consumir essa quantidade de fibras, você não apenas contribui para a manutenção de uma mucosa intestinal saudável como também pode começar a observar os benefícios para a saúde de quantidades generosas do butirato produzido por bactérias, um ácido graxo que oferece maior controle do peso corporal, melhor resposta à insulina, diminuição da glicose e da pressão arterial, menos triglicerídeos no sangue e menor potencial de desenvolver gordura no fígado.[21, 22] O que é melhor: alcançar uma pressão arterial normal tomando dois ou três medicamentos com esse objetivo e vários efeitos colaterais ou normalizar a pressão arterial ao cultivar bactérias intestinais saudáveis com nenhum efeito colateral, apenas vantagens?

## GREVE DE FOME CONTRA AS BACTÉRIAS

É uma realidade peculiar do comportamento humano.

As orientações alimentares "oficiais", como os guias alimentares do Ministério da Saúde de muitos países, que defendem a restrição do consumo de gordura e o aumento do consumo de grãos cereais, são um fracasso absoluto – até certo grau, elas são responsáveis pelas epidemias modernas de obesidade, diabetes tipo 2, gordura no fígado e doenças autoimunes. Por isso, muitas pessoas as rejeitam e seguem para o extremo oposto, eliminando todos os carboidratos. Não resta dúvida de que, para desfazer nosso desastre alimentar moderno, faz sentido diminuir o consumo de carboidratos, especialmente açúcares e grãos cereais (integrais ou brancos – praticamente não há diferença entre o potencial glicêmico ou os muitos outros efeitos dos dois), porém *cortar* carboidratos é uma péssima ideia. Ainda assim, milhões de pessoas abraçaram dietas cetogênicas, carnívoras ou outras variações do low-carb. (Quando a ingestão de carboidratos é reduzida para cerca de 10 gramas por refeição, o metabolismo das reservas de gordura causa a liberação de subprodutos chamados corpos cetônicos, e é daí que vem o nome "dieta cetogênica".)

Como as fibras prebióticas que nutrem os micróbios vêm apenas de plantas – não existem fontes animais de fibras prebióticas (tirando o consumo do conteúdo de estômago e intestinos crus) –, cortar o consumo de matéria vegetal também causa problemas. Algumas pessoas sabem disso e permanecem ingerindo fontes de fibras prebióticas low-carb, como aspargos, alho e alho-poró, mas elas são a exceção. A maioria dos adeptos dessas dietas extremadas come apenas hortaliças sem muito amido, como espinafre, couve e brócolis, com porções generosas de carne bovina, de porco, frango e peixe, ignorantes da injustiça que estão infligindo a seus micróbios intestinais.

O que acontece quando você segue alguma dessas dietas low-carb rígidas sem manter uma ingestão generosa das fibras que nutrem esses micróbios? Além da degradação da mucosa, que expliquei no Capítulo 5, com muitos dados científicos para nos guiar, sabemos que cortar carboidratos sem manter a ingestão de fibras prebióticas comprovadamente apresenta as seguintes consequências:[23, 24, 25, 26, 27, 28, 29]

- Reduz a diversidade de espécies bacterianas. As pessoas mais saudáveis apresentam uma diversidade mais ampla, isto é, mais variedade de espécies de bactérias, ao passo que as pessoas menos saudáveis têm menos diversidade, com a proliferação de espécies indesejáveis, especialmente micróbios fecais de Enterobacteriaceae como *E. coli, Salmonella* e *Desulfovibrio*, este último bastante nocivo, causando inflamações intestinais com níveis elevados de $H_2S$. Se você não alimentar seus micróbios, vai acabar reduzindo suas populações ou perdendo-as por completo.
- Reduz espécies bacterianas aparentemente benéficas, como as de *Prevotella* (presente em abundância nos povos hadza, malawi e ianomâmi), *Bifidobacterium* e *Faecalibacterium prausnitzii*, o mais importante micróbio produtor de butirato intestinal.
- Provoca a proliferação de espécies tolerantes ao ácido biliar, que leva ao aumento da produção de formas potencialmente carcinogênicas de bile (ácidos biliares "secundários" como ácido litocólico e desoxicólico).
- Provoca a superproliferação de espécies bacterianas como as de *Akkermansia*, que consome muco humano na ausência de fibras prebióticas.
- Causa uma produção 50% a 75% menor de butirato intestinal, que nutre a parede intestinal. Menos butirato significa menos proteção contra o câncer de cólon e menos supressão de Enterobacteriaceae.

Nós temos a vantagem de poder consultar várias observações clínicas dos resultados de dietas cetogênicas, porque milhares de crianças com epilepsia foram orientadas a segui-las para reduzir a frequência de convulsões tônico-clônicas, que não reagem bem a medicamentos anticonvulsivos. As dietas cetogênicas são usadas com esse propósito desde a década de 1920 e conseguem reduzir as convulsões em até 50% ou mais – não há dúvida: elas funcionam. Experiências iniciais com crianças infelizmente aumentaram a ingestão de gordura, que é necessária para manter a cetose, com o suplemento de quantidades abundantes de óleo de milho, algo que traz consequências nocivas por si só (por exemplo, o aumento de "vazamentos" intestinais de subprodutos bacterianos e oxidação excessiva ao calor). No entanto, a prática foi abandonada, e as crianças agora obtêm mais gordura de triglicerídeos de cadeia média (TCMs), óleo de coco, carnes com alto teor de gordura, azeite de oliva e manteiga.

Muitas dessas crianças adeptas da dieta cetogênica foram estudadas e observou-se que elas desenvolvem pedras nos rins (algo que raramente acontece com crianças), osteopenia (afinamento dos ossos), distúrbios do crescimento e cardiomiopatias (doenças no músculo cardíaco que podem levar à insuficiência cardíaca).[30, 31] Os mesmos tipos de mudança na flora intestinal ocorrem em crianças e adultos que seguem dietas low-carb rígidas, que podem estar associadas a constipação e aumento do potencial de desenvolver diverticulite.

A ausência de fibras prebióticas provoca comprovadamente a proliferação de espécies bacterianas como *Akkermansia muciniphila*, entre outras, como visto no Capítulo 5, que têm a capacidade especial de existir exclusivamente na mucosa humana. Em outras palavras, ao serem privadas de fibras prebióticas, muitas espécies bacterianas morrem ou têm suas populações reduzidas, ao passo que a *Akkermansia* prospera e superprolifera consumindo muco. Isso faz com que a mucosa dos intestinos se deteriore, permitindo a entrada de bactérias na parede intestinal junto com a inflamação intestinal e o aumento da endotoxemia, que então transmite a inflamação para outras partes do corpo. A ingestão de uma quantidade inadequada de fibras prebióticas costuma se manifestar como níveis elevados de triglicerídeos, aumento da resistência à insulina e glicose alta, e aumento na pressão arterial, mudanças que anulam os efeitos benéficos iniciais de uma dieta low-carb.

Em resumo: claro, limite sua ingestão de carboidratos, especialmente os que mais fazem mal à saúde – trigo, grãos cereais e açúcar. Mas não se esqueça da ingestão de fibras prebióticas para continuar alimentando sua horta de micróbios felizes. (Você encontra uma lista de fontes comuns de fibras prebióticas na Parte IV.)

Não se preocupe. Apesar de tudo isso parecer complicado demais, debateremos como agregar esses conceitos à sua rotina. Vou oferecer um passo a passo com base no conhecimento que temos sobre probióticos, os micróbios dos alimentos fermentados, prebióticos e os projetos de fermentação fascinantes e poderosos para ajudar você a ter uma pele mais macia, rejuvenescer sua aparência e seu ânimo, gostar mais de outras pessoas e se libertar de muitas condições de saúde comuns.

# 10

# O poder do intestino

Antes de entrarmos nos pormenores das quatro semanas do plano Superintestino, vamos nos aprofundar um pouco nos motivos pelos quais muitas estratégias oferecem vantagens reais para a reconstrução de um microbioma saudável. Você já ouviu falar em poder do pensamento e poder de persuasão, então agora vamos nos concentrar no "poder do intestino". Não almejamos objetivos simples como regularidade intestinal ou alívio de queixas comuns como intestino solto ou hemorroidas. Nós buscamos uma saúde magnífica, pele macia, sono profundo, bom humor, mais força – em outras palavras, efeitos que talvez você nunca tenha associado a seu intestino e aos micróbios que ele abriga. Nesta seção, explicarei como podemos usar a alimentação a nosso favor, acrescentar nutrientes essenciais que sumiram da vida moderna e reconstruir uma flora intestinal saudável. Antes de chegarmos a esse ponto, porém, quero usar este capítulo para entrar em detalhes sobre os motivos pelos quais alguns esforços adicionais são importantes.

Talvez você note que os esforços debatidos nesta e na próxima parte do livro nos aproximam da forma como os seres humanos viviam antes de agentes como antibióticos, medicamentos controlados e orientações alimentares interferirem. No plano Superintestino, vamos, na medida do possível no mundo do século XXI, retomar o estilo de vida das culturas primitivas, mas sem tangas e lanças. Fugiremos das comidas que os guias alimentares afirmam serem essenciais para a dieta moderna, mas que nunca fizeram parte da alimentação daqueles que caçavam ou colhiam suas refeições, nossos ancestrais cujos hábitos ajudaram a escrever nosso código genético. Vamos restaurar a vitamina D que as pessoas vivendo ao ar livre absorviam simplesmente ao expor grandes superfícies da pele ao sol, aumentando-a com o consumo de órgãos animais, especialmente fígado, além de carnes, peixe, frutos do mar e ovos. Vamos restaurar o ácido graxo ômega-3 que nossos predecessores obtinham ao consumir o cérebro de animais, junto com peixes e frutos do mar, e que podemos absorver com o consumo ocasional de peixe e a ingestão regular de suplementos de óleo de peixe, porque esses tipos de gordura restauram a integridade da parede intestinal e reduzem a endotoxemia. Vamos restaurar as espécies microbianas que as pessoas modernas perderam. Também vamos reverter a situação anormal de que um entre cada três de nós sofre, na qual bactérias e fungos nocivos proliferam e sobem pelo trato GI superior – SIBO e SIFO. Apenas então poderemos começar a acrescentar os supermicróbios magníficos que cultivaremos nas receitas especiais de iogurte que ofereço.

Como nosso microbioma se desviou tanto do caminho certo, apenas seguir uma dieta e práticas saudáveis não é mais suficiente para recuperar o controle de nosso universo microbiano debilitado. Você pode escolher alimentos saudáveis, não fumar tabaco, exercitar-se regularmente, votar em todas as eleições e ainda assim estar no meio de um desastre microbiano que causa urgência intestinal imprevisível ou erupções cutâneas insistentes. As estratégias adicionais discutidas neste capítulo, como suplementar curcumina, berberina, cravo-da-índia e chá-verde, podem ajudar a eliminar a situação anormal que criamos, com uma superabundância de Enterobacteriaceae, a ausência de espécies bacterianas saudáveis e um muco intestinal prejudicado.

Vamos explorar os motivos e os métodos por trás de várias estratégias (sem ordem específica) para você compreender os detalhes do plano Superintestino antes de chegar à próxima parte.

## VITAMINA D

Talvez você já saiba que a maioria das pessoas no mundo tem deficiência de vitamina D como resultado de hábitos modernos, que incluem viver e trabalhar em ambientes fechados e usar roupas que cobrem boa parte da superfície do corpo, limitando a exposição da pele ao sol, que ativa a produção de vitamina D. Apesar de protetores solares serem úteis para evitar queimaduras e danos à pele, seu uso excessivo piora essa deficiência. À medida que envelhecemos, perdemos a capacidade de ativar a produção de vitamina D na pele, especialmente após os 40 anos. Você pode manter um bronzeado aos 65 anos, por exemplo, mas permanecer com uma deficiência extrema. Só é possível obter quantidades mínimas de vitamina D por meio da alimentação. Portanto, precisamos acrescentar um suplemento.

A deficiência de vitamina D já foi associada ao enfraquecimento da barreira de muco intestinal, um efeito mais proeminente nas profundezas do íleo, que prejudica a reação imunológica protetora das células intestinais, faz pender a balança em favor de espécies fecais nocivas de Enterobacteriaceae e permite que micróbios nocivos, como as cepas tóxicas de *Escherichia coli*, subam – o SIBO.[1, 2] Em outras palavras, a deficiência de vitamina D abre caminho para a entrada das bactérias do cólon no intestino delgado. A junção do SIBO com a deficiência de vitamina D é especialmente destrutiva, causando a diminuição da produção de muco, o aumento da permeabilidade intestinal e um aumento expressivo da endotoxemia.[3, 4, 5] Esse é um problema ainda mais importante para pessoas propensas a sofrer de doenças intestinais inflamatórias, colite ulcerativa e doença de Crohn, porque a deficiência de vitamina D amplifica a inflamação intestinal. A correção disso leva a muitos benefícios para a saúde, que incluem a redução da resistência à insulina e a diminuição do risco de desenvolver doenças autoimunes e vários tipos de câncer. A vitamina D também tem um papel crucial em moldar o microbioma.

Portanto, o plano Superintestino conta com a restauração de níveis saudáveis de vitamina D como uma forma de ajudar a restaurar um microbioma saudável e melhorar a saúde de modo geral. Conseguir fazer isso é uma vantagem imensa para a saúde por si só. Já vi pessoas que conseguiram restaurar os níveis de vitamina D no sangue (25-hidroxivitamina D) para o valor que acredito ser o ideal, 60 nanogramas a 70 nanogramas por mililitro, um nível associado aos benefícios máximos e sem nenhuma toxicidade. Para muitos de nós, recuperar a vitamina D não é apenas uma questão de pegar sol por 15 minutos, graças à capacidade reduzida de produzir esse agente com a exposição solar, resultante da intensidade reduzida do sol em climas do hemisfério norte, da capacidade menor de ativar a vitamina D conforme envelhecemos e de outros fatores. Levando em conta nosso estilo de vida moderno, a maioria de nós teria mais sucesso tomando suplementos de vitamina D.

## AZEITE DE OLIVA

Vários benefícios foram associados ao aumento do consumo de azeite de oliva, desde a redução do risco cardiovascular até a redução do risco de contrair algumas formas de câncer e vários tipos de inflamação.

O ácido oleico abrange 70% ou mais dos ácidos graxos no azeite de oliva, uma das fontes mais ricas desse óleo monoinsaturado, que obtemos em quantidades menores por meio de carnes, miúdos, ovos e abacate. Muitos dos benefícios do consumo do azeite vêm da capacidade do ácido oleico de moldar o microbioma.

Agora me acompanhe: o ácido oleico se converte em endocanabinoide oleiletanolamida (OEA), que, por sua vez, aumenta a contagem de *Akkermansia*. A OEA é um dos vários agentes naturais descobertos em pesquisas sobre o tetra-hidrocanabinol, ou THC, o elemento psicoativo na maconha, que levou à explosão do uso de canabidiol (CBD).[6] A OEA é um endocanabinoide sem THC e CBD que regula a inflamação e o gasto de energia, além de exercer efeitos no microbioma. E você lembra que ter mais *Akkermansia* causa efeitos poderosos na redução da resistência à insulina e da glicose. Portanto, faz sentido que um consumo excessivo de azeite de oliva reduza a glicose e todos os outros fenômenos associados com a resistência à insulina, como pressão arterial alta. A ingestão generosa de azeite de oliva gera uma ampla gama de benefícios para a saúde por meio da OEA e de *Akkermansia*, que também ajudam a curar a barreira mucosa e celular intestinal, ao mesmo tempo que ajudam a proliferação de espécies bacterianas saudáveis.

O azeite de oliva extravirgem (mas não do tipo "light") também contém polifenóis como o hidroxitirosol, que ajuda a criar um ambiente mais saudável para a flora intestinal. Os polifenóis do azeite são, na verdade, antibióticos moderadamente potentes contra, por exemplo, *E. coli* e *Salmonella*, os micróbios de Enterobacteriaceae da disbiose e do SIBO.[7, 8, 9]

Os efeitos cultivadores de *Akkermansia* do ácido oleico e os efeitos antibacterianos do hidroxitirosol colocam o azeite de oliva no topo da lista de óleos preferenciais para incluir na dieta em grandes quantidades. O ideal seria incluir quantidades generosas de azeite extravirgem na alimentação diária, usando-o em molhos de salada, ao cozinhar e regando-o sobre vários alimentos. Não se preocupe: é impossível ingerir azeite de oliva demais.

## ÁCIDOS GRAXOS ÔMEGA-3

Os ácidos graxos ômega-3 EPA e DHA são exemplos de nutrientes cuja necessidade está programada em nosso código genético. Sem o ômega-3, você pode morrer de uma síndrome deficitária. Com ômega-3 suficiente, que nossos ancestrais obtinham ao consumir o cérebro de animais, assim como peixes e frutos do mar, você oferece vantagens para a saúde intestinal, assim como protege a saúde cardiovascular e neurológica.

O ômega-3 apresenta o efeito maravilhoso de aumentar a expressão de uma enzima chamada fosfatase alcalina intestinal, que incapacita os lipopolissacarídeos (LPS) tóxicos produzidos por Enterobacteriaceae. Sem os LPS, a endotoxemia é reduzida, explicando por que o ômega-3 foi associado a reduções de inflamações por todo o corpo, em articulações, na pele, no fígado e no cérebro. A alimentação da maioria dos americanos modernos é extremamente deficiente em ácidos graxos ômega-3 e cheia de óleos com alto teor de ômega-6, como o do milho, que *aumenta* a endotoxemia. Além de incapacitar os LPS, o consumo suficiente de ácidos graxos ômega-3 ajuda a reparar a parede intestinal e guiar a flora intestinal para espécies mais saudáveis, inclusive causando a diminuição de Enterobacteriaceae e o aumento nos números de *Akkermansia* e *Bifidobacterium*.[10] Novas evidências sugerem que crianças que ingerem ômega-3 suficiente podem ser parcialmente protegidas dos efeitos prejudiciais dos antibióticos no microbioma.[11]

Em um mundo ideal, nós absorveríamos ômega-3 suficiente ao nos alimentarmos de muitos peixes. No entanto, nosso mundo contaminou os oceanos com mercúrio e outros elementos químicos, então precisamos contar com suplementos de óleo de peixe purificado para obter doses saudáveis de ácidos graxos ômega-3, além de ocasionalmente comer peixe.

# IODO

O iodo é um micromineral de que todos os seres humanos precisam. Assim como a falta de vitamina C causa desintegração das articulações, perda de dentes e feridas abertas na pele – o escorbuto –, uma situação que *só* pode ser remediada com vitamina C e nem o melhor cirurgião ortopédico, dentista ou cirurgião plástico seria capaz de resolver, a deficiência de iodo só pode ser curada com iodo. Pelo menos 20% dos americanos têm deficiência de iodo, mas a quantidade deve ser maior do que isso, uma vez que os parâmetros para esse diagnóstico são ambíguos.

A deficiência de iodo foi um problema de saúde pública imenso no começo do século XX. Antes de 1924, quando a FDA incentivou os fabricantes de sal de mesa a acrescentar iodo ao seu produto, o hipotireoidismo e o bócio (glândulas de tireoide inchadas no pescoço em razão da falta de iodo) eram epidêmicos e costumavam causar infartos do miocárdio, compressão dos vasos sanguíneos do pescoço ou sufocamento pelo colapso das vias aéreas. Se você perguntasse à sua bisavó sobre bócio, ela provavelmente compartilharia histórias de terror envolvendo amigos e vizinhos que faleceram por essa condição. A introdução do sal iodado, portanto, foi encarada como um grande sucesso da saúde pública.

Então pulamos 60 anos para o futuro e, como algumas pessoas se mostraram sensíveis ao sal, a FDA aconselhou os americanos a pararem de salgar tanto a comida, esquecendo que essa era a fonte de iodo para a maioria das pessoas. (Também foi ignorado o fato de que o Guia Alimentar dos Estados Unidos defendia o consumo irrestrito de grãos cereais, que, junto com a proliferação de lanches doces e refrigerantes, *causava* a retenção de sódio por meio da resistência à insulina, o que por sua vez gerava boa parte das dificuldades com o sal.)

Como era de esperar, a deficiência de iodo e o bócio estão voltando com a recomendação para reduzir o consumo de sal, e, com isso, o hipotireoidismo, movimentos peristálticos lentos no intestino e – sim, você adivinhou – o SIBO e o SIFO.[12] Portanto, ensinarei como suplementar o iodo no começo do seu tratamento.

# FLAVONOIDES E POLIFENÓIS

É provável que você já tenha ouvido falar que legumes, verduras e frutas com cores fortes oferecem muitos benefícios para a saúde, que geralmente são atribuídos a vitamina C, fibras e fitonutrientes. Efeitos semelhantes foram observados em bebidas como chá-verde, vinho tinto e café. Eles são ricos em compostos chamados flavonoides e polifenóis, que contribuem para as cores dos alimentos, como o roxo-escuro da berinjela, o amarelo de pimentões e o vermelho do vinho tinto.

Flavonoides e polifenóis foram associados a vários benefícios para a saúde. Até recentemente, era um mistério como esses compostos ofereciam benefícios, porque cerca de 90% ou mais são perdidos na movimentação intestinal e menos de 10% são absorvidos. Agora está claro que muitas das vantagens desses compostos alimentares ocorrem graças a seu efeito na flora intestinal; flavonoides e polifenóis funcionam quase da mesma forma que as fibras prebióticas. Uma relação especial parece existir entre flavonoides, polifenóis e nossa amiga *Akkermansia*, porque a ingestão vigorosa de alimentos com alto teor de flavonoides e polifenóis faz com que essa espécie ganhe força, assim como acontece com a ingestão de azeite de oliva e fibras prebióticas.[13] Talvez esse efeito seja mais intenso com a classe de polifenóis chamada proantocianidinas, oferecida por uvas, romãs, *cranberries* e outras frutas vermelhas.

Os polifenóis no chá-verde, epigalocatequina e galato de epigalocatequina, são especialmente importantes para a saúde intestinal. Eles promovem a proliferação de espécies de bactérias que produzem butirato, que gera tantos benefícios para a saúde, incluindo proteção contra câncer de cólon e redução da glicose no sangue e da pressão arterial.[14] Levando em consideração sua baixa absorção – uma característica que desejamos, porque os mantém no intestino em vez de serem metabolizados e absorvidos –, os polifenóis do chá-verde exercem seus efeitos ao longo de todo o trato GI. As catequinas do chá-verde também se conectam com as proteínas mucinas do muco, fortalecendo a mucosa semilíquida com um gel mais forte, que forma uma barreira mais eficiente contra micróbios e inflamação.[15] Para obter uma mistura de agentes especialmente potente, que ajuda a curar a mucosa intestinal, experimente a receita de chá-verde com cravo-da-índia, na Parte IV. Ela combina os efeitos conectores da mucina nas catequinas do chá-verde com o efeito de engrossar o muco no eugenol do cravo-da-índia e a fibra fruto-oligossacarídeo (FOS) estimulante de *Akkermansia*, um golpe triplo para curar o trato GI. Da mesma forma, qualquer perda de peso causada pelo chá-verde provavelmente pode ser atribuída à sua capacidade de reduzir a endotoxemia ao fortalecer a barreira de muco. O chá-verde é um presente para o intestino e o muco.

Por causa dos benefícios maravilhosos que os flavonoides e polifenóis oferecem à saúde, você os encontrará em demasia nas Receitas do Superintestino.

---

## VOZES DA SUA CABEÇA

Ao contrário de leões, cachorros e peixes, que amplamente reagem a estímulos sensoriais, a maioria dos seres humanos apresenta uma dimensão extra em sua experiência de vida: alguma forma de monólogo interior que acontece na mente. Apesar de ele poder ser, em boa parte, provocado por pessoas e eventos externos, você também conduz esse monólogo consigo mesmo em uma série de imagens, emoções, palavras ou na forma daquilo que o psicólogo Russell Hurlburt, da Universidade de Nevada, chamada de "pensamento não simbolizado", o pensamento sem palavras ou símbolos.

Está cada vez mais claro que, apesar de as bactérias não poderem pensar por você, os micróbios influenciam seu pensamento e suas emoções. Uma das ilustrações mais vívidas disso foi vista na série de experimentos humanos que descrevi no Capítulo 1, na qual pesquisadores injetaram a endotoxina bacteriana LPS em voluntários sem depressão, imediatamente levando essas pessoas a experienciarem todas as sensações associadas à doença, bem como os sinais clássicos no cérebro detectados por ressonância magnética. Conforme você embarca em uma tentativa de erradicar sua Frankenbarriga e matar bactérias e fungos nocivos, talvez precise enfrentar uma enchente de endotoxinas LPS, que causam ansiedade, raiva ou depressão. Tudo isso influencia sua conversa interior – uma pessoa que sofre de depressão terá um monólogo interior diferente do de alguém que não está deprimido –, e os micróbios no trato GI podem influenciar o conteúdo e o tom dessas conversas. Pessoas com depressão apresentam probabilidade maior de remoer pensamentos sobre fraquezas e fracassos pessoais, sensação de inferioridade e impulso de desistir.

Por outro lado, uma das receitas de iogurte que ensinarei inclui cepas das espécies bacterianas *Lactobacillus helveticus* e *Bifidobacterium longum*, que comprovadamente reduzem a sensação de depressão e raiva. O iogurte de *Lactobacillus reuteri* aumenta a sensação de empatia e proximidade com outras pessoas – é menos provável que você suspeite ou desconfie dos outros e que se torne mais crédulo e simpático. É viável supor que o monólogo interior de uma pessoa mude completamente depois que a raiva e a depressão desaparecem e que ela se sinta mais disposta a gostar dos outros e a confiar neles.

Até que ponto conseguimos influenciar nossas conversas interiores? Erradicar o SIBO, por exemplo, reduzindo portanto o fluxo de endotoxinas na corrente sanguínea, pode aliviar a depressão ou talvez diminuir ou acabar com ideações suicidas? Será que a mistura certa de micróbios restaurados é capaz de unir uma família ou acalmar os ânimos de discursos políticos?

Acredito que tudo isso seja possível. Você pode começar bem aqui.

---

## ERVAS E TEMPEROS

Ervas e temperos como orégano, cravo-da-índia, alecrim, gengibre, canela, hortelã e cominho contêm polifenóis que estimulam a proliferação de espécies de *Lactobacillus* e *Bifidobacterium*.[16] Portanto, eles reduzem as chances de SIBO e SIFO ocorrerem e ressurgirem, graças aos efeitos semelhantes ao de fibras prebióticas em espécies benéficas e aos modestos efeitos antibacterianos em Enterobacteriaceae e outras espécies patogênicas do SIBO. É óbvio que os efeitos de ervas e temperos são modestos; caso contrário, todo mundo que comesse um prato de origem italiana ou uma torta de abóbora não teria SIBO ou SIFO – o que está longe de ser verdade. Entretanto, se usados generosamente no contexto de um estilo de vida preocupado com o microbioma, eles melhoram a situação e devem fazer parte dos hábitos culinários a longo prazo. Assim, ofereço receitas que usam esses temperos e ervas úteis em abundância.

O orégano, a canela e o cravo-da-índia se destacam pelas propriedades antifúngicas, eficazes contra uma série de espécies nocivas. Embora os efeitos mais potentes sejam encontrados com o uso de óleos essenciais (que fazem parte do plano de erradicação de SIBO e SIFO), o uso abundante desses temperos e ervas, frescos ou desidratados, pode ajudar a prevenir o supercrescimento fúngico.[17]

O cravo-da-índia se destaca ainda mais pelo potencial de curar o trato GI ao aumentar o muco intestinal. O óleo essencial extraído do cravo-da--índia é formado em sua maioria por um composto chamado eugenol, que comprovadamente aumenta a espessura da mucosa do trato GI. Ele causa esse efeito ao incentivar a proliferação de várias espécies saudáveis da classe Clostridia. (As espécies de Clostridia são um exemplo de como espécies relacionadas podem ser muito diferentes: nesse caso, as benéficas são responsáveis por estimular a produção do muco, ao contrário da *Clostridium difficile*, que causa inflamação severa.)[18]

O óleo de cravo-da-índia é potente e não deve ser consumido diretamente (diluímos óleos essenciais em óleos comestíveis no tratamento contra o SIBO/SIFO, como descrevo no Capítulo 8). No entanto, o cravo-da-índia em pó é fácil de incluir em várias receitas, como bolinhos de laranja com cravo-da-índia e café com especiarias. Também ofereço uma receita simples de chá-verde com cravo-da-índia que contém uma mistura potente de ingredientes que ajudam a curar a mucosa intestinal em qualquer pessoa, com qualquer tipo de inflamação. Você encontra as receitas na Parte IV.


## CAPSAICINA

A capsaicina é o ingrediente presente em pimentas que faz você sair correndo atrás de uma bebida gelada. Esse fenômeno levou a pesquisas que identificaram um receptor termal único no corpo humano, que pode ser enganado pela capsaicina. (Pode até parecer que a sua boca está pegando fogo, mas é claro que não está.)

Por causa dessa característica, a capsaicina é usada com uma variedade de objetivos, como em sprays de pimenta ou como um analgésico tópico para neuralgia pós-herpética. Mas essa substância causa alguns efeitos interessantes e úteis no microbioma.

A capsaicina comprovadamente oferece as seguintes vantagens:[19]

- Reduz as espécies de SIBO. Apesar de não ser poderosa o suficiente para ser usada como um tratamento contra o SIBO, pode ser útil a longo prazo para ajudar a prevenir o SIBO e recaídas após a erradicação.
- Promove a proliferação de várias espécies de Clostridia. Talvez você lembre que as espécies de Clostridia servem como "guardas" do muco intestinal.
- Mais do que dobra a população da espécie essencial *Faecalibacterium prausnitzii*, que é a produtora mais vigorosa de butirato intestinal, que, por sua vez, oferece efeitos benéficos como redução de endotoxemia, glicose no sangue e pressão arterial.
- Reduz o apetite. Esse efeito é mediado pelo peptídeo semelhante a glucagon 1, que se mostrou eficaz na perda de peso.

Você pode obter capsaicina ao criar o hábito de colocar molho de pimenta em ovos fritos, fritadas, fritas com pimenta (receita adiante) e outros pratos. As evidências mais recentes sugerem que 10 miligramas de capsaicina por dia oferecem efeitos positivos para a saúde. O teor de capsaicina nos molhos de pimenta varia de acordo com o tipo de pimenta usado, como habanero ou caiena, e pode estar entre 1 e 7,5 miligramas por colher de sopa do molho líquido. Em geral, quanto mais ardida a pimenta (pontuação mais alta na escala Scoville), maior o teor de capsaicina.[20]

## CURCUMINA

Como já debatemos, a curcumina é o polifenol ativo no tempero chamado cúrcuma. Ele é especial entre as ervas e os temperos populares, no sentido de que funciona mais como um agente antibacteriano e antifúngico do que como uma fibra prebiótica. A curcumina também é comprovadamente eficaz na redução de dores de artrite nos joelhos e nos marcadores sanguíneos de inflamação; porém, como a maioria dos polifenóis, é pouquíssimo absorvida. Como conversamos, a curcumina *não* precisa ser absorvida para exercer seus efeitos benéficos no intestino, onde ela (1) age contra espécies de bactérias e fungos nocivas ao trato GI, e (2) ajuda a reconstruir a barreira intestinal.

Entre as propriedades da curcumina estão:

- Aumento da fosfatase alcalina que incapacita os LPS bacterianos;
- Fortalecimento do muco intestinal;
- Diminuição da penetrabilidade das células intestinais;
- Aumento da produção de peptídeos antimicrobianos.

Essa combinação de benefícios também resulta em níveis menores de LPS no sangue – redução da endotoxemia –, uma observação especialmente importante que explica por que a curcumina reduz a inflamação pelo corpo.[21]

As propriedades únicas da curcumina oferecem vantagens quando usadas como parte dos esforços para erradicar o SIBO e o SIFO e curar a barreira intestinal. Mas há uma questão não resolvida: apesar de todos os benefícios, é seguro tomar suplementos de curcumina a longo prazo fora de um tratamento para erradicar SIBO e SIFO? Ninguém sabe a resposta a essa pergunta por enquanto, então mantemos a curcumina como parte dos cuidados contra SIBO/SIFO e não a tomamos por tempo muito prolongado. Após a utilizarmos no plano Superintestino, passamos a obter os benefícios de fortalecimento da mucosa intestinal da curcumina ao temperar nossa comida com uma fonte menos potente, a cúrcuma.

## BERBERINA

A berberina, extraída de plantas, é usada há muito tempo na medicina chinesa e comprovadamente oferece uma série de benefícios para a saúde, incluindo a redução da glicose no sangue e de marcadores de inflamação. No entanto, como a curcumina, ela é mal absorvida pelo corpo, registrando apenas pequenos aumentos no sangue após sua ingestão. Em outras palavras, a absorção insignificante da berberina sugere que ela permanece no intestino enquanto exerce seus enormes benefícios na flora intestinal e na mucosa intestinal. Assim como a curcumina, as propriedades antibacterianas e antifúngicas da berberina atuam contra espécies comuns do SIBO, incluindo *Staphylococcus*, *Streptococcus*, *Salmonella*, *Klebsiella* e *Pseudomonas*, e espécies do SIFO, como *Candida albicans*, ao mesmo tempo que aumenta a população de *Akkermansia*, que ajuda a melhorar a função da barreira intestinal, eleva a produção de butirato e reduz o nível de endotoxemia bacteriana.[22, 23] A berberina é útil nos esforços para erradicar o SIBO e o SIFO e é um componente de um dos regimes de antibióticos fitoterápicos que usamos no plano Superintestino. Ainda não está claro, no entanto, levando em consideração seus efeitos antimicrobianos, se é seguro consumir a berberina fora de um tratamento de erradicação de SIBO/SIFO.

## CONVOCAÇÃO PARA O COMBATE PELO MICROBIOMA

Não vou mentir: consertar os erros do seu microbioma intestinal pode ser um desafio físico e emocional. Você vai empunhar o equivalente microbiano de uma espada, cortando cabeças e membros, recuperando metros de território que costumava ser seu, mas que agora é dominado por um mestre indisciplinado e caótico.

Espero que agora esteja claro que o monstro interior afeta profundamente a forma como você se sente, sua saúde, seu estado mental, seu monólogo interior e a forma como se sente sobre outras pessoas – praticamente todos os aspectos da vida humana. Espero que você também leve em consideração que muitas pessoas fazem uso de medicamentos controlados – antidepressivos, anti-inflamatórios, analgésicos, remédios para reduzir a glicose no sangue, para amenizar crises comportamentais em crianças com TDAH, para forçar a saída de subprodutos digestivos no vaso sanitário –, álcool e outras substâncias para lidar com as muitas dificuldades de ser humano no século XXI... enquanto ignoram a verdadeira causa por trás dessas dificuldades.

Tenho a esperança de que, como a luz do sol de um novo dia dispersa sombras e vultos assustadores, você e eu também seremos capazes de iluminar os cantos obscuros do microbioma com a luz do dia, bolando estratégias para desfazer essa situação terrível que criamos. Você não precisa se munir de arco e flecha nem passar a rejeitar água encanada, mas queremos restaurar o máximo possível do microbioma dos povos primitivos. Não vamos necessariamente repor as espécies perdidas que agora só estão presentes em caçadores-coletores, mas reconstruiremos um microbioma que seja capaz de suprimir condições como a síndrome do intestino irritável, a fibromialgia e doenças autoimunes, virando o jogo contra a diabetes tipo 2 e a favor da perda de peso, do rejuvenescimento da pele e de voltar 10 ou 20 anos no passado.

A próxima parte do livro entra em detalhes sobre como restaurar a ordem e a razão para essa população de micróbios errantes.

## PARTE IV

# Crie seu próprio Superintestino: um plano de quatro semanas

Organizei o plano Superintestino em quatro semanas por um motivo. Talvez você queira ver resultados em menos tempo, em 10 dias, por exemplo, mas tratamentos intestinais demandam tempo para que os micróbios nocivos morram (e não aterrorizem você com o efeito da redução da população) e para que os saudáveis se "estabeleçam". Eu também gostaria que você se adaptasse bem ao plano e aproveitasse os abundantes benefícios para a saúde que milhares de pessoas já encontraram ao se livrarem de práticas de uma vida inteira que fazem mal ao microbioma, mas isso leva tempo. Também é importante que você siga o plano na ordem apresentada e não pule para as partes que acha mais interessantes. Resista à tentação.

As primeiras três semanas oferecem a base que ajuda a reverter múltiplas condições de saúde. Mas também queremos alcançar benefícios além disso – essa é a parte que começa na quarta semana, quando ensino como os micróbios podem lhe oferecer uma pele mais saudável, acelerar a cicatrização, rejuvenescer seus músculos e sua força, trazer um sono mais revigorante – basicamente fazer você voltar uns 10 ou 20 anos no tempo. Ao adotar essas ideias, acredito de verdade que você pode ter 40 anos pelos próximos 60. (Se você começar o plano Superintestino antes dos 40, como aos 36, por exemplo, será que vai conseguir permanecer com essa idade por 60 anos ou mais? É isso que queremos tornar possível.) Em outras palavras, ao adotar os princípios do plano Superintestino, acredito que você consiga preservar o vigor, a força, a energia e a aparência que tinha na juventude ao longo da meia-idade e da velhice.

Estratégias de como fermentar alimentos serão mais eficientes no contexto de seu microbioma novo e aprimorado. O consumo do iogurte feito com a fermentação de *Bacillus coagulans* para reduzir a dor da artrite no joelho, por exemplo, terá mais efeito se você já tiver adotado mudanças na alimentação, suplementos nutricionais e estratégias básicas para a saúde do microbioma, porque esses esforços iniciais reduzem muito a endotoxemia e a inflamação – apenas o consumo do iogurte, sem as outras estratégias, não renderá os mesmos resultados. Você encontrará efeitos maiores e melhores ao seguir os passos do plano na ordem certa.

Então, sem mais delongas, vamos ao passo a passo de como reconstruir seu Superintestino, o que renderá inúmeras vantagens para a saúde, a perda de peso e o rejuvenescimento, benefícios maravilhosos que surgem quando você vence sua Frankenbarriga.

Começaremos pela primeira semana, quando você prepara o solo para a horta da flora intestinal.

PRIMEIRA SEMANA

# Prepare o solo

## RESUMO

Começamos com a eliminação dos fatores que fazem mal à flora intestinal:

- Evite açúcar e alimentos açucarados.
- Evite adoçantes sintéticos sem calorias como aspartame (e relacionados, como acessulfame, neotame e advantame), sucralose e sacarina.
- Evite agentes emulsificantes, como polissorbato 80 e carboximetilcelulose.
- Escolha alimentos orgânicos sempre que possível.
- Evite todos os produtos com trigo e grãos cereais, e prepare-se para o processo de abstinência de opioides que acompanha essa mudança alimentar.
- Evite ou reduza o uso de medicamentos, incluindo inibidores de acidez estomacal, anti-inflamatórios, antibióticos e estatina para diminuir o colesterol. É claro, consulte seu médico antes de fazer isso ou faça acompanhamento com um profissional bem informado.
- Acrescente os nutrientes essenciais, ausentes nas dietas modernas, que mais impactam o microbioma e a parede intestinal: vitamina D, ácidos graxos ômega-3 do óleo de peixe, iodo e magnésio.
- Tome chá-verde com cravo-da-índia, que reconstrói a saúde da barreira de muco intestinal.

- Comece o esquema de curcumina, com 300 miligramas a 600 miligramas duas vezes por dia, por quatro semanas, para reconstruir a barreira intestinal e enfrentar a disbiose.

Como eu quero que o processo seja prático para você, e não assustador, dividi o plano em fases simples por quatro semanas. Assim, você pode levar sete dias para se acostumar com cada uma, seguindo um planejamento eficiente e completo por todo o período do tratamento.

Na primeira semana, lidamos com todos os agentes que prejudicaram sua flora intestinal ao longo da vida, ou pelo menos os agentes com os quais conseguimos lidar neste momento. Como mencionei, não podemos desfazer certas coisas, como ter nascido por cesariana em vez de pelo canal vaginal, mas podemos cortar todos os adoçantes dietéticos, emulsificantes e fontes de glifosato. Não se preocupe: isso não significa que não possamos usar adoçantes seguros e naturais ou saborear uma tigela de sorvete de menta com chocolate – apenas temos que escolher alternativas que não causem um impacto negativo no microbioma.

Na segunda semana, enfrentamos a questão da dieta, eliminando agentes que incentivam micróbios nocivos e aumentam a permeabilidade intestinal. Introduzimos suplementos nutricionais que ajudam ainda mais o microbioma, fortalecem a mucosa intestinal e reduzem a endotoxemia.

Na terceira semana, nos aprofundamos em aprender como e por que é essencial alimentar o universo microbiano no abdome para que os micróbios certos proliferem e mantenham a ordem.

Na quarta semana, chegamos à fase espetacular e muito divertida de restaurar grandes quantidades de micróbios específicos, que geram vários benefícios. Vamos além das noções básicas de tomar um probiótico e ingerir mais fibras. Ligamos na tomada nossas estratégias para o microbioma, usando métodos únicos para aumentar a quantidade de micróbios que vão repovoar o intestino e gerar efeitos poderosos e inesperados. Se sua experiência for igual à minha e à de muitas outras pessoas que seguiram essas estratégias, você vai se perguntar: "Como eu não sabia disso antes?" No meu caso, por exemplo, passei boa parte da vida adulta sofrendo de insônia crônica: tendo dificuldade para cair no sono, despertando várias vezes durante a madrugada, acordando às quatro da manhã, ficando de olhos arregalados sem conseguir voltar a dormir; esses hábitos significavam que amanhã seria mais um dia em que eu estaria mal-humorado, desconcentrado e cansado, e o processo se repetia noite após noite. Por muitos anos, usei altas doses de melatonina e outras "bengalas", sem saber que cuidar do meu microbioma seria a solução. Com alguns dos iogurtes que ensino a fazer – mas tenha em mente que a questão *não* são os iogurtes; é obter altas quantidades de espécies e cepas microbianas específicas –, durmo nove horas todas as noites, sem acordar, e sempre tenho sonhos vívidos, lúdicos. E esse é só o começo. Por mais tentador que seja, resista ao impulso de pular para as receitas dos iogurtes do Superintestino que oferecem tantos benefícios, porque você encontrará resultados ainda melhores se consumir os iogurtes depois de implementar as estratégias preliminares importantes.

Na primeira semana, começamos lidando com os agentes que agravaram a situação da sua flora intestinal. Também instauramos mudanças drásticas na alimentação e acrescentamos suplementos nutricionais para lidar com várias deficiências nutricionais que só as pessoas modernas têm. Na minha comparação com a horta na primavera, esses são os passos que damos para preparar o solo e remover ervas daninhas e pedras, mudanças tão poderosas que você pode passar por um processo de desintoxicação ou abstinência nos primeiros sete dias.

Aqui vão os passos que você precisa dar para corrigir fatores que fazem mal ao microbioma:

- **Evite açúcar – em todas as formas.** Evite sacarose, dextrose, xarope de milho rico em frutose, açúcar de coco, açúcar mascavo, néctar de agave, açúcar demerara, maltose, maltodextrina, xarope de arroz e dezenas de outros códigos para várias formas de açúcar – tudo é açúcar e cultiva espécies de bactérias e fungos nocivas em questão de *dias* após o consumo.
- **Evite adoçantes sintéticos e sem calorias.** Evite aspartame e acessulfames relacionados, neotame, advantame, sucralose, sacarina e todos os alimentos adoçados com eles. Isso significa que quase todos os refrigerantes "diet" estão fora.

- **Corte agentes emulsificantes.** Em especial, fuja do polissorbato 80 e da carboximetilcelulose, mas também de carragenina, lecitina e estearoil-2-lactilato de sódio.
- **Prefira orgânicos.** Minimize a exposição a herbicidas, pesticidas, antibióticos e alimentos geneticamente modificados que também contenham glifosato e a toxina Bt, preferindo alimentos produzidos de forma orgânica.
- **Filtre sua água.** Beba água filtrada para evitar cloro, cloramina e fluoreto.
- **Evite trigo e grãos cereais.** Ao eliminar alimentos com trigo e grãos cereais da dieta, você evitará a proteína gliadina, que aumenta a permeabilidade intestinal e diminui os movimentos peristálticos do intestino (o movimento propulsivo natural do trato GI). Portanto, você também reduzirá sua exposição aos efeitos antibióticos do herbicida glifosato, uma grande fonte de inflamação intestinal. Por si só, este já é um grande passo. (Veja, na página 205, "Trigo e grãos cereais: os grandes vilões da saúde".)
- **Limite o consumo de carboidratos líquidos.** Reduza a quantidade de carboidratos que você consome para até 15 gramas por refeição. (Consulte "As vantagens da glicemia normal", na página 203.)
- **Hidrate-se.** Beba mais do que o de costume e salgue de leve a comida e a água.
- **Pegue leve com o álcool.** Não consuma mais de uma ou duas doses de álcool por dia. Corte completamente a bebida se estiver tentando perder peso.
- **Pare de tomar remédios que fazem mal ao microbioma.** Corte ou reduza o uso de anti-inflamatórios não esteroides (AINEs como ibuprofeno e acetaminofeno), medicamentos inibidores de acidez estomacal e estatina para reduzir o colesterol. Antes, converse com seu médico a respeito.
- **Minimize a exposição a antibióticos.** Aceite uma prescrição apenas quando for realmente necessário.

Prefira comida de verdade, com apenas um ingrediente, de preferência sem rótulos. Abacates e ovos são seguros, bem como brócolis, salmão e um punhado de nozes – sem necessidade de açúcar ou adoçantes sintéticos, emulsificantes, conservantes, rótulos ou informações nutricionais. Ao fazer compras, você passará quase todo o tempo na seção de hortifrúti, no açougue e nos laticínios, raramente precisando se aventurar pelos corredores internos, que estão lotados de alimentos processados.

Também descartamos muitas outras ideias convencionais sobre alimentação saudável. Nunca limitamos a ingestão de gorduras e óleos, nunca limitamos calorias, nunca afastamos o prato e rejeitamos "tudo com moderação", erros comuns que, a longo prazo, levam a ganho de peso, a resistência à insulina e a cálculos biliares. Se o seu médico acredita que essa mudança de estratégia aumentará seu colesterol e o risco para doenças cardiovasculares, encontre outro que esteja mais bem informado e que compreenda como problemas cardiológicos acontecem – não há evidências conclusivas, nem nunca houve, de que o consumo de gordura ou gordura saturada cause doenças cardiovasculares.

A eliminação do trigo e de grãos cereais pode ser uma das estratégias mais difíceis e confusas, porém é poderosa e inicia o processo de reconstruir uma flora intestinal saudável. Isso significa que, apesar de você evitar alimentos como pães, pizzas, massas, pretzels e biscoitos, poderá acrescentar, sem restrições, ovos, manteiga, legumes, azeite de oliva, carne, peixe, frango e nozes – há muitos alimentos integrais e não processados que são seguros e saudáveis.

---

## AS VANTAGENS DA GLICEMIA NORMAL

Ter a glicemia normal é um pré-requisito básico para ter saúde e um microbioma saudável.

Ter níveis elevados de glicose no sangue, como ocorre na diabetes, na pré-diabetes e, com menos intensidade, em qualquer resistência à insulina, é uma condição que agora acomete 75% da população americana e aumenta a permeabilidade intestinal. O efeito pode ser tão expressivo que as próprias bactérias, não apenas LPS ou outros subprodutos, passam da parede intestinal para a corrente sanguínea, chegando a outros órgãos. E isso não é difícil: o exame comum de hemoglobina A1c (HbA1c), que mostra as variações de glicose durante 90 dias, indica que mesmo níveis de 5,0% a 5,6%, geralmente considerados normais, bastam para causar a permeabilidade intestinal.[1]

Um dos benefícios muito importantes do plano Superintestino é que ele acaba com a resistência à insulina. Ela ocorre quando o fígado, os músculos, o cérebro e outros órgãos não reagem bem à insulina, o hormônio pancreático que nos permite metabolizar carboidratos, tirando a glicose do sangue para usá-la como energia. O pâncreas compensa essa ausência de resposta com a produção de quantidades maiores de insulina, para ajudar os órgãos a absorver a glicose do sangue. O nível de insulina no sangue (em jejum) de uma pessoa saudável e em forma, sem resistência à insulina, é de cerca de 1 a 4 mUI/L (miliunidades internacionais por litro). No entanto, o nível de insulina de alguém com pré-diabetes, com sobrepeso e "pneuzinhos" na cintura, com pressão arterial alta ou alguma das muitas manifestações da resistência à insulina muitas vezes é maior que 30, 50, 80 mUI/L. Esse é o processo que causa ganho de peso e impulsiona várias condições de saúde, ao mesmo tempo que altera a flora intestinal, aumentando a permeabilidade intestinal, elevando a endotoxemia, que, por sua vez, piora a resistência à insulina, impede o emagrecimento, causa ganho de peso... É um círculo vicioso.

Reduzir altos níveis de insulina no sangue também reduz a retenção de sódio. É por isso que, durante a primeira semana do plano Superintestino, é comum perder cerca de 2 quilos, e quase metade disso é água. (O sódio acompanha a água na urina.) Portanto, é essencial se manter hidratado durante a primeira semana, para manter a pressão arterial normal ao mesmo tempo que paramos de seguir restrições de sódio. Na verdade, é benéfico colocar sal na comida e até uma pitada na água.

Para aumentar os efeitos da eliminação de trigo/grãos cereais e restaurar os nutrientes que reduzem a glicemia alta e a resistência à insulina, também é útil limitar a ingestão de carboidratos para até 15 gramas de carboidratos líquidos por refeição. Você pode calcular os carboidratos líquidos (em comparação com os carboidratos totais) usando as informações nutricionais que acompanham o alimento. Nessas tabelas, a fibra conta como carboidrato, apesar de os seres humanos serem incapazes de digeri-la. Portanto, subtraímos as fibras do valor total de carboidratos para encontrar o valor "líquido". Por exemplo, uma banana madura média contém 27 gramas de carboidratos totais e 3 gramas de fibras: 27 - 3 = 24 gramas de carboidratos líquidos - é muito para uma refeição. Sempre que você ultrapassa 15 gramas de carboidratos líquidos em uma refeição, sua glicose e sua insulina aumentam, contribuindo para a resistência à insulina e levando ao ganho de peso. Você encontra as informações nutricionais de vários produtos, com os valores de carboidratos totais e fibras, na internet (como no site Nutrition Data, em inglês, por exemplo), em aplicativos de celular (como o Nutrition Lookup, também em inglês), e em vários guias nutricionais.

A maioria das pessoas que estão lendo este livro será capaz de alcançar níveis ideais de insulina (4,0 mUI/L ou menos), de glicose (70 a 90 mg/dL) e de HbA1c (5% ou menos), acabar com o círculo vicioso e desfazer todos os efeitos nocivos causados pelo alto nível de glicose. Você pode fazer isso ao evitar alimentos que aumentam a glicose e a insulina no sangue, corrigindo deficiências nutricionais comuns que exageram a resistência à insulina e lidando com a situação complicada da flora intestinal e da endotoxemia. Para as poucas pessoas que causaram danos ao pâncreas e não conseguem alcançar níveis de glicose ideais, é possível pelo menos minimizar os níveis de insulina e glicose e a necessidade de tomar medicamentos.

## TRIGO E GRÃOS CEREAIS: OS GRANDES VILÕES DA SAÚDE

Aqueles que conhecem meus livros da série Barriga de Trigo já sabem que, ao contrário do que dizem os guias de alimentação, cortar o trigo e os grãos cereais da alimentação humana é uma estratégia espetacularmente eficiente para melhorar a saúde e perder peso. Essa estratégia alimentar copia hábitos que os humanos seguiam antes do advento da agricultura, isto é, parece com a dieta das pessoas que caçavam e colhiam seus alimentos. (É comum que as pessoas se surpreendam ao descobrir que os seres humanos consomem trigo e grãos há menos de 0,5% do tempo em que nossa espécie vive neste planeta.) A eliminação do trigo e dos grãos cereais remove uma grande fonte de inflamação intestinal e começa o processo de cura de nosso trato GI. Isso significa rejeitar muitas noções modernas sobre o que é saudável, como reduzir a gordura e a gordura saturada e centralizar sua dieta em "grãos integrais saudáveis".

Há vários componentes tóxicos nas sementes das gramíneas – grãos cereais – que os humanos cometeram o erro de adotar como alimento 12 mil anos atrás: a proteína gliadina (dentro do glúten) faz mal às barreiras intestinais e inicia doenças autoimunes; peptídeos opioides derivados da gliadina são estimulantes de apetite poderosos e dificultam os movimentos peristálticos do intestino; o carboidrato amilopectina A aumenta mais a glicemia do que o açúcar refinado; e os fitatos se prendem a minerais essenciais como ferro, zinco, cálcio e magnésio, fazendo com que eles saiam do nosso sistema e parem no vaso sanitário. Portanto, cortar completamente todas as formas de trigo e grãos cereais é o início de uma jornada poderosa de volta à saúde.

Será que também podemos defender a remoção do trigo e dos grãos cereais para beneficiar a saúde intestinal e o microbioma? Com certeza. A lista a seguir apresenta os componentes do trigo e dos grãos cereais que afetam a saúde do trato GI:

- **Gliadina.** A gliadina e os peptídeos derivados dela (formados pela quebra digestiva parcial) são diretamente tóxicos para a parede intestinal. Portanto, remover a gliadina elimina uma toxina potente. Ela também quebra barreiras intestinais normais, permitindo a entrada de substâncias estranhas, incluindo a própria gliadina, na corrente sanguínea. Esse é o processo inicial para muitas, talvez a maioria, das doenças autoimunes, ao mesmo tempo que amplia a endotoxemia bacteriana.[2] (Deveríamos imaginar que apenas esse fato – que a proteína gliadina do trigo inicia doenças autoimunes – seria o bastante para banir os grãos cereais da alimentação.)
- **Opioides derivados da gliadina.** Da mesma forma que medicamentos opioides como oxicodona e morfina causam constipação, os opioides derivados da gliadina tornam os movimentos peristálticos mais lentos e causam prisão de ventre. (Já vi os piores casos de constipação, nos quais as pessoas iam ao banheiro apenas em intervalos de semanas, uma condição chamada obstipação, serem revertidos em questão de dias depois

de cortar opioides derivados de gliadina da dieta.) A peristalse lenta é um problema grave em muitos casos de SIBO e pode ser revertida na maioria deles com a eliminação do trigo e de grãos cereais.[3]

- **Aglutinina do gérmen de trigo (WGA).** A WGA é um composto resistente a pragas do trigo. Fazendeiros e cientistas agrícolas selecionaram cepas de trigo com maior teor de WGA para aumentar a resistência da planta a fungos e insetos. Mas ela também é uma toxina potente para o intestino, fazendo mal às vilosidades intestinais (as projeções semelhantes a fios capilares na parede intestinal que aumentam a absorção de nutrientes) à medida que passa pelo trato GI. A WGA também bloqueia o hormônio colecistocinina (veja a seguir "Lições aprendidas com o cálculo biliar"), que faz a vesícula liberar bile e o pâncreas liberar enzimas pancreáticas para ajudar a digerir comida. Portanto, a WGA prejudica a digestão, causando sintomas como queimação, e aumenta o risco de desenvolvermos cálculos biliares.[4]

Ao cortar apenas o trigo e os grãos cereais, muitas pessoas relatam sentir um alívio completo ou melhoria significativa dos sintomas de urgência intestinal, refluxo ácido, queimação e constipação. Observações sobre as mudanças na composição da flora intestinal provocadas pela eliminação de trigo/grãos cereais estão em estágio inicial, mas sugerem o potencial de sanar um microbioma inflamado com a erradicação de espécies provocadoras de inflamação.[5, 6]

Resumindo: cortar o trigo e os grãos cereais da dieta traz melhorias expressivas para a saúde GI que ajudam tentativas de reverter a disbiose, o SIBO e o SIFO, e a recuperar a saúde em geral.

---

## LIÇÕES APRENDIDAS COM O CÁLCULO BILIAR

Quando estudamos como o cálculo biliar se forma, aprendemos muito sobre o microbioma e os efeitos das escolhas alimentares e da contagem de calorias.

Vinte milhões de americanos, ou cerca de 15% da população adulta dos

Estados Unidos, sofrem de cálculo biliar. Ao serem perguntados por que alguém desenvolve essa condição e acaba precisando de uma cirurgia para remover a vesícula (a cirurgia abdominal mais comum atualmente), os médicos costumam responder com uma lista inútil de fatores de risco, como a obesidade, ser do sexo feminino e o envelhecimento, que favorecem o desenvolvimento de pedras.

Uma revelação importante surgiu de uma série de estudos simples que apenas analisaram imagens de ultrassonografias da vesícula de pessoas sem pedras antes e depois de iniciar uma dieta com restrição de calorias, gordura ou calorias e gordura.

A idade dos participantes, a proporção entre pessoas do sexo feminino e masculino, a rigidez das dietas e outras características variavam entre os vários estudos das ultrassonografias das vesículas, mas um agente que cerca de 55% a 62% dos participantes nessas dietas tinham em comum era o desenvolvimento de cálculo biliar; muitos precisaram passar por cirurgias para remover a vesícula. Em resumo, cortar calorias, gordura ou – pior de tudo – as duas coisas podem fazer você desenvolver cálculo biliar em questão de semanas.[7, 8, 9, 10]

O conceito é simples: quando você ingere alimentos com teor de gordura, a vesícula é impulsionada pelo hormônio colecistocinina (CCK) a liberar a bile necessária para digerir gorduras alimentares. Se você reduz o consumo de calorias, de gordura ou das duas, a vesícula fica à toa, sem ter a chance de expelir a bile armazenada. Com o tempo, a bile é cristalizada (estase biliar), e esse processo leva à formação de pedras. Portanto, já se sabe que restringir calorias e/ou gordura aumenta muito a chance da formação de cálculo biliar.

Vamos um pouco além. E se você restringisse calorias e/ou gordura, mas continuasse ingerindo trigo e grãos cereais? Um componente do trigo e dos grãos cereais é a aglutinina do gérmen de trigo. Além de ser uma toxina potente contra o intestino, ela também bloqueia a ação do hormônio CCK, que causa a contração da vesícula. E, como acontece ao restringirmos calorias ou gordura, a aglutinina do gérmen de trigo impede que a vesícula libere seu conteúdo.[11] Se você cortar calorias, cortar gorduras e só comer "grãos integrais saudáveis", já pode ir marcando sua cirurgia para remover a vesícula.

Fica pior. Quando examinamos o cálculo biliar removido da vesícula, encontramos *E. coli, Salmonella, Klebsiella*, etc. – organismos fecais. De que maneira organismos fecais chegam à vesícula, que se conecta ao duodeno, a uns 6 metros do cólon, o lugar de origem da *E. coli* e suas amigas? Você já sabe a resposta: SIBO.

Sim, o cálculo biliar, como um bom professor de história, pode nos ensinar muitas lições. Devemos aprender a nunca restringir calorias, nunca restringir o consumo de gorduras e não nos alimentarmos com comidas que contêm aglutinina do gérmen de trigo (isto é, trigo e grãos cereais) para lutar contra esses micróbios fecais horríveis que se convidaram a entrar no nosso trato GI superior e na vesícula.

---

## EU VOU PERDER PESO?

Depois de observar milhares de pessoas que seguiram esse plano, posso responder com confiança que a perda de peso costuma acontecer de forma significativa e sem esforço. Observe que eu *não* disse que você precisará restringir calorias, diminuir o consumo de gorduras, fazer mais exercícios físicos, comer menos nem qualquer dos conselhos que você normalmente recebe – e que não funcionam ou que prejudicam seu corpo e podem até causar a formação de cálculos biliares.

A mistura de estratégias no estilo de vida Superintestino costuma causar uma perda de peso extraordinária pelos seguintes motivos:

- **Elimina o trigo e os grãos cereais e também os peptídeos opioides derivados da gliadina.** A proteína gliadina do trigo e proteínas correspondentes em outros grãos cereais não são bem digeridas pelo sistema digestivo humano. Há alguns anos, pesquisadores dos Institutos Nacionais de Saúde dos Estados Unidos concluíram que, em vez de serem digeridas em aminoácidos únicos, o resultado são peptídeos com quatro ou cinco aminoácidos, que entram no cérebro e se prendem a receptores de opioides que estimulam o apetite: o trigo e os grãos cereais são, portanto, estimulantes de apetite poderosos. Ao removê-los, perde-se um propulsor potente da ânsia por comer. Isso explica também o processo de abstinência de opioides que muitas pessoas sentem ao cortar o trigo e os grãos cereais. Se você passar por esse processo, acabará maravilhosamente livre do apetite, satisfeito sem precisar comer por longos períodos, sem ser mais motivado por impulsos ou tentações.[12]

- **Reverte a resistência à insulina.** Níveis elevados de insulina motivam o ganho de peso. Revertemos essa situação ao eliminar alimentos que provocam altos níveis de insulina (trigo, grãos cereais, açúcar), depois lidamos com deficiências de nutrientes que ajudam a eliminar a resistência à insulina (vitamina D, ômega-3, magnésio). Então enfrentamos a flora intestinal prejudicada e a endotoxemia que a acompanha, o que reduz ainda mais a resistência à insulina. O resultado: o peso que você queria perder começa a ir embora sem esforço.

- **Corrige a deficiência de iodo.** Grande parte das pessoas modernas pode colocar a culpa por sua incapacidade de controlar o peso na falta de iodo e no hipotireoidismo, especialmente aquelas que reduzem o uso de sal. Portanto, fazemos uso de suplementos desse micromineral de que todos precisam.

Mais uma vez: nós *nunca* restringimos calorias, *nunca* restringimos o consumo de gordura, *nunca* dizemos coisas como "Exercite-se mais, coma menos". Depois de testemunharem a perda de peso causada por essa abordagem, muitas pessoas acabam perguntando: "E se eu não quiser perder mais peso?" Não se preocupe: entre os milhares de pessoas que seguem esse plano, nenhuma se transformou em um montinho de poeira nem ficou esquelética. O emagrecimento naturalmente se estabiliza quando o corpo alcança o peso ideal.

## VISTA SUA MELHOR TANGA

Também chegou a hora de introduzir nutrientes ausentes na vida moderna – não por causa da dieta que seguimos, mas por nosso estilo de vida –, que ajudam na tentativa de reconstruir um microbioma saudável. Esses mesmos nutrientes também ajudam a eliminar a resistência à insulina e a gordura no fígado; reduzem a glicemia, a pressão arterial e os triglicerídeos; e facilitam o emagrecimento. Como passamos boa parte do tempo em ambientes fechados e usamos roupas que cobrem a pele, e como em geral não consumimos miúdos e filtramos a água potável, precisamos compensar os nutrientes perdidos como resultado dessas práticas modernas. Nós os introduzimos logo no começo do plano Superintestino porque mudanças na alimentação, especialmente a eliminação de todos os alimentos com trigo e grãos cereais, podem gerar reações de abstinência e desintoxicação. Introduzir suplementos nutricionais é fundamental para amenizar o processo e ajuda a reduzir efeitos desagradáveis temporários, como dores de cabeça, câimbras nas pernas e exaustão.

Os suplementos nutricionais a seguir são importantes para a fase inicial do plano.

### Vitamina D

Lembre-se de que a vitamina D tem um papel importante na manutenção de um microbioma saudável e na ampliação da resposta imunológica intestinal, bem como na eliminação da resistência à insulina e no aprimoramento da clareza mental, do humor e da saúde do coração.

Prefira cápsulas em gel com base de óleo, pois são as mais eficazes e apresentam absorção mais consistente, ao contrário de comprimidos e cápsulas, cuja absorção é mais inconsistente e às vezes nem são absorvidos. A vitamina D em gotas também pode ser usada, apesar de as doses nem sempre serem confiáveis. (Tente ser o mais consistente possível ao usar o conta-gotas.) A maioria dos adultos se dá bem com uma dose de 5.000 UI a 6.000 UI por dia, que costuma gerar um nível de 60 mg/mL a 70 mg/mL de 25-hidroxivitamina D no sangue, que considero ideal. (Você devia acompanhar seus níveis de vitamina D no sangue, sabendo que leva cerca de três meses para alcançar "estabilidade" depois de começar a tomar suplementos ou fazer qualquer mudança na dosagem.) Como algumas pessoas precisam de muito menos ou muito mais vitamina D para chegar a esse nível, faz sentido refazer um exame de sangue depois de 6 a 12 semanas após iniciar a suplementação de vitamina D ou ajustar a dose.

# O CHÁ QUE FORTALECE O MUCO

Parte da reconstrução de um microbioma saudável é a cura intestinal. E um componente importante da cura intestinal é restaurar o revestimento de muco vigoroso e espesso do intestino, que age como uma barreira. Quase todo mundo que inicia o plano Superintestino começa com um muco prejudicado. Portanto, desenvolvi a receita de chá-verde com cravo-da-índia para fortalecê-la ao mesmo tempo que se reduz a inflamação intestinal e pelo corpo inteiro, diminuindo a endotoxemia e ajudando a acalmar qualquer desconforto residual que você possa ter. Esse chá especial mistura os seguintes elementos saudáveis:

1. O poder espessante do muco (pela proliferação das espécies de Clostridia) do óleo eugenol do cravo-da-índia, que ajuda a aumentar a espessura do revestimento do muco intestinal.[13]
2. O efeito de conexão com as proteínas do muco, causado pelas catequinas do chá-verde, que faz o muco deixar de ser uma substância semilíquida e se transformar em um gel semissólido, aumentando sua função protetora.[14]
3. O prebiótico fruto-oligossacarídeo (FOS), que causa aumento de *Akkermansia*, elevando a produção de muco.[15]

As pessoas que tomam esse chá relatam muitos efeitos interessantes. Richard (não é seu nome verdadeiro) lutou contra sentimentos de insegurança por anos, ouvindo um monólogo interior que repetidamente lhe dizia que ele não era qualificado para o trabalho que fazia, que não passava de uma farsa. Quarenta e oito horas após começar a tomar o chá, essa conversa interior dolorosa desapareceu. Ele ficou empolgado, notando que semanas passaram sem esses pensamentos. No entanto, quando as festas de fim de ano chegaram, ele parou de fazer o chá, e a enchente de insegurança retornou. Ao voltar a preparar a bebida, eles desapareceram de novo. Essas associações com idas e vindas são uma boa prova de uma relação de causa e efeito verdadeira. Mas imagine só:

um monólogo interior persistente que desaparece com o efeito fortalecedor da mucosa intestinal do chá-verde com cravo-da-índia.

A receita pode ser encontrada na página 275.

---

### *Ácidos graxos ômega-3*

A única fonte confiável dos ácidos graxos ômega-3 EPA e DHA, essenciais para a preservação da saúde intestinal e a redução da endotoxemia, é o óleo de peixe. Há quem divulgue algumas alternativas, como óleo de krill e ômega-3 extraído de algas, mas nenhum deles oferece a dose de que você precisa para restaurar por completo o revestimento de muco e a barreira intestinal. Uma ou duas vezes por semana, você deve incluir peixe ou frutos do mar no cardápio – salmão, bacalhau, cavala, sardinha, vieiras ou ostras – porque o aminoácido taurina presente nos frutos do mar, mas ausente no óleo de peixe, tem um efeito potente de aumentar a resposta imunológica do cólon.[16] Infelizmente, consumir peixe com mais frequência, levando em conta os níveis de poluição dos oceanos, pode levar a uma exposição excessiva ao mercúrio, que traz uma lista de problemas para a saúde.

O consumo ideal de EPA e DHA é mais alto do que a maioria das pessoas imagina: entre 3.000 miligramas e 3.600 miligramas por dia de EPA + DHA (total) – essa é a dose de EPA e DHA, *não* de óleo de peixe. O ideal é dividir esse valor em pelo menos duas doses, como 1.500 miligramas a 1.800 miligramas pela manhã e mais 1.500 miligramas a 1.800 miligramas à noite com o jantar.

---

### SUCESSO DO SUPERINTESTINO:
#### *Grace, 70 anos, Colúmbia Britânica*

"Estou tomando meia xícara de *L. reuteri* diariamente há cerca de um mês e meia xícara do trio para o SIBO há uma semana. Antes eu dormia em intervalos de uma a duas horas, geralmente passava horas acordada entre breves períodos de sono na madrugada. Na última semana, consegui ir para a cama mais cedo e dormir a noite toda, conquistando cinco a sete horas de sono seguidas pela primeira vez desde que meu marido faleceu, quatro anos atrás. Eu me sinto muito descansada e cheia de energia.

O fato de eu ter reduzido muito as minhas inflamações com essa alimentação também ajuda, então não acordo mais sentindo dores no quadril e nas articulações dos ombros. Quase me sinto relutante em mencionar o próximo aspecto, porque parece difícil de acreditar, então não precisa acreditar em mim. Todos os dias, toco algumas músicas no piano para não me esquecer do que aprendi nos últimos seis anos. Comecei a tocar aos 63. É um esforço para mim, e não sou muito boa. Na última semana, notei que, de repente, consigo improvisar enquanto toco. É como se meu cérebro tivesse ganhado um nível de confiança criativa que eu não tinha antes.

Minha mentalidade sobre outras pessoas mudou. A melhor forma de descrever é dizendo que aceito melhor (tenho mais empatia?) a perspectiva dos outros. Raiva, irritação e julgamentos negativos desapareceram. Quando entro em uma conversa, meu primeiro impulso é querer ser positiva. Essa é uma melhoria fantástica e bem-vinda na minha capacidade de interagir com as pessoas. Eu a chamaria de 'mais sociabilidade'."

---

### Iodo

Nós tomamos suplementos de iodo para oferecer à tireoide a quantidade de que ela precisa para produzir hormônios. O consumo insuficiente de iodo causa hipotireoidismo, ou seja, níveis menores do hormônio da tireoide, o que diminui a atividade intestinal e pode causar SIBO e SIFO. A recomendação alimentar de consumir 150 microgramas por dia defendida por autoridades governamentais é a necessária para não desenvolver bócio. Em vez disso, queremos a quantidade *ideal* para a tireoide, não apenas prevenir o bócio. Recomendo uma ingestão diária de 350 microgramas a 500 microgramas por dia de comprimidos de kelp (algas desidratadas) ou iodeto de potássio em gotas. Prefiro os comprimidos de kelp porque eles oferecem formas variadas de iodo, que acredito melhorarem a função não apenas da tireoide como das glândulas salivares, da parede intestinal e do tecido mamário, que precisam de iodo.

## QUER DIZER QUE EU NUNCA MAIS VOU PODER COMER PIZZA?

Se voltar para práticas caçadoras-coletoras significa cortar o trigo e grãos cereais, então você nunca mais vai poder comer uma fatia de pizza de calabresa, de cheesecake de morango ou de bolo de aniversário?

É claro que vai. Apenas substitua farinha de trigo e grãos cereais por ingredientes benignos, e troque o açúcar e os adoçantes artificiais pelos naturais com poucas calorias ou nenhuma, para não causar endotoxemia, abalar a função GI ou aumentar a glicemia. Isso significa que você pode se deliciar, por exemplo, com sobremesas no Natal, um muffin de mirtilo com manteiga no café da manhã ou um bolo de canela com chá ou café sem sofrer nenhuma das consequências do trigo, de grãos cereais ou do açúcar para a saúde.

Por que não usar ingredientes únicos, de verdade, sem tentar recriar seus favoritos cheios de trigo e grãos cereais? Já faz tempo que eu aprendi que, apesar de você poder simplesmente escolher alimentos como ovos, carnes, legumes e frutas, há momentos em que só uma fatia de pizza ou um muffin de mirtilo cairiam bem. Às vezes é vantajoso poder comer alimentos reinventados para permanecer saudável, como quando você convida amigos para sua casa, durante as festas de fim de ano ou para deixar seus filhos e netos felizes. Sem acesso a essas versões saudáveis de alimentos reconfortantes, já vi pessoas voltando de viagens comemorativas seis quilos mais pesadas e em meio a um desastre metabólico. Ter alternativas seguras e deliciosas poderia prevenir isso. E ter a opção de tomar seu café ou chá com um muffin ou se deliciar com uma fatia de pizza de muçarela realmente ajuda de vez em quando.

### *Farinhas alternativas*

- Farinha de amêndoas (com ou sem casca)
- Farinha de nozes ou de nozes-pecã – ideal para massas de torta
- Farinha de coco
- Farinha de linhaça dourada
- Farinha de gergelim
- Farinha de tremoços
- *Psyllium* em pó

Misturas de farinhas funcionam melhor; por exemplo, use três xícaras de farinha de amêndoas + ¼ de xícara de farinha de linhaça dourada + duas colheres de sopa de *psyllium* em pó. Você pode comprá-las já prontas ou moê-las por conta própria em um processador de alimentos ou moedor de café. O lugar ideal para guardá-las é na geladeira, e elas devem ser consumidas em quatro a seis semanas. Você pode encontrar receitas com essas farinhas mais adiante, incluindo a de uma focaccia com ervas cheirosa e fácil de fazer.

### *Adoçantes alternativos com poucas calorias ou nenhuma*

- Stevia
- Alulose
- Fruta-dos-monges
- Inulina
- Eritritol
- Xilitol

Misturas de adoçantes alternativos estão disponíveis no mercado, como os americanos Swerve (inulina + eritritol), Truvía (rebiana, um isolado de stevia + eritritol), Virtue (fruta-dos-monges + eritritol) e Lakanto (fruta-dos-monges + eritritol). Observe que evitamos a maioria dos álcoois do açúcar, como maltitol, lactitol e sorbitol, porque eles são parecidos demais com o açúcar convencional e podem causar movimentos desregulados do intestino mesmo com o consumo de quantidades modestas.

Como produtos diferentes oferecem níveis diferentes de doçura, use proporções diferentes de cada adoçante para alcançar o mesmo nível de doçura. Equivalentes de uma colher de açúcar podem ser encontrados no Anexo A.

---

### Magnésio

Nós tiramos vantagem da propriedade osmótica do magnésio, isto é, ele leva água para o trato GI, garantindo uma passagem rápida que impede a proliferação de espécies do SIBO. A eliminação do trigo e dos grãos cereais pode desmascarar a presença de uma deficiência de magnésio, levando em consideração o fato de que a alimentação moderna oferece pouquíssimas fontes desse nutriente. Isso pode se manifestar na forma de câimbras nas pernas, mais comuns na primeira semana depois do corte das gramíneas. Suplementos de magnésio ajudam a bloquear ou amenizar câimbras e oferecem muitos outros benefícios para a saúde.

Nós tomamos suplementos de magnésio no começo do tratamento. Eles estão disponíveis de várias formas, incluindo malato de magnésio, glicerofosfato, glicinato, quelato e citrato, que estão entre os mais bem absorvidos, com o menor potencial de desregular a movimentação intestinal. Compre suplementos que especifiquem a quantidade de magnésio "elementar", isto é, a quantidade de magnésio puro, sem o peso do malato, do glicinato e assim por diante. A ingestão ideal de magnésio elementar varia entre 450 miligramas e 500 miligramas por dia para adultos, dividida em duas ou três doses. Essa quantidade contribui para reduzir a pressão arterial, a glicemia e distúrbios cardíacos, bem como facilita as visitas ao banheiro.

### Curcumina

Ao contrário dos quatro nutrientes anteriores, seres humanos não precisam de curcumina – ninguém tem deficiência de curcumina.

Na verdade, tomamos suplementos desse composto derivado do tempero cúrcuma para ajudar a desfazer os muitos efeitos adversos no microbioma, na mucosa e na barreira intestinal – a curcumina é um dos poucos compostos que lida bem com esses três fatores da saúde intestinal. Ela reduz as populações de várias espécies bacterianas nocivas da família Enterobacteriaceae, assim como fungos, aumenta a produção de muco intestinal e melhora a resposta imunológica intestinal. Portanto, a curcumina é central nos esforços para restaurar a saúde intestinal.

Para minimizar os efeitos da redução da população de bactérias, começamos com uma dose modesta, de 300 miligramas duas vezes por dia, e aumentamos para 600 miligramas após vários dias. Lembre-se de que evitamos produtos com a adição de ingredientes como piperina ou bioperina, que aumentam a absorção da curcumina, porque *não* queremos que ela seja absorvida, e sim que permaneça no trato GI.

Ainda não está claro se a curcumina, graças aos seus efeitos antibacterianos e antifúngicos, é segura para consumo a longo prazo. Assim como pode não ser seguro tomar um antibiótico por muito tempo, não está claro se a exposição aos efeitos antimicrobianos da curcumina é segura por um período mais prolongado. Por isso tomamos suplementos de curcumina apenas nas quatro semanas do plano Superintestino. Caso você saia do plano de quatro semanas para cuidar de SIBO/SIFO, pode tomar curcumina por mais tempo; é seguro usá-la como parte de um tratamento antifúngico de várias semanas ou meses.

Durante esta primeira semana, você preparou o solo, então agora vamos seguir para a segunda, na qual plantamos as sementes.

SEGUNDA SEMANA

# Replante o jardim

## RESUMO

Agora que preparamos o solo, removendo o equivalente a pedras e outros detritos do microbioma, começamos o processo de "replantar" a horta da flora intestinal com espécies bacterianas saudáveis, incluindo as essenciais.

- Comece um probiótico de várias espécies e de alta potência listado no Anexo A ou prepare um iogurte probiótico com uma das receitas oferecidas.
- Inclua no cardápio diário pelo menos um alimento fermentado, industrializado ou caseiro.
- Comece seus projetos de fermentação caseira. (Vou ensinar como fazer isso.)

Você já estabeleceu a base para um microbioma mais saudável ao preparar o solo durante a primeira semana. Na segunda semana começamos o trabalho de plantar nossas hortas, jogando "sementes" de micróbios saudáveis no trato GI. Ainda não vamos "regar e fertilizar", isto é, introduzir fibras prebióticas, polifenóis e outros nutrientes que promovem o crescimento microbiano, até passarmos alguns dias seguindo estratégias de replantio. Essa sequência de passos tem motivo: assim como você não regaria uma horta antes de plantar as sementes, não acrescentamos nutrientes microbianos até começarmos o processo de replantio que altera a composição do microbioma. Algumas pessoas que começam o plano Superintestino com uma disbiose avançada, por exemplo, e que passam a ingerir fibras prebióticas cedo demais acabam alimentando as espécies erradas de bactéria e isso se manifesta como gases excessivos, inchaço, desconforto abdominal e efeitos emocionais desagradáveis. Portanto, primeiro deixamos uma semana de replantio passar.

Em vez de sementes de abóbora e melancia, vamos plantar "sementes" na sua horta de flora intestinal com micróbios de probióticos e alimentos fermentados. Infelizmente, a maioria dos produtos probióticos não cumpre as promessas de restaurar a saúde intestinal, porque não passa de coleções aleatórias de bactérias com potencial limitado de oferecer benefícios. Escolher um probiótico ao acaso é o equivalente a aplicar suas economias para a aposentadoria de forma aleatória em ações da bolsa de valores ou fundos de investimento – talvez você ganhe dinheiro, mas é um tiro no escuro. Em vez disso, escolha um probiótico industrializado da lista de preparos preferenciais no Anexo A. Ao contrário da maioria das marcas, esses produtos especificam as cepas de espécies bacterianas que contêm – sem saber a cepa, é impossível determinar se o probiótico pode gerar os efeitos para a saúde que você deseja – ou contêm grupos de micróbios que comprovadamente "trabalham juntos" para formar "guildas" ou "consórcios" metabólicos. Pense no poder do transplante fecal – com as espécies e cepas microbianas certas, coisas maravilhosas podem acontecer.

O probiótico certo oferece os benefícios simples de que você precisa no começo do plano Superintestino, como um aumento na produção de muco e a inibição do crescimento de espécies indesejáveis. Mas devemos ir além. Um probiótico deve, por exemplo, conter espécies que colonizam o trato GI superior, não apenas o cólon (como *L. reuteri* e *L. gasseri*). Ele deve conter espécies produtoras de bacteriocinas, os antibióticos peptídicos naturais que nos protegem contra as *Salmonellas* e *Klebsiellas* do mundo microbiano. Também deveria haver uma quantidade abrangente de espécies e cepas incluídas – você não entraria em uma batalha contra 10 mil soldados com uma pequena tropa de 20, não é? Nós estamos prestes a entrar em guerra com trilhões de bactérias nocivas, então precisamos escolher nossos micróbios, espécies, cepas e organismos vivos com cuidado.

Como alternativa, você pode preparar seu próprio probiótico com facilidade e sem gastar muito dinheiro fazendo os iogurtes do Superintestino. Você começa com uma cápsula de probiótico ou kefir industrializado com as espécies da receita que ofereço. E também é possível fazer as duas coisas, é claro: tomar um probiótico industrializado e preparar o seu – a quantidade de bactérias que obtemos com qualquer uma dessas opções é relativamente baixa, então dobrar os recursos para aumentá-la pode ser uma vantagem.

Infelizmente, nenhum probiótico industrializado disponível no mercado oferece todas as espécies e cepas de que precisamos para replantar o trato GI – e nós nem conhecemos ainda todas as espécies cuja restauração seja fundamental. Além de não especificar cepas, a maioria das fórmulas de probióticos industrializados não apresenta espécies essenciais e não leva em consideração os efeitos do "trabalho em equipe" entre espécies, assim como não oferece micróbios capazes de permanecer no corpo por mais tempo do que alguns dias ou semanas. É por isso que as pessoas que tomam probióticos obtêm benefícios limitados e geralmente temporários. Os probióticos em sua forma comercial atual não podem ser a única estratégia para reconstruir um microbioma saudável; em sua maioria, eles representam apenas uma alternativa levemente útil, com efeitos temporários. Contar demais com eles é um erro comum: as pessoas costumam tomar probióticos com a esperança de que seus esforços para restaurar ou manter um microbioma saudável possam se limitar a tomar um remédio. Porém, no formato atual, eles são uma das estratégias *menos* importantes que podemos usar.

Assim como as espécies e cepas anônimas que obtemos por meio da maioria dos produtos probióticos, os micróbios no kefir e em pepinos, repolhos e outros alimentos fermentados são uma coleção aleatória de bons micróbios que oferecem efeitos modestos. Os micróbios no kimchi que você comprou em uma loja especializada ou no chucrute que você fermentou na bancada da cozinha oferecem alguns benefícios para a saúde, como promover a produção de mucosa intestinal, a remoção de espécies patogênicas e a produção de metabólitos necessários – efeitos úteis, mesmo que não rendam todo o escopo de resultados que desejamos. Plantamos as sementes dessas espécies benéficas ao incluir pelo menos um alimento fermentado na alimentação diária. Como acontece nos probióticos industrializados, as espécies microbianas em alimentos fermentados contêm cepas desconhecidas e não ficam para sempre no intestino. Mas são úteis mesmo assim.

Os projetos de fermentação que criaremos mais tarde parcialmente compensam os pontos fracos da maioria dos probióticos industrializados e alimentos fermentados. Nós escolhemos cada espécie e cepa em um projeto de fermentação por seus efeitos específicos e então os amplificamos ao usar meu método especial de fermentação, com aumentos na quantidade de bactérias que alcançam a casa de centenas de bilhões. Se você tomar um iogurte industrializado, não encontrará praticamente nenhum benefício. Se consumir um kefir, encontrará benefícios modestos. Mas, se preparar e consumir porções diárias dos iogurtes do Superintestino, você conseguirá reverter a fibromialgia, ter uma pele mais macia e com menos rugas, aumentar o peso do supino em 20 quilos e desenvolver um carinho maior por seus amigos e vizinhos. Em outras palavras, as estratégias que usamos ao plantar a horta da flora intestinal compensam os pontos fracos das fórmulas dos probióticos industrializados e rendem benefícios que podem mudar sua vida.

Se, no entanto, você for intolerante a esses probióticos ou alimentos fermentados e tiver sintomas como inchaço excessivo ou desconforto abdominal, diarreia, confusão mental ou ansiedade, então chegou o momento de sair da segunda semana do plano Superintestino e passar para o tratamento contra SIBO e SIFO, porque esses sintomas quase sempre ocorrem em razão do supercrescimento bacteriano e fúngico. (Os protocolos do Superintestino para combater o SIBO e o SIFO podem ser encontrados no Anexo B.) Não existe motivo normal para uma pessoa ser intolerante a, por exemplo, cebola ou outras fontes de alimento fermentadas de forma natural e que são perfeitamente compatíveis com a vida humana. Qualquer intolerância pode, portanto, ser associada ao SIBO e ao SIFO e às complicações de saúde que eles causam. Depois que você lidar com essas condições, veja só, as intolerâncias somem. Consulte o Capítulo 8 para entender o raciocínio por trás dos motivos e dos métodos que usamos para solucionar essas condições, adote os protocolos do Anexo B e então, quando o SIBO e o SIFO estiverem sob controle, volte aqui para a segunda semana do plano Superintestino, a fim de retomar o processo do ponto em que você parou.

## FAÇA SEU PRÓPRIO PROBIÓTICO ECONÔMICO

Você pode usar uma série de métodos para preparar seu probiótico econômico: fermentando uma cápsula de probiótico industrializado, um kefir industrializado ou uma massa-mãe comercial. A primeira opção é a ideal, porque permite que você escolha um probiótico com tantas espécies e cepas saudáveis quantas for possível, incluindo espécies essenciais. O lado negativo de fermentar um kefir ou uma massa-mãe comercializados é que você não sabe quais cepas bacterianas específicas estão incluídas ali e eles podem não oferecer as essenciais. Prefira iniciar as fermentações com uma cápsula de probiótico industrializado sempre que possível.

Quando preparamos iogurte com um desses métodos, fazemos a fermentação por um período longo e acrescentamos fibras prebióticas ao preparo, a fim de obter o maior número possível de micróbios no final. Se você preferir usar uma massa-mãe, siga as mesmas instruções para a fermentação recomendadas para começar com uma cápsula de probiótico. O método de fermentação especial que apresento produz uma quantidade muito alta de bactérias, na casa de centenas de bilhões a cada porção de meia xícara.

## COMO PREPARAR IOGURTE COM UM PROBIÓTICO INDUSTRIALIZADO

Para começar, escolhemos um probiótico com 10 ou mais espécies, porém sem os fungos *Saccharomyces*, *Candida* ou *Kluyveromyces* (eles causarão a fermentação em álcool). O ideal é escolher um dos produtos recomendados na lista no Anexo A. Lá você também encontrará uma lista de utensílios para fermentação, como iogurteiras e aparelhos de *sous-vide*, que mantêm uma temperatura adequada para a reprodução microbiana (que é diferente para cada espécie e especificada em cada receita).

## Receita

*Rende 950 mililitros*

- Conteúdo de uma cápsula de probiótico
- 2 colheres de sopa de fibra prebiótica (como inulina ou amido de batata)
- 950 mililitros de uma mistura com medidas iguais de creme de leite e leite integral orgânicos (ou outro líquido fermentável)

Em uma tigela média, junte o conteúdo de uma cápsula (aberta e esvaziada) do probiótico, a fibra prebiótica e duas colheres de sopa da mistura láctea (ou outro líquido fermentável). Faça uma pasta para que a fibra prebiótica não forme grumos. Misture bem. Acrescente o restante da mistura láctea (ou outro líquido fermentável). Cubra (por exemplo, com filme de PVC), coloque a tigela no aparelho de fermentação e fermente a 41°C durante 36 horas. Para levas futuras, use duas colheres de sopa da coalhada ou do soro de uma leva anterior.

## COMO PREPARAR IOGURTE COM KEFIR

O kefir é um laticínio fermentado que costuma abrigar uma dúzia ou mais de espécies bacterianas e várias fúngicas. É uma das fontes mais ricas de micróbios probióticos e oferece mais do que as poucas espécies contidas na maioria dos iogurtes. Você pode usar kefir para economizar dinheiro, fermentando os micróbios dele e criando seu próprio probiótico comestível.

Os fabricantes de produtos industrializados em geral usam o menor tempo de fermentação possível, uma prática que gera uma quantidade mínima de bactérias. É por isso que iogurtes industrializados quase não oferecem benefícios para a saúde. A questão *não é* o sabor e a textura; é a quantidade de bactérias.

A maioria dos kefirs industrializados também é fermentada pelo menor tempo possível. Você pode melhorar isso simplesmente deixando o seu pote de kefir industrializado na bancada da cozinha por mais umas

48 horas, dando a ele mais tempo para fermentar. Mas aqui vai outra estratégia que você pode usar: refermente o kefir. Ao fazer isso, você coloca em ação a longa lista de bactérias, criando um alimento que pode ser usado como suplemento probiótico.

Busque kefirs sem fungos, como as muitas espécies de *Saccharomyces*, porque eles produzem álcool ao fermentar. Alguns produtos industrializados contêm espécies bacterianas, mas não fúngicas. (As cepas não são identificadas, é claro, como costuma acontecer com alimentos fermentados.)

A marca Wallaby, por exemplo, contém as seguintes espécies de bactérias:

- *Streptococcus thermophilus*
- *Lactobacillus bulgaricus*
- *Lactobacillus casei*
- *Lactobacillus acidophilus*
- *Bifidobacterium lactis*
- *Lactobacillus rhamnosus*
- *Lactococcus lactis*
- *Lactococcus cremoris*
- *Lactobacillus paracasei*
- *Lactococcus lactis* subespécie *lactis* biovariante *diacetylactis*
- *Leuconostoc mesenteroides* subespécie *cremoris*
- *Lactobacillus delbrueckii* subespécie *lactis*

A marca Lifeway contém:

- *Bifidobacterium breve*
- *Bifidobacterium lactis*
- *Bifidobacterium longum*
- *Lactobacillus acidophilus*
- *Lactobacillus casei*
- *Lactobacillus cremoris*
- *Lactobacillus lactis*
- *Lactobacillus plantarum*

- *Lactobacillus reuteri*
- *Lactobacillus rhamnosus*
- *Streptococcus diacetylactis*
- *Streptococcus florentinus*

Se você comparar as duas marcas, verá que elas têm apenas quatro espécies em comum, um exemplo de como os kefirs podem ser diferentes quando se trata da composição microbiana. O produto da Wallaby contém *L. paracasei*, que pode suprimir patógenos como *Salmonella* e *H. pylori*, ao passo que o produto da Lifeway contém uma cepa de *Bifidobacterium, longum* que pode oferecer benefícios para a saúde emocional. Fermente qualquer um desses kefirs para ter uma ampla coleção de micróbios saudáveis. Você pode até misturar um pouco de cada um e refermentar o combo para produzir um iogurte com 20 espécies microbianas diferentes.

### Receita

*Rende 950 mililitros*

- 2 colheres de sopa de kefir (ou 2 colheres de sopa de cada marca, caso use mais de uma)
- 2 colheres de sopa de fibra prebiótica (como inulina ou amido de batata)
- 950 mililitros de uma mistura com medidas iguais de creme de leite e leite integral orgânicos (ou outro líquido fermentável)

Em uma tigela média, misture o conteúdo do(s) kefir(s), a fibra prebiótica e duas colheres de sopa da mistura láctea (ou outro líquido fermentável). Faça uma pasta para que a fibra prebiótica não forme grumos. Misture bem. Acrescente o restante da mistura láctea (ou outro líquido fermentável). Cubra (por exemplo, com filme de PVC ou uma tampa encaixada de leve), coloque a tigela no aparelho de fermentação e fermente a 41°C durante 36 horas. Para levas futuras, use duas colheres de sopa da coalhada ou do soro de uma leva anterior.

# FERMENTAÇÃO DE VEGETAIS: UM GUIA BÁSICO

Antes da refrigeração, havia a fermentação, um dos métodos que os seres humanos usavam para preservar os alimentos depois da colheita. Era assim que nossos bisavós colhiam rabanetes, abobrinhas, aspargos e outros vegetais no verão, e os consumiam ao longo do outono e do inverno. Eles deixavam os alimentos fermentando, isto é, sendo degradados por bactérias e fungos. Você provavelmente já conhece alimentos fermentados na forma de kefir e iogurte. Picles e chucrute também podem ser fermentados, porém a maioria dos produtos comprados nos supermercados não o são, passando apenas pelo processo de preservação no vinagre e na salmoura, sem fermentar.

A fermentação preserva o alimento quando os micróbios consomem os açúcares e as fibras presentes e produzem lactato (responsável pelo sabor ácido característico) e outros ácidos que inibem o crescimento de bactérias nocivas. Ao contrário do iogurte e do kefir, a fermentação de vegetais ocorre em um ambiente anaeróbico, isto é, sem oxigênio. A fermentação bem-sucedida, portanto, exige manter os alimentos longe do oxigênio.

Muitas das bactérias que fermentam alimentos estão entre as cepas mais saudáveis para a flora intestinal humana, como *Lactobacillus plantarum*, *Lactobacillus brevis*, *Leuconostoc mesenteroides* e espécies de *Bifidobacterium*. O consumo regular de vegetais fermentados, como os seres humanos fazem há milhares de anos, introduz cepas bacterianas saudáveis no intestino.

Além do preço da comida em si, a fermentação de alimentos é um processo que não custa basicamente nada. Ela também introduz sabores únicos, bem como outra oportunidade de acrescentar ervas e temperos que trazem os próprios benefícios para o microbioma.

Você vai precisar de um recipiente de cerâmica ou de um pote, e de algo para manter os alimentos submersos na salmoura, longe do oxigênio do ar. Eu uso um pote antigo de azeitonas, e um copo pesado que se encaixa na boca do pote mantém os alimentos imersos no líquido; há quem use um prato pequeno com um peso em cima. Você pode comprar um kit de fermentação, mas é muito fácil montar o seu com itens que provavelmente você já tem em casa.

Os ingredientes básicos são os seguintes:

- **Vegetais:** cebola-roxa, pimentão, aspargo, pepino, rabanete, alho, cenoura, repolho, ervilha, nabo-japonês e outros – qualquer alimento vegetal pode ser fermentado. Pique-os em um tamanho mediano. Misture-os para criar sabores diferentes; por exemplo, aspargos e cebolas, ervilhas e alho.
- **Ervas e temperos:** grãos de pimenta, endro, dentes de alho, sementes de coentro, sementes de mostarda, sementes de cominho, alecrim, orégano. Muitas pessoas também acrescentam folhas de uva ou de frutas vermelhas para aumentar o frescor.
- **Sal marinho ou outro sal:** use qualquer sal, mas sem iodo (o iodo mata os micróbios).
- **Água:** use água filtrada, água mineral ou água destilada, isto é, água sem cloro ou fluoreto.

Fermentar alimentos vegetais é, assim como aprender confeitaria ou cerâmica, um mundo novo cheio de informações a serem exploradas.

## Fermentação básica

Encha um pote ou recipiente para fermentação com água, depois acrescente sal até a água ter um gosto leve ou moderadamente salgado, em geral 1 ½ colher de sopa a cada 950 mililitros de água.

Acrescente os vegetais e as ervas e temperos de sua preferência, como grãos de pimenta, endro e coentro. Misture os alimentos com a água salgada para desfazer bolhas de ar.

Mergulhe os vegetais e os cubra com um prato ou outro objeto limpo para mantê-los totalmente submersos, então cubra o recipiente para impedir a entrada de insetos. O recipiente não deve ser lacrado, mas apenas coberto de leve, porque o processo de fermentação produz gases que devem ser liberados.

Deixe o recipiente descansando por pelo menos dois dias. O tempo necessário depende dos tipos de vegetais usados e da temperatura, mas podem ser necessárias semanas. Depois que você alcançar o sabor e o grau de fermentação desejados, passe para a geladeira; isso vai diminuir a velocidade da fermentação.

Outra opção é, depois de fermentar os alimentos, acrescentar meia xícara de vinagre a cada 950 mililitros de mistura fermentada, para intensificar o sabor.

Se alguma substância branca ou de outra cor surgir na superfície, remova-a; é mofo. No entanto, isso não prejudica o processo, e os seus alimentos fermentados permanecerão seguros para o consumo por pelo menos quatro semanas na geladeira.

TERCEIRA SEMANA

# Regue e fertilize

## RESUMO

Na terceira semana deste plano para reconstruir a saúde e o microbioma, vamos nos familiarizar com as fibras prebióticas. Elas são a água e o fertilizante da sua horta de flora intestinal, fundamentais para cultivar os micróbios e o bem-estar. Para conseguir o máximo de benefícios, inclua uma fonte de fibras prebióticas em *cada* refeição, um hábito que se tornará natural com o tempo. No plano Superintestino nós vamos além das fibras prebióticas, usando outras estratégias que também permitem a proliferação de espécies benéficas.

- Comece com pequenas quantidades de alimentos com alto teor de fibras prebióticas, como uma colher de sopa de inulina ou fibra de goma acácia no café ou no iogurte, meia banana verde ou meia batata-inglesa crua picada batidas em uma vitamina, ou uma a duas colheres de sopa de um legume cozido. A maioria das pessoas tolera até 10 gramas de fibras prebióticas durante os primeiros dias da terceira semana.
- Aumente o consumo até chegar a 20 gramas ou mais de fibras prebióticas por dia, de fontes variadas, para ajudar a cultivar a diversidade de espécies bacterianas.
- Se você perceber que é intolerante ao nível inicial ou ao aumento de fibras prebióticas (se experimentar inchaço excessivo, gases ou diarreia), cogite interromper a ingestão delas e continuar com as

outras estratégias do Superintestino (probióticos, alimentos fermentados) por mais quatro semanas, então tente reintroduzir as fibras prebióticas. Se a intolerância persistir, siga para o plano de tratamento do SIBO e do SIFO no Anexo B, porque a intolerância a fibras prebióticas é um sinal confiável de um microbioma extremamente prejudicado ou de SIBO.

Agora que você começou a mudar as espécies de bactérias no trato GI com probióticos e alimentos fermentados, vamos nos acostumar a introduzir muitas fibras prebióticas na rotina. Enquanto tentamos consumir pelo menos um alimento fermentado por dia por suas espécies bacterianas *probióticas*, outra prática interessante é incluir pelo menos um alimento com fibras prebióticas *em cada refeição*. Isso não precisa ser complicado. Pode ser tão simples quanto adicionar duas colheres de sopa de feijão-preto em uma tortilha espanhola, refogar cebola e alho, mergulhar legumes crus em uma pasta de grão-de-bico, incluir alho-poró ou folhas de dente-de-leão nas saladas verdes, acrescentar uma colher de chá de inulina ou fibra de goma acácia ao iogurte. O segredo é incluir uma fonte de fibras prebióticas sempre que você comer. Depois de apenas alguns dias aplicando essa prática, ela vai se tornar instintiva.

Obter fibras prebióticas em quantidades suficientes na rotina diária é um dos passos mais importantes que você pode dar para reconstruir a saúde intestinal e geral, mais importante até do que o consumo dos probióticos. As fibras prebióticas não só alimentam espécies bacterianas saudáveis, como também incentivam a flora intestinal a produzir metabólitos que geram grande variedade de benefícios para a saúde, incluindo emagrecimento; redução de triglicerídeos, glicose no sangue e pressão arterial; redução da inflamação e da gordura no fígado; além de melhores hábitos intestinais.[1, 2]

O americano médio (não saudável) obtém entre 3 e 8 gramas de fibras prebióticas por dia, cerca de metade disso oriunda de grãos cereais. Cortar totalmente o trigo e os grãos cereais, portanto, demanda compensar o déficit de fibras prebióticas. Mas, com o Superintestino, vamos ainda além para obter maiores benefícios.

Resultados mensuráveis para a saúde começam com uma ingestão de fibras prebióticas de 8 gramas por dia, e o auge dos benefícios surge com uma ingestão de 20 gramas por dia. Nosso objetivo é alcançar *20 gramas ou mais todos os dias*, o que, além de suprir o déficit modesto causado pela eliminação de grãos cereais, também aumenta as chances de ter uma horta bem-sucedida de flora intestinal.[3, 4, 5] Portanto, você quer criar o hábito de incluir na sua dieta os "Alimentos ricos em fibras prebióticas", na página 233. Também é possível tomar todo dia uma vitamina que inclua um ou mais dos alimentos com maior teor de fibras prebióticas, especialmente uma batata-inglesa crua, banana verde ou uma ou duas colheres de chá de fibra de goma acácia, inulina/FOS ou uma mistura comercial de fibras prebióticas. Você vai encontrar receitas de algumas variações a seguir. Se você tolerar fibras prebióticas no começo e o aumento até 20 gramas por dia, será impossível ingerir fibras em excesso. (É comum que pessoas em culturas caçadoras-coletoras consumam mais de 100 gramas por dia.)

Outro ponto importante: varie as fontes de sua ingestão de fibras prebióticas. Não acrescente apenas inulina em pó ao café e pronto, repetindo sempre o mesmo hábito enquanto negligencia outras fontes. Isso não só impede você de cultivar a vasta diversidade de espécies bacterianas desejáveis como pode causar o excesso de uma ou mais espécies que podem superar as outras e se tornar nocivas – basicamente *criando* disbiose.

Algumas das opções de fibras prebióticas podem parecer estranhas, como batata-inglesa crua. Mas lembre-se de que estamos tentando recriar a ingestão generosa de fibras prebióticas das populações de caçadores-coletores, que desencavam do solo raízes e tubérculos cheios de fibras, e desfrutar de uma variedade alimentar que muda de acordo com as estações, a região e a disponibilidade. É provável que você não se interesse em cavar seu quintal ou uma floresta para imitar essas práticas, então nos voltamos para equivalentes modernos disponíveis e convenientes. Mas isso pode significar tomar algumas decisões estranhas para muitas pessoas. Enquanto os humanos primitivos naturalmente ingeriam fibras prebióticas e não precisavam contar gramas, nós devemos ser objetivos e inteligentes no nosso mundo sintético, pré-embalado e cheio de marketing.

## ALIMENTOS RICOS EM FIBRAS PREBIÓTICAS

Os alimentos listados a seguir oferecem muitos gramas de fibras prebióticas para alimentar nossos micróbios amigáveis.

**Legumes:** feijão-roxo, feijão-preto, feijão-branco, outros feijões ricos em amido, grão-de-bico, homus, lentilha e ervilha são fontes ricas em galacto-oligossacarídeos, ou GOS, uma forma de fibra prebiótica. Coma porções pequenas; por exemplo, entre ¼ e ½ xícara com até 15 gramas de carboidratos líquidos (os carboidratos totais menos as fibras) para minimizar as consequências para a glicemia. Cada porção de meia xícara de homus ou grão-de-bico oferece 8 gramas de fibra prebiótica (13,5 gramas de carboidratos líquidos). Meia xícara de lentilha contém 2,5 gramas de fibra prebiótica (11 gramas de carboidratos líquidos). Meia xícara da maioria dos feijões oferece cerca de 3,8 gramas de fibra prebiótica. O feijão-branco é a fonte com maior teor, com o dobro dessa quantidade (12 gramas de carboidratos líquidos a cada meia xícara).

**Banana e banana-da-terra verde:** e é *verde* mesmo. Não verde-amarelado nem um pouquinho verde na ponta, mas verde. Se você estiver na dúvida, prove – não pode estar nem um pouco doce. Uma banana verde de tamanho médio, de 18 centímetros, contém 10,9 gramas de fibras prebióticas e 0 grama de carboidratos líquidos, em comparação com o conteúdo cheio de açúcar/carboidratos e com baixo teor de fibras das bananas maduras. É difícil descascá-las quando estão verdes, e elas são basicamente impossíveis de comer, então faça um corte no comprimento e pegue a polpa, pique-a e a use em uma das receitas de vitaminas prebióticas. As bananas costumam permanecer verdes por quatro a cinco dias na geladeira, ou você pode descascá-las, cortá-las e guardá-las no congelador, usando conforme achar necessário.

**Batatas:** batatas cozidas (ou assadas, fritas, em purê) têm alto teor de açúcar e poucas fibras. Mas, quando estão *cruas*, são ricas em fibras prebióticas, com 10 a 12 gramas em uma porção de meia batata média (9 centímetros) e 0 grama de açúcar/carboidratos. Na verdade, algumas pessoas gostam de comer batatas-inglesas cruas como se fossem maçãs, ao passo que outras preferem incluí-las em vitaminas ou picá-las e adicioná-las à salada. Evite batatas cruas com casca verde, porque isso representa o crescimento de fungos. Nesse caso, remova a casca. (Batatas-doces e inhames têm menos fibras prebióticas, mesmo quando crus. Isso significa que, se forem ingeridos em seu estado natural, você arrisca se expor a um alto teor de carboidratos. Coma apenas em pequenas quantidades, não importa se estejam crus ou cozidos.)

**Frutas:** como as frutas modernas foram selecionadas favorecendo menor teor de fibras e maior teor de açúcar, elas são fontes de fibras prebióticas com excesso de açúcares. Então prosseguimos com cuidado. No entanto, elas são uma fonte especialmente rica da importante fibra prebiótica pectina, que tem propriedades únicas que ajudam a cultivar espécies bacterianas saudáveis, inibindo espécies patogênicas e aumentando o butirato intestinal e outros ácidos graxos.[6] As fontes mais ricas de pectina nas frutas são abacates, amoras, framboesas, romãs e maçãs, cada qual oferecendo cerca de 1 a 2 gramas de pectina por porção, o que equivale a uma xícara de amoras ou framboesas, ou uma maçã média. Abacates são os vencedores da categoria, com a maior quantidade de pectina e apenas quatro carboidratos líquidos por fruto médio, além de bastante gordura saudável. Você também pode comprar pectina em pó, mas use-a com moderação, porque costuma ter açúcar.

**Sementes de chia e linhaça:** apesar de não se saber a quantidade específica, sementes de chia e linhaça são duas fontes que oferecem uma mistura de fibras, algumas prebióticas, assim como outros compostos com efeitos benéficos para a flora intestinal. Elas podem ser facilmente acrescentadas a vitaminas, iogurtes, kefirs e pratos assados.

**Oleaginosas:** amêndoas, nozes, nozes-pecã, avelãs e pistaches têm alto teor de compostos de polifenol com propriedades de fibras prebióticas.[7] Efeitos significativos começam a ser observados com o consumo de meia xícara de oleaginosas, e as peles devem ser incluídas (o que significa que a farinha de amêndoas feita sem casca não oferece os mesmos benefícios). No caso das oleaginosas, a exposição aos carboidratos é segura. Uma porção de meia xícara de amêndoas, por exemplo, rende 4,5 gramas de carboidratos líquidos. A melhor opção é comê-las cruas ou assadas (sem acrescentar maltodextrina, açúcar nem outros ingredientes indesejados).

**Cogumelos:** cogumelos são uma fonte pouco apreciada de polissacarídeos com fibras prebióticas e compostos como betaglucano (diferente do betaglucano dos fungos), mananos, galactanos e polifenóis, todos os quais alimentos para micróbios. É claro que cogumelos são fáceis de acrescentar a pratos como saladas e fritadas, para comer como acompanhamento, amassados e acrescentados em molhos ou sopas. (Veja a receita de uma sopa cremosa de cogumelos tradicional, porém melhorada, na página 285.)

**Macarrão *shirataki*:** o macarrão *shirataki* é feito do glucomanano de um inhame asiático e é uma fonte rica em fibras prebióticas. Ele combina mais com pratos asiáticos, como fritadas e yakisoba. Procure por produtos sem soja ou aveia. Duzentos e vinte gramas de macarrão rendem aproximadamente 2 gramas de fibras prebióticas. (Veja a receita de yakisoba na página 300.)

Quantidades modestas de fibras prebióticas (geralmente cerca de 1 a 3 gramas por porção normal) podem ser obtidas dos seguintes alimentos:

- Aspargos
- Nabo-mexicano
- Nabo
- Pastinaca
- Cebola
- Alho e chalota
- Cenoura
- Alho-poró

- Folhas de dente-de-leão
- Rabanete
- Repolho
- Couve-de-bruxelas

---

Sua principal fonte de fibras prebióticas deve ser comida. Por uma questão de conveniência, porém, fibras prebióticas em pó estão disponíveis na forma de inulina, fibra de goma acácia, glucomanano e fontes comerciais que misturam várias delas (listadas no Anexo A). Você pode acrescentar uma ou duas colheres de chá desses pós ao café, ao chá e aos iogurtes fermentados que produzimos, além de outros pratos, e eles oferecerão aproximadamente 3 gramas de fibra prebiótica por colher de chá. O glucomanano em pó também pode ser usado para espessar comidas. O amido de batata e a farinha de banana verde também podem ser usados como fontes de fibra prebiótica, mas use-os com moderação, no máximo uma colher de sopa por vez, porque são quase 50% açúcar, considerando a temperatura usada para desidratar esses alimentos em farinhas, que é alta o suficiente para degradar fibra em açúcar.

No começo desta terceira semana, limite as fibras prebióticas a até 10 gramas por dia; por exemplo, meia banana verde ou duas colheres de sopa de fibra de goma acácia. Aumente a ingestão para 20 gramas no fim da semana, mas certifique-se de obter as fibras de uma variedade de fontes. Se tudo der certo e você não tiver qualquer reação à ingestão da quantidade inicial baixa ou ao aumento do consumo, é seguro continuar com o restante do plano.

No entanto, se você aparentar ser intolerante a fibras prebióticas – se tiver inchaço excessivo, gases, diarreia ou efeitos emocionais como ansiedade ou pensamentos sombrios –, esse pode ser um teste terapêutico para detectar o SIBO. Se você sentir qualquer um desses sintomas dentro dos primeiros 90 minutos após a ingestão, é um sinal muito provável de que há supercrescimento bacteriano no intestino delgado. Nesse caso, prefira um tratamento mais longo com os probióticos e alimentos fermentados para prolongar o processo de "plantio". Tente reintroduzir fibras prebióticas depois de mais quatro semanas de replantio probiótico. Se elas ainda causarem incômodos, então chegou a hora de seguir o tratamento do Superintestino contra SIBO e SIFO detalhado no Anexo B. Depois de cuidar dessas questões, volte aqui para a terceira semana e comece a regar e fertilizar seu microbioma de novo.

## ALÉM DO ARCO-ÍRIS

Violeta, anil, azul, verde, amarelo, laranja e vermelho: nós queremos seguir as cores do arco-íris não apenas no céu, mas também na alimentação.

Durante anos, não se soube ao certo por que os compostos coloridos de legumes, verduras e frutas – o roxo da berinjela, o amarelo dos limões-sicilianos, o verde da couve – geravam benefícios para a saúde, já que pouquíssimos deles são absorvidos no trato GI. Em outras palavras, comer *cranberries* e ameixas e beber chá-verde faz bem à saúde, e associamos isso aos seus compostos coloridos chamados polifenóis, apesar de boa parte deles nunca sair dos confins do íleo ou do cólon.

Já ficou claro que os polifenóis indigeríveis são metabolizados por bactérias e que a composição da flora intestinal é, por sua vez, alterada por metabólitos do polifenol.[8] Seguindo a linha dos efeitos das fibras prebióticas, os polifenóis melhoram as chances de mantermos espécies bacterianas saudáveis. Ingerir polifenóis à vontade favorece, por exemplo, o crescimento de espécies saudáveis como a *Akkermansia muciniphila*, que regula a glicemia, e a *Faecalibacterium prausnitzii*, que é uma importante produtora de butirato.[9] Outros polifenóis, principalmente a catequina do chá-verde, fortalecem a mucosa intestinal ao conectarem as proteínas da mucosa, um efeito que incentiva ainda mais o crescimento de *Akkermansia*. (Veja a receita de chá-verde com cravo-da-índia na página 275 para encontrar uma forma poderosa de aumentar a força da mucosa intestinal.) Além disso, outros polifenóis, como a quercetina de cebolas, maçãs e couves, têm propriedades antibacterianas e antifúngicas potentes, especialmente contra as espécies dominantes no SIBO e no SIFO. Todos esses achados colocam em uma nova perspectiva a ideia de incluir uma variedade de legumes, verduras e frutas na alimentação por seus benefícios inesperados e vastos para a saúde.[10, 11]

As distinções na composição da flora intestinal de pessoa para pessoa também significam que polifenóis como quercetina, curcumina, rutina e epigalocatequina são metabolizados de formas diferentes por indivíduos diferentes e alguns nem chegam a ser metabolizados. Até compreendermos essa complexidade, a variedade na ingestão de polifenóis é essencial: flavonoides do cacau, catequinas do chá-verde, antocianinas do mirtilo, naringenina das frutas cítricas, lignanos da linhaça, resveratrol do vinho tinto, rutina da maçã, hidroxitirossóis e oleuropeínas do azeite de oliva extravirgem.

---

O segredo das fibras prebióticas é a variedade. Não conte demais com apenas, por exemplo, inulina em pó por ela ser mais conveniente. Ingerir fibras prebióticas de fontes variadas incentiva a diversidade de espécies na flora intestinal, e essa ampla variedade mantém longe as bactérias nocivas. Moldar a composição do microbioma no seu trato GI com fibras prebióticas é um projeto que deixará você ocupado por muitos meses, talvez anos. Esta terceira semana do plano é, portanto, um pontapé inicial poderoso.

## SUPERFERTILIZANTES

Você pode acrescentar superfertilizantes, como uma compostagem nutritiva ou emulsões de peixe, à sua horta para aumentar a probabilidade de ter uma colheita cheia de pimentões e abobrinhas. Também pode acrescentar à alimentação ingredientes que oferecem efeitos estimulantes enormes em determinadas espécies para criar seu Superintestino. Essa é uma área de pesquisa muito empolgante, que está começando agora, então a lista é curta e ainda não temos uma classificação oficial para esses efeitos, mas eu os chamo de "superfertilizantes" para transmitir a ideia de que compostos específicos fazem algumas espécies de bactérias florescerem. Na verdade, essa área de estudo é tão instigante que prevejo que se tornará o começo de um movimento para criar aquilo que chamo de "probióticos de terceira geração". A primeira geração são as fórmulas aleatórias que temos agora, que poderiam ser melhores. A segunda são os probióticos que oferecem espécies essenciais. A terceira terá espécies essenciais e nutrientes microbianos fundamentais para fazer "florescer" outras espécies específicas, geralmente essenciais também. Entre esses nutrientes superfertilizantes, estão os seguintes:

**Eugenol.** O eugenol é um óleo extraído do cravo-da-índia e também está presente, em quantidades menores, na noz-moscada e na canela. O óleo essencial de cravo-da-índia que incluímos no tratamento contra o SIFO é, em grande parte, eugenol. Esse composto tem efeitos antibacterianos contra espécies patogênicas como *Salmonella*, porém, e talvez mais importante, o eugenol estimula espécies benéficas da classe Clostridia que, por sua vez, estimulam demais a produção de muco no intestino.[12] Por esse motivo, incluo o eugenol na receita de chá-verde com cravo-da-índia, uma forma poderosa e deliciosa de fortalecer a mucosa intestinal.

**FOS e ácido oleico.** FOS é uma fibra prebiótica relacionada à inulina, mas com uma cadeia mais curta, e o ácido oleico é o ácido graxo dominante em óleos monossaturados como azeite de oliva. Os dois, por meios diferentes, estimulam o florescimento de *Akkermansia*. A mistura deles é especialmente poderosa. Lembre-se de que as pessoas que ingerem pouca fibra prebiótica, como FOS, acabam levando a *Akkermansia* a recorrer a uma fonte alternativa de nutrição – o revestimento intestinal de muco nos humanos – pela falta de alimento adequado para esses microrganismos benéficos. A oferta de FOS impede que isso aconteça.[13] Caules como cebola, alho, alho-poró e chalota contêm FOS, mas acrescentar uma colher de chá de FOS em pó ao café, iogurte ou outros alimentos também é uma boa forma de garantir uma ingestão saudável dessa fibra fundamental. E acrescentar azeite de oliva à alimentação em quantidades generosas, usando-o, por exemplo, no preparo de ovos, molhos e em saladas caprese, e molhar a focaccia com ervas (receita na página 282) em azeite extravirgem com um pouco de sal marinho garante um bom estímulo para *Akkermansia*.

**Capsaicina.** Você lembra que a capsaicina é o agente nas pimentas que causa o ardor quando elas são consumidas. Incluir capsaicina na alimentação habitual, na forma conveniente de molhos de pimenta feitos com habanero, caiena, tabiche, entre outras, faz florescer o micróbio *Faecalibacterium prausnitzii*, especialista em produzir butirato, que, por sua vez, oferece benefícios metabólicos como a redução da glicose no sangue e da pressão arterial, e talvez facilite um pouco o emagrecimento. A capsaicina também incentiva a proliferação das "guardiãs" do muco intestinal, as espécies de Clostridia. Quanto mais ardido for o molho, maior o teor de capsaicina. Uma colher de sopa de molho de pimenta-habanero, por exemplo, oferece cerca de 7 gramas de capsaicina. Os benefícios se tornam mais amplificados com uma ingestão de cerca de 10 gramas por dia. Suplementos nutricionais de pimenta-caiena são comercializados em cápsulas, mas oferecem doses mínimas de capsaicina.

QUARTA SEMANA

# Cultive seu jardim de micróbios do Superintestino

## RESUMO

Da mesma forma que você escolhe um prato no cardápio de um bom restaurante, é possível selecionar os micróbios que geram efeitos específicos para a saúde. Você pode ampliar os benefícios ao aumentar o número de bactérias usando o método Superintestino modificado para fermentação microbiana. Aqui vai o cardápio de micróbios benéficos:

- *L. reuteri* para uma pele macia e a redução da profundidade das rugas, rejuvenescimento dos músculos e da força, sono mais profundo, aumento da libido, supressão do apetite, aceleração da cicatrização, aumento da empatia, redução da ansiedade social e preservação da densidade corporal.
- *L. reuteri* e *L. casei* para um sono mais duradouro e profundo, redução do estresse e aumento da função imunológica.
- *B. coagulans* para redução de inflamação e dor da artrite.
- *L. helveticus* e *B. longum* para redução da ansiedade, melhoria do humor e redução da depressão.
- *L. casei* para clareza mental e foco.
- *L. reuteri* e *L. gasseri* para emagrecimento e redução da cintura.
- *L. reuteri* e *B. coagulans* para mais força e recuperação acelerada em atletas.

- *B. infantis* para mães transmitirem aos bebês no momento do nascimento e ao amamentá-los, de modo a reduzir a quantidade de movimentos peristálticos da criança e cólicas, e para melhorar o sono e a saúde a longo prazo.
- *L. reuteri, L. gasseri* e *B. coagulans* no iogurte à moda Superintestino contra o SIBO para a erradicação do SIBO.

Nas últimas três semanas, você passou pela parte mais difícil do plano, mudando sua alimentação e aprendendo a restaurar espécies saudáveis do microbioma e fortalecer a barreira intestinal. Tudo isso montou o palco para o retorno a uma saúde maravilhosa, desfazendo os efeitos nocivos de guias alimentares convencionais, indulgências na dieta e conselhos médicos incompetentes. Agora vamos para a parte mais divertida.

Nós vamos colocar sua horta para funcionar e obter benefícios como uma pele mais lisa, mais força, redução da inflamação e da dor e redução da ansiedade – todos os efeitos maravilhosos que mencionei. (Se você se desviou do caminho para cuidar de SIBO e SIFO, ainda pode se dedicar aos projetos de fermentação, mas os benefícios não serão tão extremos, já que sua tentativa de erradicar micróbios pode acabar com espécies boas e ruins. Para melhores resultados, comece esses projetos depois de concluir o tratamento.)

Às vezes as pessoas perguntam: "Não posso só tomar um iogurte industrializado ou tomar um probiótico para conseguir os mesmos benefícios?" A esta altura, espero que você compreenda que não, não pode – isso não vai fazer diferença. A mágica que vemos acontecer na quarta semana é causada por uma série de fatores:

- **Nós selecionamos espécies e cepas bacterianas para obter benefícios específicos para a saúde.** As espécies "genéricas" existentes nos produtos industrializados, como iogurtes e probióticos, não oferecem esses benefícios desejados. Você pode tomar galões de iogurte industrializado e não encontrar os benefícios que mencionamos aqui.
- **Nós modificamos o processo de fermentação para aumentar exponencialmente a quantidade de bactérias.** Nesses projetos de fermentação, costumamos obter quantidades de bactérias na casa de centenas

de bilhões, em comparação com os milhões ou poucos bilhões dos produtos comerciais. "Milhões" parece muito, mas é quase nada quando se trata de bactérias. Nós aumentamos o tempo de fermentação para cultivar centenas de bilhões de microrganismos. Enquanto o iogurte comercial é fermentado por cerca de quatro horas, nós fermentamos os nossos por 36 horas, uma diferença *mil vezes* maior no que se refere a benefícios. Da mesma forma, a maioria dos probióticos industrializados contém apenas alguns bilhões de cada espécie e apresenta, em geral, apenas as cepas menos caras em vez de as mais eficientes.

- **Nós acrescentamos fibras prebióticas ao processo de fermentação.** Assim como é preciso fertilizar a horta para que ela gere tomates maiores e mais suculentos, acrescentar fibras prebióticas nutritivas para micróbios nos projetos de fermentação aumenta a consistência e o sabor do produto final.

Você obtém não só os benefícios magníficos desses projetos, mas também iogurtes e outros alimentos fermentados deliciosos, que são nutritivos e fáceis de incluir na rotina diária.

Se você consegue consumir laticínios sem problemas, ótimo – os laticínios são a forma mais eficiente e adaptável para fermentar bactérias. Caso contrário, não entre em pânico: podemos fermentar leite de coco e outros alimentos, como pasta de grão-de-bico e purês de frutas.

O método Superintestino de fermentação de iogurte minimiza as questões potencialmente problemáticas de intolerância a laticínios. A fermentação prolongada reduz a lactose (o açúcar do leite, que incomoda as pessoas intolerantes a ela) a níveis insignificantes, porque ela é convertida ao máximo em ácido láctico (o ácido orgânico que é um subproduto útil da fermentação e que confere o sabor ácido a alguns iogurtes). O acúmulo de ácido láctico no iogurte faz o pH cair para 3,5 (quase 10 vezes mais ácido do que o iogurte comercial), um nível associado à desnaturação, ou quebra, da proteína caseína, fazendo com que respostas imunológicas sejam mais raras. Essas mudanças explicam por que nossos iogurtes são mais tolerados por muito mais pessoas do que os produtos convencionais.

Em nossos projetos de fermentação também estão incluídos iogurtes de culturas misturadas (isto é, iogurtes fermentados com várias espécies bacterianas). Nós os utilizamos quando não se deseja uma quantidade alta de bactérias da mesma espécie, como é o caso dos iogurtes que forem consumidos por crianças.

Também apresento a ideia de usar o iogurte à moda Superintestino contra o SIBO para diminuir as populações de micróbios produtores de hidrogênio e metano do supercrescimento bacteriano. Como você sabe, probióticos convencionais, por seguirem fórmulas aleatórias, apresentam efeitos apenas modestos na erradicação de espécies do SIBO no intestino. Mas e se nós cuidadosamente escolhermos as espécies e cepas probióticas, com foco em características específicas vantajosas, como a capacidade de colonizar o trato GI superior, onde o SIBO ocorre, e produzir bacteriocinas que combatem espécies do SIBO? As três espécies no iogurte à moda Superintestino têm, portanto, mais chances de conseguir reorganizar o microbioma e reduzir ou eliminar o supercrescimento bacteriano.

---

## SUCESSO DO SUPERINTESTINO:
### Anne, 60 anos, Connecticut

"Eu costumava acordar pelo menos quatro vezes por noite e levava pelo menos meia hora para voltar a dormir, mas, desde que comecei a tomar o combo *L. reuteri/L. casei*, passei a acordar apenas uma vez por noite e voltar a dormir em questão de minutos. Nas últimas duas semanas, dormi por três noites inteiras, coisa que eu nunca tinha feito. Antes eu estava tomando só o iogurte de *L. reuteri* e notei que minha acne nodular havia melhorado muito, praticamente desaparecendo, enquanto remédios pesados não ajudavam em nada. Parei de tomá-lo por duas semanas, para fazer o teste do SIBO, e a acne voltou. Também gosto do *L. casei* Shirota pelos benefícios respiratórios, porque tenho fibrose pulmonar e costumo ter infecções respiratórias.

Hoje é o meu aniversário de um ano sem trigo e grãos cereais. Perdi 20 quilos, parei de tomar seis remédios controlados e reduzi a dose de outros dois medicamentos. Eliminei a gordura no fígado, algo que meu médico diz que raramente vê. Interrompi o processo de pré-diabetes. A artrite melhorou muito, com redução imensa do inchaço e aumento na mobilidade – agora consigo subir escadas como uma pessoa normal em vez de subir como uma criança que está aprendendo a andar. Tenho muito mais energia e a minha visão de mundo melhorou demais. Sou mais saudável aos 60 anos do que era aos 50, ou até aos 40.

Quando eu tinha 50 e muitos anos, desenvolvi acne cística (nodular). É algo feio, doloroso, que não desaparece e deixa cicatrizes. A acne começou em uma parte do corpo e se espalhou. Minhas costas e meus ombros eram as piores partes. Depois de um ano seguindo muitos tratamentos que não funcionavam, parei de ir ao médico e comecei a buscar outras respostas. Com o tempo, encontrei o Dr. Davis e o iogurte de *L. reuteri*. Notei melhoras assim que comecei a tomar o iogurte; as espinhas novas não eram tão ruins e melhoravam mais rápido, e então foram diminuindo. E acabei de perceber que tenho menos cicatrizes agora. Hoje eu raramente tenho espinhas novas, e, se elas aparecem, é em uma área limitada. Se eu parar ou tomar menos *L. reuteri*, elas voltam com a mesma intensidade de antes, então sei que isso aconteceu porque aderi ao iogurte e ao restante do plano.

Estou muito empolgada por ter chegado a este ponto da minha vida e saber que o melhor ainda está por vir. Esqueci de acrescentar que esta é a primeira vez que perdi peso e me tornei mais saudável, em vez de mais doente. Obrigada, Dr. Davis!"

---

## O QUE ESTÁ NO SEU CARDÁPIO MICROBIANO?

Acho que eu não conseguiria exagerar no significado da viagem em que estamos prestes a embarcar – uma jornada microbiana na qual você pode basicamente definir sua composição corporal para ter saúde ou benefícios emocionais, bastando escolher espécies microbianas vantajosas, cultivá-las e então armazená-las no corpo. Ainda não descobrimos todas as lições possíveis, porém a lista está crescendo mais rápido do que eu conseguiria escrever. Imagine como eu e você estaremos após mais 2, 5 ou 10 anos dessas experiências, com muitos de nós fermentando micróbios, aprendendo, tornando-nos mais inteligentes e mais eficientes a cada dia.

Nesta seção listo os efeitos experimentados pela maioria das pessoas que consomem os iogurtes e outros alimentos fermentados. Também incluo estratégias opcionais que você pode usar para acelerar ou ampliar os benefícios. Você pode encontrar alguns benefícios para a saúde ao tomar um probiótico com cada espécie e cepa, mas produzir o iogurte à moda Superintestino amplifica os efeitos dos probióticos, porque o processo de fermentação especial equivale a pegar as sementes de um pimentão verde e plantar uma horta inteira com elas em um solo extremamente fertilizado: nós aumentamos os rendimentos de forma extraordinária. E não se esqueça de que a cepa bacteriana é essencial; a *Lactobacillus gasseri* BNR17 pode fazer você perder uns 2 centímetros de cintura, mas outras cepas de *Lactobacillus gasseri* não necessariamente causam o mesmo efeito.

Por motivos que não estão claros, nem todo mundo experimenta esses efeitos ou essa intensidade de efeitos. Em uma pesquisa com meus seguidores na internet, 60% das pessoas que tomam o iogurte de *L. reuteri* notaram uma melhora moderada a intensa na saúde da pele, enquanto 40% sentiram pouco ou nenhum efeito. Algumas pessoas conseguem obter resultados melhores ao tomar uma quantidade maior de iogurte (por exemplo, meia xícara duas vezes por dia em vez de uma vez só), mas outras, não. Alguns efeitos também podem demorar mais tempo para se manifestar, como três a seis meses. Resultados diferentes podem ser consequência de genéticas diferentes, como uma variação no receptor de oxitocina ou um defeito no sistema endocanabinoide complexo (que mede os efeitos da oxitocina), ou algum outro fator. Eu e minha equipe estamos estudando essas questões para desenvolvermos estratégias que aumentem os benefícios.

As receitas de todos os iogurtes e alimentos fermentados podem ser encontradas em Receitas do Superintestino, incluindo as cepas adequadas e onde encontrá-las.

### Pele mais macia com menos rugas e cicatrização rápida

Iogurte de *L. reuteri*, meia xícara por dia.

Cogite acrescentar 10 gramas de colágeno hidrolisado por dia ao iogurte.

### Sono mais profundo, com aumento do sono REM

Iogurte de *L. reuteri*, meia xícara por dia. Pode ser misturado com *L. casei* Shirota para efeitos melhores. Se as espécies forem fermentadas separadamente, tome meia xícara de cada iogurte por dia. Se forem fermentadas juntas, tome de meia a uma xícara por dia. Juntas, elas devem ser fermentadas a 40-41°C.

Cogite acompanhar a qualidade do seu sono com um aparelho como Apple Watch, Whoop, Oura Ring ou FitBit, observando especificamente a duração do sono, o sono profundo e o sono REM.

### Redução de inflamação e dor da artrite

Iogurte de *Bacillus coagulans*, meia xícara por dia.

Cogite acrescentar o chá-verde com cravo-da-índia, por seus efeitos fortalecedores da mucosa, que reduzem a endotoxemia.

### Redução do estresse

Iogurte de *L. casei*, meia xícara por dia. O efeito é ampliado ao ser acrescentado o iogurte de *L. reuteri*. Se as espécies forem fermentadas separadamente, tome meia xícara de cada iogurte por dia. Juntas, elas devem ser fermentadas a 40-41°C; tome de meia a uma xícara por dia. Também cogite o *L. infantis* para obter mais benefícios.

Ambas as espécies diminuem o aumento anormal de cortisol pela manhã, que determina muitas situações estressantes. (O estresse prolongado que reduziu a liberação de cortisol pelas glândulas adrenais talvez não seja afetado por essa estratégia, precisando ser enfrentado de forma específica.)

### Redução de depressão e ansiedade

Iogurte de *Lactobacillus helveticus* e *Bifidobacterium longum*, meia xícara por dia. Cogite acrescentar a *L. casei* para mais benefícios (e então fermentá-lo a 40-41°C).

*Aumento da clareza mental e do foco*

Iogurte de *L. casei*, meia xícara por dia.

Esse efeito é mais pronunciado quando você começa a consumir o micróbio. Para um resultado melhor, alterne os dias em que você toma o iogurte; o maior impulso para a clareza mental e o foco surge no início e na retomada do consumo.

## PSICOBIÓTICOS: O CORPO DOMINA A MENTE

O humor é como uma música de fundo tocando enquanto você faz compras no supermercado: está ali, quase imperceptível, mas sendo registrado por alguma parte do cérebro, talvez influenciando o que você compra. Da mesma forma, o humor orienta suas emoções, as coisas que você diz para outras pessoas, o quanto você se sente satisfeito ou não com seu dia e as tarefas com as quais se compromete. Nós não valorizamos o impacto do humor tanto quanto deveríamos, talvez por sentir que não temos controle sobre esse fenômeno. Se você estiver irritado ou emburrado, isso influenciará a forma como interage com os outros? Se estiver animado ou eufórico, seus problemas vão parecer menos preocupantes? São a disforia, a tristeza e a insatisfação que nos levam a tomar antidepressivos, beber mais cerveja, usar mais drogas, dizer coisas que não deveríamos para as pessoas ao nosso redor.

E se a gente mudasse a música no supermercado para canções que nos fazem sentir energizados, esperançosos, confiantes, dispostos a fazer amizade com a mulher desconhecida que está cheirando um melão ali ao lado? Uma atividade rotineira como fazer compras no supermercado pode se transformar em uma aventura.

Que papel os micróbios bobos que vão parar no vaso sanitário todos os dias realmente têm em determinar sua visão de mundo, seus diálogos interiores, as conversas que tem com as pessoas, se você vai encarar seu dia com desânimo e medo ou com animação e empolgação?

Como exemplo, pense em como o seu humor mudaria se eu pintasse as paredes da sua sala de estar de preto e fechasse as cortinas de todas as janelas. Compare isso com um cômodo com janelas grandes, que deixam entrar a luz do sol, com vista para gramados, árvores, pássaros, céu e sol. Não faz diferença? É claro que faz. Você continua sendo a mesma pessoa, no escuro ou na claridade, mas as emoções mudam bastante. Os micróbios fazem isso com o humor de fundo e as emoções no seu cérebro, influenciando a luz e a escuridão com que você encara a vida, suas circunstâncias e as pessoas ao seu redor.

Então vamos pensar nas possibilidades dos projetos de cultivo de micróbios: a *L. reuteri* restaura a empatia e o desejo da companhia de outras pessoas.[1] A *L. casei* aumenta o foco – *mindfulness*? – e ameniza os efeitos do estresse.[2] A *L. helveticus* e a *B. longum* reduzem a ansiedade e restauram a esperança.[3] E essas são apenas nossas lições iniciais – muitas ainda estão por vir.

É provável que você já tenha percebido como as "soluções" farmacêuticas para depressão, ansiedade e outros distúrbios do humor e das emoções são ineficazes. Antidepressivos aumentam o risco de sobrepeso e suicídio, ansiolíticos podem ser viciantes e agentes mais potentes podem causar danos neurológicos irreversíveis. Em vez disso, eu e você estamos falando sobre produzir iogurtes com micróbios que transformam radicalmente o humor, melhoram o sono, deixam a pele mais macia e fazem problemas parecerem mais leves – fico empolgado só de pensar nisso.

---

### Emagrecimento e extrema perda de gordura

Iogurte de *L. reuteri* + *L. gasseri* – se fermentadas separadamente, tome meia xícara por dia de cada iogurte. Se forem fermentadas juntas, tome de meia a uma xícara por dia (e as fermente a 41°C).

O aumento de oxitocina gerado pela *L. reuteri* reduz o apetite, com frequência de forma drástica. A comida continua tendo um gosto ótimo, porém a maioria das pessoas tem controle absoluto sobre o apetite e a tentação. (Se você cortar o trigo e os grãos cereais, a ausência do peptídeo opioide derivado da gliadina, que estimula o apetite, também reduzirá o apetite; e mais: o acréscimo de oxitocina da *L. reuteri* oferece um controle ainda maior sobre o apetite. A *L. gasseri* reduz a gordura abdominal e a circunferência da cintura.)

Observe que, para avaliar a perda de gordura, você precisa acompanhar as medidas do tamanho da cintura e/ou a porcentagem de gordura corporal usando uma balança de composição corporal, porque o impulso de oxitocina causado pela *L. reuteri* também pode aumentar a massa muscular. Se você acompanhar apenas o peso, pode notar um *aumento*; isto é, você ganha músculos, mas perde gordura. Uma balança que analise o nível de gordura no corpo pode passar essa informação, assim como você pode medir a circunferência da cintura ou simplesmente se olhar no espelho. Ou seja, melhor que perder peso é transformar sua *composição corporal*.

### Aumento do tônus muscular e da força

Iogurte de *L. reuteri*, meia xícara por dia. Cogite acrescentar 10 gramas de colágeno hidrolisado e 2 a 5 gramas de creatina por dia.

Esse efeito também inclui a interrupção da perda muscular e do avanço da fragilidade que acompanha o envelhecimento. Para mais benefícios, misture o efeito amplificador da oxitocina da *L. reuteri* com um treino de força. Os benefícios de aumentar a força e o tônus muscular com treinos de força se ampliam com o aumento de oxitocina.

### Atletas: aumento de força e aceleração da recuperação

Cultura misturada de *L. reuteri* + *B. coagulans*.

A *L. reuteri* aumenta força e massa muscular e a *B. coagulans* reduz o desgaste muscular durante competições ou treinos vigorosos, o que, por sua vez, acelera a recuperação.

Nós usamos uma cultura misturada para alcançar uma quantidade menor de *L. reuteri*; tome meia xícara por dia. Fermente a cultura misturada a 41°C para acomodar a necessidade de temperaturas mais elevadas da *B. coagulans*.

### Gestantes: transmissão de espécies essenciais de Bifidobacterium infantis para o bebê

Iogurte de *B. infantis*, meia xícara por dia. Lembre-se de que a *Bifidobacterium infantis* é uma espécie essencial que permite que a criança consiga digerir os oligossacarídeos do leite materno, o que, por sua vez, melhora a nutrição do bebê ao mesmo tempo que cultiva outras espécies bacterianas saudáveis no microbioma dele. Nos Estados Unidos, o probiótico industrializado Evivo, com a cepa EVC001 (consulte o Anexo A), oferece benefícios importantes, incluindo a redução dos movimentos peristálticos em 50% (portanto, menos trocas de fraldas), a redução de cólicas e assaduras, o aumento do sono, permitindo sonecas mais longas, e a redução do potencial a longo prazo de desenvolver asma e condições autoimunes.

Mas por que não restaurar a *B. infantis* no *seu* microbioma, que então permite que você a transmita para o seu filho durante o nascimento pelo canal vaginal e a amamentação, do jeito como deveria acontecer? Novamente, você pode optar por preparar um iogurte com *B. infantis* para gerar uma quantidade maior de bactérias em vez de tomar um probiótico comercial. (O iogurte deve ser consumido por *você*, não pelo bebê. É possível, claro, também oferecer essa bactéria ao bebê misturando o probiótico ao leite materno.)

### Aumento da imunidade

Cultura misturada de iogurte de *L. reuteri* + *L. casei* Shirota. Tome meia xícara por dia. Fermente a mistura a 40-41°C.

Todos nós sentimos um declínio progressivo na resposta imunológica conforme envelhecemos, o que explica por que, por exemplo, pessoas na casa dos 70 anos ou mais correm mais risco de morrer de gripe ou pneumonia ou desenvolver câncer (falha da vigilância imunológica). Micróbios selecionados oferecem um potencial imenso de aumentar a resposta imunológica.

## IOGURTE À MODA SUPERINTESTINO CONTRA O SIBO

Eu já expliquei que probióticos industrializados têm fórmulas aleatórias. As espécies incluídas não são selecionadas por efeitos específicos, como a eficácia contra espécies do SIBO.

Em vez disso, nós escolhemos espécies e cepas com características que oferecem vantagens contra as bactérias do SIBO, tais como se posicionar no intestino delgado (onde ocorre o SIBO) e a produção de bacteriocinas, antibióticos peptídicos eficazes contra bactérias nocivas. Então aumentamos o número desses micróbios por meio da fermentação e consumimos o iogurte resultante por várias semanas.

Os resultados são incipientes, mas já vi várias pessoas que seguem o meu plano reverterem o hidrogênio expirado para níveis normais, conforme medições do aparelho AIRE, ao ingerirem esse iogurte. Aqui vai o que muitos de nós estamos fazendo:

Fermentamos iogurtes de *L. reuteri* DSM17938 + ATCC PTA 6475 + *L. gasseri* BNR17 + *Bacillus coagulans* GBI-30,6086 e então tomamos meia xícara por dia.

Essa mistura específica combina os efeitos colonizadores do trato GI da *L. reuteri* e *L. gasseri* com a capacidade de produzir bacteriocina dos três micróbios. Por enquanto, a maioria das pessoas apresenta resultados com essa combinação.

Essas três espécies e cepas devem ser fermentadas na mesma mistura e apresentar bons resultados. Ensino como preparar o iogurte à moda Superintestino contra o SIBO em Receitas do Superintestino.


## INTESTINO LIVRE

Espero que agora você reconheça o poder enorme que possui pouco abaixo do seu diafragma. Aquele negócio que incomoda você, revirando-se e resmungando após refeições, na verdade é uma fábrica, que pode ser usada para produzir produtos que ajudam a manter a juventude, a dormir, a moldar sua aparência física e a animar seu humor. É como acender a luz da garagem e descobrir que você tem um carro brilhante, novinho em folha, que pode levá-lo a lugares nunca antes vistos. Para regular o sono, prepare o iogurte certo. Que tal ter mais força e libido? Tome meia xícara de iogurte. Ele não está disponível nos supermercados, não virá com xarope de milho rico em frutose ou carragenina, mas poderá ser desfrutado com framboesas e sementes de chia mesmo assim.

Agora você tem ferramentas terapêuticas para reconstruir um microbioma saudável e colher os benefícios imensos para a saúde que surgem quando você coloca as espécies – e cepas – certas para trabalhar.

# Receitas do Superintestino

Com certeza você já consultou muitos livros de culinária ao longo dos anos e seguiu o passo a passo para preparar alguns pratos – mas nunca viu nada como estas receitas.

Nós vamos desenvolver várias bactérias para obter diversos benefícios maravilhosos para a saúde, bem como pratos deliciosos que ajudam o tratamento para vencer o monstro que dominou seu trato GI.

As receitas apresentadas aqui podem ser classificadas em quatro categorias:

1. **Receitas de iogurte.** Essas receitas geram grandes volumes de espécies e cepas específicas e, portanto, enormes benefícios para a saúde.
2. **Receitas de bebidas e vitaminas.** Vitaminas são uma ótima forma de ingerir um monte de fibras prebióticas como um lanche gostoso ou no lugar de uma refeição.
3. **Acompanhamentos, pratos principais e temperos.** Pratos diversos que utilizam ingredientes que ajudam a reprogramar o microbioma intestinal, como condimentos em um chá delicioso que aumenta a espessura e as capacidades protetoras da mucosa intestinal, e alecrim em alimentos assados para dissuadir o supercrescimento de *Staphylococcus aureus* e *Candida albicans*.
4. **Sobremesas.** Pratos que ilustram como tornar sua vida deliciosa e divertida sem consumir açúcar e grãos cereais quando receber amigos em casa ou for aproveitar feriados deixando filhos e netos felizes.

No fim desta seção de receitas há um cardápio de três dias e uma lista de compras para ajudar você a começar.

Se você puder consumir laticínios, descobrirá que eles são o meio mais flexível e menos problemático para a fermentação. Nós podemos chamar todos os nossos projetos de fermentação de "iogurte", mas nem sempre é o caso. As normas da FDA, a agência que regula medicamentos e alimentos nos Estados Unidos, determinam que qualquer produto denominado "iogurte" deve ser fermentado usando espécies pouco empolgantes de *Lactobacillus bulgaricus* e *Streptococcus thermophilus*, que não vamos usar. (Não faz mal usar esses micróbios tradicionais, mas creio que podemos alcançar resultados mais interessantes com outras espécies e cepas.) Nós os chamamos de "iogurte", porém nossos alimentos fermentados especiais oferecem benefícios mais profundos para a saúde do que os efeitos banais dos produtos convencionais e, quando se trata de nutrição, eles estão anos-luz à frente dos laticínios com rótulos chiques na geladeira do mercado, que são adoçados com xarope de milho rico em frutose e espessados com carragenina e gomas xantana e gelana a fim de ocultar sua mísera quantidade de micróbios e metabólitos.

Além de escolher micróbios específicos, também damos uma turbinada nos métodos tradicionais de preparar iogurte ao prolongar o tempo de fermentação e acrescentar fibras prebióticas a fim de nutrir as bactérias trabalhadoras. Esses esforços adicionais aumentam a quantidade de bactérias, passando de alguns milhões nos iogurtes convencionais para centenas de bilhões, ocasionalmente levando a um número mil vezes maior. Em geral, quanto maior a quantidade de bactérias, maior o efeito biológico. Já enviei várias amostras dos nossos iogurtes para laboratórios, buscando determinar a contagem bacteriana deles com um método automatizado chamado citometria de fluxo. O último lote de iogurte de *L. reuteri* que enviei, por exemplo, tinha 262 bilhões de micróbios a cada porção de meia xícara – tente encontrar esse valor em um iogurte industrializado ou em um suplemento probiótico.

Laticínios têm seus problemas: lactose, beta-caseína A1 e proteína do soro do leite são alguns dos componentes mais potencialmente problemáticos. A fermentação prolongada, no entanto, ajuda a minimizar efeitos adversos potenciais ao converter o máximo possível de lactose em ácido láctico (pouquíssima lactose permanece no iogurte, e o resultado é o sabor azedo do ácido láctico). O acúmulo de ácido láctico reduz o pH a 3,5, um nível que desnatura, ou seja, quebra a proteína caseína, tornando-a menos imunogênica (isto é, reduz seu potencial de provocar reações imunológicas). E você pode minimizar o efeito da proteína do soro do leite – que estimula a liberação de insulina do pâncreas – ao remover o soro líquido ou coar o iogurte com *voile* ou filtro de café por quatro a seis horas a fim de produzir um iogurte mais consistente, no estilo grego. (Forre um coador com *voile* ou um filtro de café, coloque-o sobre uma tigela ou panela grande, depois despeje o iogurte sobre ele e cubra-o. O soro pingará lentamente do iogurte para a tigela, e você poderá jogá-lo fora ou utilizá-lo para começar a próxima leva de iogurte, já que o soro abriga muitos micróbios.) Se você for intolerante a laticínios convencionais, pode usar produtos com A2 vindos de vacas que produzem a proteína beta-caseína A2, que estimula menos respostas imunológicas por ser idêntica à do leite materno humano. Você também pode usar leites de cabra ou de ovelha, que também contêm A2. Ou usar leites sem lactose, como o leite de coco. Também ofereço receitas para fermentar vários outros alimentos, como salsa mexicana e pasta de grão-de-bico.

Cada receita de iogurte usa 950 mililitros de laticínio líquido. Se você preferir usar laticínios, acredito que uma mistura feita com medidas iguais de leite integral e creme de leite orgânicos gera os melhores resultados. (Sim: queremos fontes com alto teor de gordura e muito calóricas porque *queremos* gordura, e calorias *não fazem diferença*. Ironicamente, a gordura é o componente dos laticínios mais demonizado, apesar de ser o mais saudável de todos.) O leite integral puro também funciona bem, mas oferece um resultado mais saboroso apenas depois de você remover o soro. Também é possível começar com creme de leite fresco, porém, na minha experiência, ele gera um iogurte tão grosso que quase lembra o cream cheese. Mas há quem prefira esse resultado, então a decisão fica por sua conta. Independentemente de como você quiser começar, apenas certifique-se de que o laticínio não contenha aditivos como gomas xantana ou gelana, porque elas incentivam a separação grumosa do iogurte em coalhada (sólidos) e soro (líquido).

Depois de escolhermos as espécies bacterianas que geram os efeitos específicos e frequentemente extraordinários que desejamos, acrescentamos fibras prebióticas para aumentar ainda mais a quantidade de bactérias. Essa etapa também aumenta a consistência e o sabor do produto final. Você pode fazer a fermentação sem acrescentar uma fonte de fibra prebiótica, mas o resultado será um iogurte mais ralo, menos saboroso e que talvez não ofereça todos os efeitos que você deseja graças à menor quantidade de bactérias. A inulina em pó e o amido de batata têm um efeito melhor, a menos que você esteja fermentando espécies de *Bifidobacterium*, que parecem "preferir" fontes de açúcar como amido de milho (uma corrente de moléculas de glicose) ou sacarose em vez de inulina. Não se preocupe: eu ofereço instruções sobre quais fontes de fibras prebióticas usar em cada projeto de fermentação.

Você precisa de alguma forma de manter e manusear seu iogurte à temperatura recomendada, que varia de acordo com as espécies bacterianas. A *L. reuteri*, por exemplo, cresce melhor à temperatura do corpo humano, entre 36ºC e 37ºC (o que significa que o ritmo da reprodução bacteriana é maximizado nessas temperaturas), ao passo que a *Bacillus coagulans* "prefere" mais calor, entre 46ºC e 50ºC. Portanto, é melhor escolher uma iogurteira que permita a variação de temperatura e de tempo de fermentação. Aparelhos de *sous-vide* (bacia ou bastão, geralmente usados para cozinhar carne em ritmo lento), algumas iogurteiras e panelas elétricas mais novas com configurações mais baixas de temperatura são boas opções. (O Anexo A oferece uma lista de aparelhos recomendados.)

Não se deixe intimidar por esses projetos de fermentação e não se sinta na obrigação de fazer todos. Ao receber um cardápio em um restaurante, você não se sente obrigado a pedir todos os petiscos, entradas e sobremesas listados – apenas os pratos que deseja. Da mesma forma, encare as receitas como um cardápio e escolha as espécies e cepas de bactérias pelos efeitos desejados. Cada iogurte começa com uma espécie ou cepa diferente, que você precisará comprar apenas uma vez, porque pode preparar as próximas levas usando uma ou duas colheres de sopa do iogurte anterior. Você também pode usar o soro, a coalhada ou os dois para iniciar a próxima produção.

Fique à vontade para fazer experimentos. As pessoas que seguem o meu plano frequentemente relatam efeitos novos, únicos e inesperados ao consumir esses alimentos. Por exemplo, algumas relatam sentir maior clareza mental com o iogurte de *Lactobacillus casei* Shirota, mais força com o de *Lactobacillus gasseri* BNR17 e alívio de comportamentos compulsivos com o de *Bifidobacterium longum* BB536. Como a sua resposta a cada produto fermentado pode variar, talvez você descubra novos benefícios simplesmente ao provar novos iogurtes.

Não desanime se a primeira leva de cada iogurte coalhar; isso costuma acontecer no começo. As próximas tendem a sair mais consistentes e saborosas. Depois que você alcançar o resultado cremoso e denso, saboreie seu iogurte delicioso e substancial acrescentando morangos, um pouco de chia e uma gota de adoçante não calórico inofensivo, como stevia.

## RECEITAS DE IOGURTE À MODA SUPERINTESTINO*

Com estas receitas especiais você criará alimentos com o poder de remédios milagrosos, mas sem qualquer efeito colateral. Você criará alimentos com ação rejuvenescedora e animadora, efeitos que podem melhorar a performance física de um atleta ou a mental de um estudante ou empresário. Chamar esses alimentos de "iogurte" é como chamar um Rolls-Royce de carrinho de rolimã: é uma comparação injusta. Mas eles parecem com iogurte e têm gosto de iogurte, apesar de não se enquadrarem na definição de iogurte da FDA – você vai tirar onda com essas receitas, colhendo benefícios que acreditava serem impossíveis.

Para obter resultados melhores, prepare um iogurte de monocultura (ou outro alimento fermentado), isto é, fermente o laticínio usando uma única espécie ou cepa bacteriana, porque isso gera uma quantidade maior de bactérias, na casa de centenas de bilhões em cada porção de meia xícara. Se desejar efeitos menos intensos – ou, como acontece com a *L. reuteri* para crianças e jovens adultos, quando desejamos os benefícios da espécie ou cepa, mas não os efeitos intensos de um iogurte completo –, faça uma cultura mista; isso acontece quando fermentamos um iogurte com várias espécies e cepas (ofereço um exemplo de receita). Pense assim: se você tem uma horta em que só planta tomates, vai ter um monte deles se permanecer regando e fertilizando a terra. No entanto, se você plantar abobrinhas, pepinos, abóboras e berinjelas também, acabará colhendo menos tomates. As bactérias

---

* Todas as fontes de bactérias especificadas nesta seção podem ser encontradas em lojas de suplementos nutricionais importados ou produzidas por meio de manipulação.

se comportam da mesma forma quando competem por recursos. Lembre-se de que meus estudos por citometria de fluxo dos iogurtes mostraram que temos mais de 200 bilhões a cada porção de meia xícara, então existe uma brecha bem grande para misturar duas, três, talvez quatro espécies – você terá uma quantidade menor de cada uma, mas a contagem geral deve continuar bem alta, como 60 a 80 bilhões por cepa a cada meia xícara.

A primeira leva de cada iogurte fermenta a partir da fonte bacteriana; por exemplo, comprimidos probióticos esmagados para o iogurte de *L. reuteri*, que então viram as próximas levas a partir de duas colheres de sopa do primeiro iogurte, coalhada (sólidos), soro (líquido) ou ambos. É possível inocular novamente levas subsequentes acrescentando comprimidos ou cápsulas adicionais do micróbio inicial, mas isso quase nunca é necessário, porque as bactérias têm talento para proliferar e se viram muito bem mesmo que você não acrescente mais organismos.

Para limitar a dependência de laticínios ou apenas para mudar um pouco, consulte a lista de meios de fermentação alternativos no fim deste capítulo.

## *Iogurte de* Lactobacillus reuteri

O iogurte de *Lactobacillus reuteri* é nossa estrela, capaz de render efeitos espetaculares para a saúde – como pele mais macia, mais viçosa (com mais sebo), aumento do colágeno (menos rugas), cicatrização acelerada e rejuvenescimento dos músculos, que, em geral, revertem o envelhecimento.[1, 2] Lembre-se de que o aumento de oxitocina que você recebe com esse iogurte também aumenta sua empatia, e que o efeito colonizador do trato GI superior também protege contra recaídas de SIBO e SIFO. Se você estiver grávida, recomendo não consumir esse iogurte como uma monocultura, mas preparar a receita de iogurte de cultura mista com *L. reuteri*, na página 266, que gera uma quantidade menor de bactérias.

A *L. reuteri* foi a primeira espécie probiótica que fermentei. A parte interessante é que, quando conversei com os fabricantes do produto Gastrus, que oferece a bactéria original, sobre preparar um iogurte de *L. reuteri*, eles insistiram que seria impossível. Quando contei que eu tinha conseguido preparar dezenas de levas (na época; agora são centenas) e que o resultado era consistente e saboroso, eles ficaram chocados. (A diferença, claro, é que a produção convencional de iogurte geralmente é um processo de quatro horas que gera um creme ralo, que necessita de espessantes, ao passo que eu o fermento por 36 horas e acrescento fibras prebióticas a fim de aumentar a contagem de bactérias – não é de admirar que eles tenham ficado surpresos.) O produto Gastrus contém duas cepas de *L. reuteri*, DSM 17938 e ATCC PTA 6475, que sabemos ser associadas aos efeitos benéficos específicos que mencionei. O mesmo fabricante também oferece um produto chamado Osfortis, que contém apenas a cepa 6475, mas em quantidade maior (5 bilhões de UFCs por cápsula). Essa única cepa parece oferecer mais benefícios, talvez todos, que as duas cepas misturadas. Se você usar o Osfortis para iniciar sua produção, apenas uma cápsula será necessária para fermentar o iogurte.

Como os receptores de oxitocina no útero de gestantes aumentam muito nos dias próximos ao parto, grávidas não devem consumir o iogurte puro. Uma cultura mista que restaura os micróbios perdidos é uma opção mais segura para obter os benefícios da *L. reuteri*, que todos os seres humanos deveriam ter.

Observe que, quando a *L. reuteri* é fermentada sozinha, ela prefere fermentar à temperatura do corpo humano. Ao ser misturada com outras espécies que "preferem" mais calor, como os 46ºC-50ºC da *B. coagulans*, mantemos uma temperatura de cerca de 41ºC – não é a ideal para a *B. coagulans*, mas permanece abaixo da temperatura que mata a *L. reuteri*, que é de 42ºC a 43ºC ou mais. Afinal, tudo na vida é uma questão de chegar a um meio-termo.

- 10 comprimidos de Gastrus esmagados (ou o conteúdo de uma cápsula de Osfortis)
- 2 colheres de sopa de fibra prebiótica (inulina ou amido de batata)
- 950 mililitros de uma mistura com medidas iguais de creme de leite e leite integral orgânicos (ou outro líquido fermentável)

Esmague 10 comprimidos de Gastrus colocando-os em um saco plásticos e amassando-os com um pote pesado, um copo grosso ou um rolo de massa. Se o produto estiver em cápsulas, apenas abra a cápsula e separe o conteúdo em uma tigela.

Em uma tigela média ou grande, misture o probiótico, a fibra prebiótica e duas colheres de sopa da mistura láctea. Faça uma pasta para que a fibra prebiótica não forme grumos. Misture bem. Acrescente o restante da mistura láctea. Cubra (por exemplo, com filme de PVC), coloque a tigela no aparelho de fermentação e fermente a 37°C por 36 horas. Para levas futuras, use duas colheres de chá da coalhada ou do soro de uma leva anterior.

**Fonte da bactéria:** comprimidos de BioGaia Gastrus (*L. reuteri* cepas DSM 17938, ATCC PTA 6475) ou cápsulas de Osfortis (apenas cepa ATCC PTA 6475).

## *Iogurte de* Bacillus coagulans

A cepa GBI-30,6086 é capaz de reduzir inflamações, dores de artrite, sintomas associados à síndrome do intestino irritável e acelerar a recuperação muscular depois de exercícios vigorosos.[3, 4] A *B. coagulans* produz um iogurte delicioso, com sabor mais leve e menos ácido do que o de *L. reuteri*. Na verdade, muitas pessoas relatam que essa cepa produz o iogurte mais gostoso que já provaram.

- 1 cápsula de *Bacillus coagulans* GBI-30,6086
- 2 colheres de sopa de fibra prebiótica (inulina ou amido de batata)
- 950 mililitros de uma mistura com medidas iguais de creme de leite e leite integral orgânicos (ou outro líquido fermentável)

Em uma tigela média ou grande, misture o conteúdo de uma cápsula do probiótico, a fibra prebiótica e duas colheres de sopa da mistura láctea. Faça uma pasta para que a fibra prebiótica não forme grumos. Misture bem. Acrescente o restante da mistura láctea. Cubra (por exemplo, com filme de PVC), coloque a tigela no aparelho de fermentação e fermente a 46°C-50°C por 36 horas. Para levas futuras, use duas colheres de chá da coalhada ou do soro de uma leva anterior.

**Fonte da bactéria:** o produto Digestive Advantage, da Schiff. Outras fontes de *B. coagulans* não especificam a cepa e, portanto, devem ser evitadas.

## *Iogurte de* Lactobacillus gasseri

A cepa BNR17 da *L. gasseri* pode reduzir até 2 centímetros do tamanho da cintura ao ser consumida por 90 dias, mesmo sem qualquer mudança na alimentação ou na rotina de exercícios físicos.[5] Ela também é capaz de reduzir sintomas da síndrome do intestino irritável, níveis de oxalato no sangue e na urina, que podem causar pedras nos rins, e é fundamental para combater recaídas de SIBO ou SIFO, graças às vigorosas propriedades de produção de bacteriocina.

- 1 cápsula de *L. gasseri* BNR17
- 2 colheres de sopa de açúcar (sacarose) ou fibra prebiótica (amido de batata)
- 950 mililitros de uma mistura com medidas iguais de creme de leite e leite integral orgânicos (ou outro líquido fermentável)

Em uma tigela média ou grande, misture o conteúdo de uma cápsula do probiótico, o açúcar e duas colheres de sopa da mistura láctea. Faça uma pasta para o açúcar dissolver ou para que a fibra prebiótica não forme grumos. Misture bem. Acrescente o restante da mistura láctea. Cubra (por exemplo, com filme de PVC), coloque a tigela no aparelho de fermentação e fermente a 42°C por 36 horas. Para levas futuras, use duas colheres de chá da coalhada ou do soro de uma leva anterior.

**Fonte da bactéria:** Procure por um produto chamado Biothin Probiotic, com 10 milhões de UFCs por cápsula. Use apenas uma cápsula para iniciar o iogurte.

## *Iogurte de* Lactobacillus casei *Shirota*

Essa cepa oferece efeitos únicos para melhorar o sistema imunológico, especialmente contra doenças respiratórias virais.[6] Três estudos clínicos com humanos demonstram que a ingestão de 100 bilhões de UFCs desse micróbio por dia reduz o potencial de doenças virais em 50% e, caso você seja contaminado por uma doença viral, reduz a duração dela em 50%.

Como esse efeito parece exigir uma contagem bacteriana bem grande, e a fonte comercial da cepa oferece apenas 6,5 bilhões de UFCs por garrafa (vendida como o produto chamado Yakult), nossa fermentação prolongada com fibras prebióticas oferece a quantidade maior necessária para gerar esse efeito. (O açúcar e o leite desnatado do produto original se perdem na fermentação.)

- 1 garrafinha de 80 gramas de Yakult
- 2 colheres de sopa de fibra prebiótica (inulina ou amido de batata)
- 950 mililitros de uma mistura com medidas iguais de creme de leite e leite integral orgânicos (ou outro líquido fermentável)

Em uma tigela média ou grande, misture o Yakult, a fibra prebiótica e duas colheres de sopa da mistura láctea. Faça uma pasta para que a fibra prebiótica não forme grumos. Misture bem. Acrescente o restante da mistura láctea. Cubra (por exemplo, com filme de PVC), coloque a tigela no aparelho de fermentação e fermente a 42°C por 36 horas. Para levas futuras, use duas colheres de chá da coalhada ou do soro de uma leva anterior.

**Fonte da bactéria:** Yakult
Você encontra o Yakult nas maiores redes de supermercados, na seção de laticínios, perto de iogurtes e kefirs. O site da fabricante pode ser acessado em www.yakult.com.br.

## *Iogurte de* Bifidobacterium infantis

A *B. infantis* é uma espécie que foi perdida por muitas mães, que não podem passá-la para seus recém-nascidos, deixando as crianças em desvantagem nos processos relacionados ao crescimento e à saúde a longo prazo. Quando essa espécie é restaurada nas crianças como um probiótico, elas têm menos movimentos peristálticos (menos trocas de fraldas), menos cólicas, menos eczemas e menos assaduras, dormem melhor e apresentam menor risco de desenvolver asma, diabetes tipo 1 e outros distúrbios autoimunes ao longo da infância.[7]

No entanto, em vez de dar um probiótico para um bebê, defendo uma estratégia melhor: faça o iogurte com a cepa EVC001 dessa espécie para que a gestante o consuma e transmita a *B. infantis* para o recém-nascido na passagem pelo canal vaginal ou na amamentação. Isso pode ser uma vantagem porque as mães oferecem a espécie no contexto de um microbioma mais abrangente, que se torna mais diverso com a restauração da *B. infantis* antes do parto. E também é uma estratégia econômica, já que o iogurte pode ser reproduzido várias vezes usando apenas um único sachê. (O produto Evivo, fonte desse micróbio, vem em sachês, não em cápsulas.) O probiótico também pode ser oferecido para o bebê, é claro, para garantir que o micróbio esteja presente.

Como essa bactéria demora um pouco para crescer, aumentamos o tempo de fermentação para entre 36 e 40 horas. Além disso, a *B. infantis* não consegue metabolizar inulina e não tem uma fermentação tão vigorosa quando esse produto é usado como fibra prebiótica, então preferimos amido de batata ou açúcar para alimentar os micróbios.

- 1 sachê de Evivo *B. infantis* EVC001 (8 bilhões de UFCs)
- 2 colheres de sopa de açúcar (sacarose) ou fibra prebiótica (amido de batata)
- 950 mililitros de uma mistura láctea com medidas iguais de creme de leite e leite integral orgânicos (ou outro líquido fermentável)

Em uma tigela média ou grande, misture o conteúdo de um sachê do probiótico, o açúcar e duas colheres de sopa da mistura láctea. Faça uma pasta para o açúcar dissolver ou para que a fibra prebiótica não forme grumos. Misture bem. Acrescente o restante da mistura láctea. Cubra (por exemplo, com filme de PVC), coloque a tigela no aparelho de fermentação e fermente a 37°C por 36 a 40 horas. Para levas futuras, use duas colheres de chá da coalhada ou do soro de uma leva anterior.

**Fonte da bactéria:** Evivo
Site do fabricante: evivo.com.

## *Iogurte de* Lactobacillus helveticus e Bifidobacterium longum

Essa mistura de espécies comprovadamente reduz a ansiedade e melhora o humor, contribuindo para reverter a depressão.[8] Mais uma vez, colocamos nossos micróbios para trabalhar com uma fermentação prolongada e fibras prebióticas a fim de obter um número maior de bactérias para efeitos mais potentes e rápidos. Essa mistura pode se propagar em ritmo mais lento do que as outras espécies, então a fermentamos a 37°C por 36 a 40 horas. Nem todo mundo sente uma melhora no humor, mas aqueles que a encontram experienciam efeitos marcantes.

- 1 cápsula de Mood Probiotic
- 2 colheres de sopa de açúcar (sacarose) ou fibra prebiótica (amido de batata)
- 950 mililitros de uma mistura com medidas iguais de creme de leite e leite integral orgânicos (ou outro líquido fermentável)

Em uma tigela média ou grande, misture o conteúdo de uma cápsula do probiótico, o açúcar e duas colheres de sopa da mistura láctea. Faça uma pasta para o açúcar dissolver ou para que a fibra prebiótica não forme grumos. Misture bem. Acrescente o restante da mistura láctea. Cubra (por exemplo, com filme de PVC), coloque a tigela no aparelho de fermentação e fermente a 37°C por 36 a 40 horas. Para levas futuras, use duas colheres de chá da coalhada ou do soro de uma leva anterior.

**Fonte da bactéria:** InnovixLabs Mood Probiotic ou Life Extension Florassist Mood Improve
Site dos fabricantes: InnovixLabs.com e www.lifeextension.com.

## *Iogurte de cultura mista com* L. reuteri

Aqui apresento como preparar iogurte para crianças ou gestantes, em quem não queremos aumentar muito os níveis de oxitocina. Nós fermentamos o *L. reuteri* com outras espécies. Todos deveriam ter a saúde beneficiada com a colonização intestinal da *L. reuteri* e deveríamos tê-la recebido no nascimento, das nossas mães. Entretanto, se isso não aconteceu, um iogurte de cultura mista como este pode restaurar a espécie de um jeito mais delicado em crianças e gestantes. Essa espécie essencial tem a capacidade de colonizar o trato GI superior e acelera o processo de cura, além de aumentar os níveis de oxitocina, para sentirmos mais empatia.

Começamos com duas colheres de sopa do iogurte de *L. reuteri* de uma leva anterior ou 10 comprimidos esmagados de um probiótico com *L. reuteri*. Então acrescentamos duas colheres de sopa de qualquer iogurte industrializado que contenha culturas vivas ou uma cultura que você tenha comprado. A marca de iogurtes Oui é a mais simples, contendo apenas *Lactobacillus bulgaricus* e *Streptococcus thermophilus*. Fazer a cultura dessas duas espécies com a *L. reuteri* gera um produto delicioso, pouco ácido, de que até as crianças vão gostar. Outras marcas de iogurte acrescentam cepas adicionais. Misturas bacterianas diferentes podem gerar leves diferenças no sabor. Como alternativa, você pode preparar um iogurte de cultura mista ao fermentar a *L. reuteri* com duas colheres de sopa de um ou mais dos seus outros iogurtes caseiros ou seu preparo inicial (por exemplo, uma cápsula de *B. coagulans* ou *B. infantis*).

- 2 colheres de sopa de iogurte de *L. reuteri* ou 10 comprimidos de Gastrus esmagados
- 2 colheres de sopa de iogurte industrializado com culturas vivas ou 2 colheres de sopa de cada um dos seus iogurtes caseiros ou 1 cápsula de cada micróbio inicial
- 2 colheres de sopa de fibra prebiótica (inulina ou amido de batata)
- 950 mililitros de uma mistura com medidas iguais de creme de leite e leite integral orgânicos (ou outro líquido fermentável)

Em uma tigela média ou grande, misture duas colheres de sopa do iogurte de *L. reuteri* anterior, duas colheres de sopa de outros iogurtes com culturas vivas (ou cápsulas), a fibra prebiótica e duas colheres de sopa da mistura láctea. Faça uma pasta para que a fibra prebiótica não forme grumos. Misture bem. Acrescente o restante da mistura láctea. Cubra (por exemplo, com filme de PVC), coloque a tigela no aparelho de fermentação e fermente a 41°C por 36 horas. Para levas futuras, use duas colheres de sopa da coalhada ou do soro de uma leva anterior.

## *Iogurte probiótico de alta potência*

Este é o método para criar um iogurte probiótico de alta potência utilizando um probiótico ou kefir industrializados, o que economiza dinheiro ao gerar contagens enormes de bactérias com todos os benefícios dos probióticos industrializados de alta potência. Duas colheres de sopa de kefir industrializado pode render meses e meses de probióticos, permitindo que você economize muito dinheiro em probióticos industrializados caros.

Comece com uma cápsula de probiótico com pelo menos 2 bilhões de UFCs de uma ou mais espécies, ou duas colheres de sopa de um kefir industrializado, que geralmente contém 10 ou mais espécies. Você também pode misturar marcas diferentes de kefir com espécies bacterianas distintas para aumentar o número de espécies na fermentação.

- 1 cápsula de probiótico ou 2 colheres de sopa de kefir (se misturar kefirs diferentes, use 2 colheres de sopa de cada produto)
- 2 colheres de sopa de açúcar (sacarose) ou fibra prebiótica (amido de batata)
- 950 mililitros de uma mistura com medidas iguais de creme de leite e leite integral orgânicos (ou outro líquido fermentável)

Em uma tigela média ou grande, misture o conteúdo de uma cápsula do probiótico, o açúcar e duas colheres de sopa da mistura láctea. Faça uma pasta para dissolver o açúcar e evitar que a fibra prebiótica forme grumos. Misture bem. Acrescente o restante da mistura láctea. Cubra (por exemplo, com filme de PVC), coloque a tigela no aparelho de fermentação e fermente a 41°C por 36 horas. Para levas futuras, use duas colheres de sopa da coalhada ou do soro de uma leva anterior.

O resultado será mais consistente do que o kefir original, levando em consideração o tempo de fermentação, mais parecido com a consistência de iogurte, deixando de ser o líquido ralo do kefir normal que bebemos.

## Iogurte à moda Superintestino contra o SIBO

Eu e minha equipe estamos analisando se uma coleção cuidadosamente selecionada de espécies e cepas probióticas escolhidas por seus efeitos positivos no combate a espécies patogênicas (variedades produtoras de $H_2$ e talvez de metano) pode ser usada para enfrentar o SIBO. A escolha de espécies e cepas capazes de colonizar o trato GI superior e produzir bacteriocinas, por exemplo, aumenta as chances de elas terem sucesso em combater espécies do SIBO. E agora podemos acompanhar o sucesso ou o fracasso dessas tentativas com o monitoramento de gases expirados depois da ingestão de fibras prebióticas. Apesar de a nossa experiência com iogurtes selecionados ainda estar em fase inicial, compartilho esta estratégia inofensiva para o caso de você estar com medo de usar antibióticos fitoterápicos ou convencionais contra seus sintomas de SIBO, já que um número cada vez maior de pessoas tem sucesso ao seguir esta abordagem.

Em vez de fermentar três espécies diferentes separadas, no iogurte à moda Superintestino contra o SIBO nós as fermentamos juntas para gerar uma mistura de espécies probióticas potencialmente anti-SIBO. Esse processo limita a contagem microbiana resultante de *L. gasseri*, que pesquisas iniciais sugerem ser bastante potente, para não induzirmos rápido demais uma reação contra a redução da população de bactérias.

Para começar a fermentação, você pode usar produtos probióticos puros ou uma a duas colheres de sopa de iogurte feito com cada espécie individual, ou ainda duas colheres de uma leva anterior deste iogurte misturado.

- 10 comprimidos de BioGaia Gastrus esmagados (total de 2 bilhões de UFCs) ou 2 colheres de sopa de iogurte de *L. reuteri* (coalhada e/ou soro)
- 1 cápsula de *Lactobacillus gasseri* BNR17 (10 bilhões de UFCs) ou 2 colheres de sopa de iogurte de *L. gasseri* (coalhada e/ou soro)
- 1 cápsula de *Bacillus coagulans* GBI-30,6086 (2 bilhões de UFCs) ou 2 colheres de sopa de iogurte de *B. coagulans* (coalhada e/ou soro)
- 2 colheres de sopa de fibra prebiótica (inulina ou amido de batata)

- 950 mililitros de uma mistura com medidas iguais de creme de leite e leite integral orgânicos (ou outro líquido fermentável)

Em uma tigela média ou grande, misture os probióticos iniciais, a fibra prebiótica e duas colheres de sopa da mistura láctea. Faça uma pasta para que a fibra prebiótica não forme grumos. Misture bem. Acrescente o restante da mistura láctea. Cubra (por exemplo, com filme de PVC), coloque a tigela no aparelho de fermentação e fermente a 41°C por 36 horas. Para levas futuras, use duas colheres de sopa da coalhada ou do soro de uma leva anterior.

## O QUE PODEMOS FERMENTAR ALÉM DE LATICÍNIOS?

O método de fermentação extensiva que usamos para os iogurtes minimiza os componentes problemáticos dos laticínios, reduzindo, por exemplo, a lactose em ácido láctico e desnaturando a caseína, o que gera um produto com pH baixo. Mesmo assim, muitas pessoas se interessam em minimizar ou cortar completamente o consumo de laticínios. Por sorte, vários outros alimentos podem ser fermentados.

Alguns apresentam alto teor de açúcar, como manga e banana, mas as bactérias consomem o açúcar no processo da fermentação, especialmente nos mais longos como estes que sugiro aqui, que duram de 48 a 72 horas (mais tempo do que para os laticínios). A fermentação demorada não apenas reduz muito o teor de açúcar como aumenta exponencialmente as populações de bactérias.

Você pode adquirir muitos desses produtos iniciais prontos ou prepará-los por conta própria. Fermentar salsa mexicana, por exemplo, pode ser feito com a versão industrializada ou a preparada por você em um processador. Se optar pela versão industrializada, certifique-se de comprar produtos sem conservantes, emulsificantes ou outros ingredientes indesejáveis, porque esses aditivos não só fazem mal para a sua saúde como também podem bloquear ou alterar o processo de fermentação.

Como acontece com os laticínios, escolha as espécies bacterianas de acordo com o efeito que você deseja alcançar; por exemplo, cápsulas de probióticos com *Bacillus coagulans* ou algum soro de uma versão anterior do iogurte para iniciar o processo.

### Leite de coco

Prefira o leite de coco em garrafa ou lata (nunca o mais ralo de caixinha) que contenha apenas leite e água, sem espessantes ou aglutinantes, como gomas xantana ou gelana (mas a goma guar é segura), porque esses aditivos fazem o produto da fermentação se separar. Como o leite de coco tende a se separar em água e óleo, várias etapas adicionais são necessárias para obter um resultado homogêneo. Ao contrário dos laticínios, que não pré-aquecemos (se eles já forem pasteurizados ou ultrapasteurizados), fazemos isso com o leite de coco. O segredo é usar a fibra prebiótica e a goma guar espessante para impedir que o leite se separe. Não fique assustado com o uso de açúcar nesta receita – os micróbios o consumirão e não deverá restar nada depois da fermentação.

A seguir apresento uma receita de iogurte de leite de coco com *L. reuteri*, como um exemplo do processo; se você preferir outra espécie ou uma cultura mista, use as mesmas temperaturas especificadas nas receitas de iogurte de laticínios com as cepas escolhidas. E não se esqueça de fermentar o iogurte de leite de coco por 48 horas a fim de obter um resultado mais consistente e saboroso.

Observe que a etapa do liquidificador vem antes da adição das bactérias, porque esse processo pode matá-las. Portanto, acrescente os micróbios como último passo antes da fermentação.

Rende 2 porções

- 400 mililitros de leite de coco
- ¾ de colher de chá de goma guar
- 2 colheres de sopa de açúcar
- 1 colher de sopa de amido de batata
- 1 a 2 colheres de sopa de iogurte de *L. reuteri*, coalhada e/ou soro, ou 10 comprimidos de Gastrus esmagados

Em uma panela pequena ou média, aqueça o leite de coco em fogo médio, a 80°C ou até começar a ferver. Remova do fogo. Deixe esfriar por cinco minutos.

Acrescente a goma guar, o açúcar e o amido de batata e misture com um mixer ou no liquidificador por cerca de um minuto ou até a mistura engrossar até a espessura de creme de leite.

Deixe a mistura esfriar até 37°C (ou temperatura ambiente) e então acrescente o iogurte de *L. reuteri*. Fermente por 48 horas a 37°C.

## Pasta de grão-de-bico

Um creme de grão-de-bico com tahine (do gergelim) é um ótimo meio de fermentação. O resultado tem um gosto um pouco diferente da pasta original não fermentada, com aroma e sabor que lembram o de queijo. Portanto, essa é uma pastinha gostosa para sanduíches ou para saborear com nabo--mexicano e outros legumes.

Eu considero necessário diluir a pasta com água antes da fermentação: acrescente ½ xícara de água para cada xícara de pasta de grão-de-bico. Fermente por 48 horas. Siga a mesma configuração de temperatura usada nas receitas com laticínios, que varia de acordo com o micróbio de sua escolha.

## Salsa mexicana

A salsa mexicana desenvolve uma leve efervescência ao ser fermentada. A salsa verde mexicana também fermenta de forma adequada. Fermente por 48 a 72 horas. Siga a mesma configuração de temperatura usada nas receitas com laticínios, que varia de acordo com o micróbio de sua escolha.

## Purês de frutas ou de batata-doce

Morangos, mirtilos, framboesas, amoras, bananas, mangas e pêssegos estão entre as frutas que podem ser fermentadas na forma de purê com os micróbios de sua escolha. Você também pode comprar purês prontos, mas escolha produtos sem adição de açúcar, porque o natural da fruta já é o suficiente para a fermentação.

Fermente os purês por pelo menos 72 horas a fim de reduzir ao máximo o açúcar. Você também pode fermentar papinhas de bebê, como as de cenoura, um meio excelente para fermentar a cepa *Bifidobacterium infantis* EVC001, que oferece tantos benefícios para a saúde das crianças, como debatemos na receita do iogurte com esse micróbio. O purê de batata-doce também é ótimo para a fermentação. Siga a mesma configuração de temperatura usada nas receitas com laticínios, que varia de acordo com o micróbio de sua escolha.

## BEBIDAS E VITAMINAS

### *Vitamina prebiótica de morango, banana, cenoura e folhas de dente-de-leão*

A banana, as folhas de dente-de-leão e a cenoura nesta vitamina deliciosa oferecem a fonte diária de fibra prebiótica. Você pode, é claro, acrescentar ainda uma colher de chá de inulina ou de fibra de goma acácia.

Rende 1 porção

- 1 banana verde média ou 1 batata-inglesa média, crua e sem casca
- 1 xícara de folhas de dente-de-leão frescas
- 1 cenoura média ralada
- ½ xícara de morangos frescos ou congelados
- 1 xícara de água
- Adoçante equivalente a 1 colher de sopa de açúcar
- 1 colher de chá de inulina ou fibra de goma acácia em pó (opcional)

Se você usar a banana verde, descasque-a e pique. É mais fácil usar uma faca para cortar a casca no comprimento, depois remover a polpa. Se usar a batata, pique-a. Leve a banana (ou a batata) ao liquidificador com as folhas de dente-de-leão, a cenoura, os morangos, a água, o adoçante e a fibra prebiótica opcional. Misture bem até formar um creme. Sirva imediatamente.

## Vitamina de matchá com morango e lima-da-pérsia

O chá-verde matchá não é o chá que você toma ao fazer uma infusão de folhas de chá-verde, mas são as folhas em si, trituradas, que se dissolvem na água. Como você ingere as folhas, o matchá é uma fonte altamente concentrada dos polifenóis do chá-verde, que se conectam com as proteínas na mucosa intestinal e são muito úteis para pessoas diagnosticadas com distúrbios inflamatórios do intestino. É claro que você não precisa sofrer de colite ulcerativa para se deliciar com esta vitamina, que oferece, graças às catequinas no chá-verde, ainda outros benefícios para a saúde – como uma leve perda de peso. E, é claro, não se preocupe com os carboidratos da banana, porque bananas verdes são livres de carboidratos, porém cheias de fibras prebióticas.

Rende 1 porção

- 1 xícara de água
- 2 colheres de sopa de sumo de lima-da-pérsia (em garrafa ou espremido na hora)
- 1 banana verde picada
- Adoçante equivalente a 1 colher de sopa de açúcar
- 3 a 4 morangos frescos ou congelados
- 1 colher de sopa de chá-verde matchá em pó
- 1 colher de chá de inulina ou fibra de goma acácia em pó (opcional)

Em um liquidificador, adicione a água, o sumo de lima-da-pérsia, a banana, o adoçante, os morangos, o matchá em pó e a fibra prebiótica opcional e bata bem. Sirva em temperatura ambiente ou com gelo.

## Vitamina de gengibre

Esta é uma opção para obter os óleos essenciais que usamos para reduzir as populações fúngicas disfarçados de vitamina. Lembre-se de que, enquanto estiver se adaptando aos óleos essenciais, é melhor começar com quantidades mínimas dos óleos de canela e cravo-da-índia, sem ultrapassar uma a duas gotas de cada. Aumente para até cinco a seis gotas ao longo de várias semanas.

- 1 xícara de água
- 1 colher de chá de canela em pó
- ½ colher de chá de gengibre ralado
- 1 a 2 gotas de óleo essencial de canela
- 1 a 2 gotas de óleo essencial de cravo-da-índia
- ½ colher de chá de noz-moscada ralada
- 1 banana verde picada
- Adoçante equivalente a 1 colher de sopa de açúcar
- 1 colher de chá de inulina ou fibra de goma acácia em pó (opcional)

Em um liquidificador, misture a água, a canela, o gengibre, os óleos de canela e cravo-da-índia, a noz-moscada, a banana, o adoçante e a fibra prebiótica opcional e bata bem.

## Chá-verde com cravo-da-índia

Apresento uma receita que é uma fábrica de muco – é muito simples, mas contém muitas vantagens para a saúde do intestino em uma simples xícara. Use este chá para ajudar a tratar, reconstruir ou manter sua barreira de muco intestinal e como parte do seu tratamento contra disbiose/SIBO/SIFO, porque ele pode tornar a jornada mais tranquila. O chá une o efeito gerador de muco do óleo de eugenol do cravo-da-índia, o efeito de conexão das proteínas do muco das catequinas do chá-verde e os efeitos estimulantes do crescimento de *Akkermansia* dos fruto-oligossacarídeos (FOS).

Cravos-da-índia inteiros, e não em pó, são melhores para esta receita. O cravo-da-índia em pó inclui muitos sólidos que não podem ser separados do eugenol. Então, se você coar o chá, vai remover boa parte desse óleo benéfico.

Os cravos-da-índia inteiros, por outro lado, retêm bem seus ingredientes, e descobri que é possível reutilizá-los três ou quatro vezes sem sacrificar a qualidade.

Escolha um chá-verde, de preferência orgânico, que tenha alto teor de catequinas para obter maior proveito da receita. Matchás estão enquadrados nessa categoria, bem como os produtos Trader Joe's Organic Green Tea, Pique Tea Crystals, Newman's Own Organic Green Tea e Numi Organic Gunpowder Green Tea.

Como alternativa, você pode adoçar o chá com alulose, que tem propriedades de fibra prebiótica. (Os FOS e a alulose se dissolvem com facilidade no chá, ao contrário de outros prebióticos em pó.)

Para dar mais sabor, acrescente um pau de canela ao chá na hora de servir.

Rende 2 porções

- 2 xícaras de água
- 1 colher de sopa de cravos-da-índia inteiros
- 1 saquinho de chá-verde
- 1 colher de chá de FOS em pó
- 2 colheres de chá de alulose (opcional)
- Adoçante adicional a gosto
- 1 pau de canela (opcional)

Em uma panela pequena, misture a água e os cravos-da-índia. Aqueça até ferver. Diminua o fogo e cubra para manter a fervura por 10 minutos.

Acrescente o saquinho de chá quando faltar 1 ou 2 minutos de fervura, e então retire do fogo. Descarte o saquinho.

Misture os FOS, a alulose opcional, o outro adoçante e o pau de canela opcional e sirva ou vá bebendo ao longo do dia.

## Frozen de matchá, hortelã e mirtilo

Aqui vai outra forma de usar seus iogurtes para obter o efeito fortalecedor de muco das catequinas do chá-verde, especialmente potente no chá-verde matchá. Os flavonoides do mirtilo acrescentam mais benefícios a este frozen ao impulsionar *Akkermansia*. Alcançamos tudo isso enquanto nos deliciamos com um frozen que, é claro, não usa emulsificantes que geram o caos na saúde intestinal.

Nesta receita reduzimos o uso do liquidificador, porque a agitação mata os micróbios probióticos. Depois de acrescentar o iogurte à mistura, pulse o liquidificador o mínimo possível, apenas o suficiente para misturar os ingredientes.

Escolha o iogurte que oferece os efeitos que você deseja, como *L. helveticus* e *B. longum* para melhorar o humor ou reduzir a ansiedade, ou *L. reuteri* para aumentar a empatia ou obter uma pele macia. Enquanto espécies probióticas morrem com o calor excessivo, essas sobrevivem muito bem no congelador.

Rende 2 porções

- 1 colher de chá de matchá em pó
- 7 a 8 folhas de hortelã picadas, ou ½ colher de chá de extrato de hortelã
- 1 xícara de mirtilos frescos ou congelados
- ½ xícara de água gelada
- Adoçante equivalente a 1 ½ colher de sopa de açúcar
- 1 colher de chá de inulina/FOS, goma acácia em pó ou outro prebiótico em pó (opcional)
- 1 ½ xícara do iogurte de sua preferência

Em um liquidificador, adicione o matchá, as folhas de hortelã, os mirtilos, a água, o adoçante e a fibra prebiótica opcional. Bata para misturar bem. Use uma espátula ou colher para liberar qualquer resquício congelado nas laterais do liquidificador.

Acrescente o iogurte e pulse de leve, só o suficiente para misturar todos os ingredientes. Se a bebida ficar rala demais, deixe-a no congelador por 20 a 30 minutos antes de servir.

## *Kefir de* mocha *com hortelã*

Você vai adorar esse kefir de *mocha* com hortelã – é quase como tomar um sorvete derretido. Os kefirs são uma das fontes mais saborosas de espécies microbianas. Apesar da falta de informações sobre as cepas incluídas, ingerir um kefir com várias espécies ainda pode ser útil no processo de melhorar seu microbioma.

Use o kefir industrializado ou um que você tenha feito a partir de um kefir industrializado ou com uma massa-mãe de kefir.

Rende 2 porções

- 2 xícaras de kefir
- 1 colher de chá de café instantâneo
- 1 colher de sopa de cacau em pó sem açúcar
- ½ colher de chá de extrato de menta
- Adoçante equivalente a 1 colher de sopa de açúcar

Em uma coqueteleira, adicione o kefir, o café, o cacau, o extrato de menta e o adoçante e agite vigorosamente até misturar bem. Sirva gelado ou à temperatura ambiente.

## Café com especiarias

Aqui vai uma forma de você se deliciar com um café que o deixará quentinho por dentro em uma manhã de outono ou inverno, oferecendo ainda os potentes benefícios geradores de muco do cravo-da-índia e os modestos efeitos positivos para o microbioma da canela e do gengibre. Se você estiver embarcando em um esforço para erradicar o SIFO, esta é uma boa oportunidade para acrescentar uma a duas gotas de óleo essencial de canela e/ou uma gota de óleo de cravo-da-índia.

Rende 2 porções

- 1 colher de chá de canela em pó
- ½ colher de chá de cravo-da-índia em pó
- 1 pitada de noz-moscada ralada
- ½ colher de chá de gengibre em pó
- 1 colher de chá de café instantâneo

- Adoçante equivalente a 1 colher de sopa de açúcar ou a gosto
- 450 mililitros de água fervente

Em uma panela pequena ou média, misture a canela, o cravo-da-índia, a noz-moscada, o gengibre, o café, o adoçante e a água. Aqueça até ferver, depois divida em duas canecas.

Talvez seja necessário mexer um pouco durante o consumo para manter os componentes não dissolvidos em suspensão.

## Vitamina de iogurte de framboesa e limão para uma pele mais macia

Esta é a forma de fazer o seu iogurte de *L. reuteri* ajudar a sua pele a ficar mais macia ao misturá-lo com colágeno hidrolisado.

Rende 1 porção

- 1 xícara de framboesas
- 7 a 8 folhas de hortelã picadas ou ½ colher de chá de extrato de menta
- 1 colher de sopa de colágeno hidrolisado
- ½ xícara de água
- Adoçante equivalente a 1 colher de sopa de açúcar
- 1 xícara de iogurte de *L. reuteri*

Em um liquidificador, adicione as framboesas, as folhas de hortelã, o colágeno, a água e o adoçante e bata até misturar. Acrescente o iogurte e pulse de leve, só o suficiente para misturar, ou use uma colher para incorporar o iogurte. Sirva imediatamente.

# ENTRADAS, ACOMPANHAMENTOS E TEMPEROS

## Tzatziki à *moda Superintestino*

Este prato tradicional da Grécia e do Oriente Médio pode ser usado como uma pasta ou um molho para dar um toque extra à carne de carneiro, a espetinhos, a legumes assados ou ao *souvlaki* para uma experiência grega autêntica.

Nossa versão do *tzatziki* oferece benefícios adicionais, dependendo do iogurte usado. Se você preferir fazer esta receita com o de *L. reuteri*, por exemplo, talvez fique menos estressado e note o tamanho da sua cintura diminuir, ao mesmo tempo que aumenta populações saudáveis de *Akkermansia* com o azeite de oliva e o alho. O tempo ideal para o consumo do *tzatziki* é em até 72 horas.

Rende aproximadamente 3 ½ xícaras

- 1 pepino médio
- 2 xícaras de iogurte caseiro (da sua preferência)
- 4 colheres de sopa de azeite de oliva extravirgem
- 3 dentes de alho picados ou esmagados
- 2 colheres de sopa de suco de limão fresco ou em garrafa
- 2 colheres de sopa de endro ou hortelã picados
- ½ colher de chá de sal marinho

Rale ou pique o pepino sobre um coador posicionado sobre uma tigela grande. Reserve por 30 minutos, mexendo ocasionalmente para remover o líquido.

Enquanto isso, em uma tigela média, misture o iogurte, o azeite de oliva, o alho, o suco de limão, o endro e o sal. Depois que o pepino estiver seco, acrescente-o e misture bem.

## Legumes assados no estilo marroquino

Aqui vai uma mistura aromática de legumes e temperos que serve como prato principal ou acompanhamento.

A cebola, o nabo e o alho acrescentam alguns gramas de fibra prebiótica, ao passo que os cogumelos oferecem polissacarídeos semelhantes aos prebióticos. A cúrcuma beneficia a parede intestinal, e a berinjela e o cominho contribuem com polifenóis.

Rende 6 porções

- 1 berinjela cortada em cubos
- 1 cebola grande (amarela, branca ou roxa) cortada no meio e fatiada
- 1 nabo fatiado
- 230 gramas de cogumelos Paris cortados no meio
- ½ xícara de azeite de oliva extravirgem
- 2 colheres de sopa de pasta de alho
- 1 colher de chá de cúrcuma
- 1 colher de chá de cominho
- 1 colher de chá de canela em pó
- 1 colher de chá de cebola em pó
- Sal marinho a gosto

Pré-aqueça o forno a 190°C.

Em uma fôrma grande, misture a berinjela, a cebola, o nabo e os cogumelos. Regue os legumes com o azeite, depois misture a pasta de alho. Salpique cúrcuma, cominho, canela, cebola em pó e sal. Misture bem os ingredientes.

Asse por 30 minutos.

## Focaccia com ervas

Esta é uma velha favorita entre os leitores dos meus livros da série Barriga de Trigo, uma focaccia aromática, deliciosa e praticamente impossível de errar, que preparamos com farinha de amêndoas. Alterei um pouco a receita para incluirmos mais ervas que beneficiam a flora intestinal.

Você pode usar esse pão para fazer sanduíches, mas a minha forma favorita de comê-lo é simplesmente molhá-lo em um azeite de oliva extravirgem de qualidade temperado com sal grosso.

Rende 6 pães

- 1 xícara de muçarela ralada ou outro queijo
- 3 xícaras de farinha de amêndoas
- ¼ de xícara de *psyllium* em pó
- 1 ½ colher de chá de sal marinho ou grosso
- 1 colher de chá de cebola em pó
- 1 colher de sopa de pasta de alho ou 5 dentes de alho picados
- 1 colher de sopa de alecrim picado ou 1 ½ colher de chá de alecrim desidratado
- 1 colher de sopa de orégano picado (sem os galhos) ou 1 ½ colher de chá de orégano desidratado
- ½ xícara de azeitonas pretas ou kalamata picadas
- ¼ de xícara de tomates secos (de preferência conservados no azeite ou secos e pré-amolecidos na água quente) picados
- 2 ovos grandes
- ½ xícara de azeite de oliva extravirgem

Pré-aqueça o forno a 190°C.

Em uma tigela média, adicione o queijo, a farinha de amêndoas, o *psyllium*, ½ colher de chá de sal, a cebola em pó, o alho, o alecrim, o orégano, as azeitonas e os tomates secos e misture bem. Deixe descansando.

Em uma tigela pequena, bata os ovos, depois acrescente quase todo o azeite (reserve uma colher de sopa para depois). Acrescente os ovos à mistura da farinha de amêndoas e misture bem.

Unte uma fôrma rasa de 30 x 40 centímetros. Coloque a massa no centro da fôrma e molde-a em um retângulo com as mãos ou cobrindo-a com papel-manteiga e usando um rolo de massa ou outro objeto cilíndrico para alcançar a espessura de 1 centímetro. Talvez a massa não preencha a forma inteira.

Asse por 12 minutos. Retire do forno. Use o cabo de uma colher ou outro instrumento arredondado para fazer pequenas cavidades na massa, distantes cerca de 2 centímetros uma da outra. Pincele a superfície com o restante do azeite de oliva e salpique o restante do sal marinho ou grosso. Retorne a fôrma para o forno por mais 8 a 10 minutos, até o pão ficar levemente dourado.

Use um cortador de pizza para partir o pão em seis fatias. Retire-as da fôrma com cuidado usando uma espátula.

## Fritas picantes

Algumas pessoas sentem falta de batata frita. Nabos fatiados são um bom substituto.

Este é um jeito de misturar nabos, ricos em fibra prebiótica e com poucos carboidratos, em uma versão assada de fritas que você pode comer com um molho de pimenta pelos efeitos modeladores da capsaicina sobre o microbioma. Também é possível dar um impulso ainda maior à capsaicina ao acrescentar a pimenta de sua escolha ao tempero seco. (Eu usei pimenta poblano seca. Se você optar por uma pimenta muito forte, como a caiena, reduza a quantidade a gosto, usando apenas entre ¼ e ½ colher de chá, por exemplo.)

Rende 2 porções

**Fritas:**
- 2 colheres de chá de sal marinho
- 1 colher de sopa de cebola em pó
- 2 colheres de chá de pimenta em pó (por exemplo, poblano)
- 2 colheres de sopa de queijo parmesão ralado
- ¼ de xícara de azeite de oliva extravirgem
- 2 nabos cortados em fatias com 0,5 a 1 centímetro de espessura

**Molho:**
- 2 colheres de sopa de molho de pimenta
- 1 colher de sopa de manteiga derretida

Pré-aqueça o forno a 220°C. Forre uma fôrma grande com papel--manteiga.

Em uma tigela grande, adicione o sal, a cebola em pó, a pimenta em pó e o queijo parmesão e misture. Regue com azeite e misture.

Acrescente as fatias de nabo e cubra-as com o tempero.

Espalhe as fatias de nabo em uma camada sobre a fôrma. Asse por 35 a 40 minutos ou até os nabos ficarem levemente crocantes.

Em uma tigela pequena, misture o molho de pimenta com a manteiga.

## Curry de couve-flor com ervilhas

Muitas pessoas que limitam o consumo de carboidratos evitam ervilhas, mas elas não são tão terríveis assim, oferecendo apenas 14 gramas de carboidratos por xícara, ao mesmo tempo que fornecem de 3 a 5 gramas de fibra prebiótica. As fibras galacto-oligossacarídeo e amilose nas ervilhas ajudam sua ingestão diária, junto com a contribuição modesta da couve-flor e da cebola. A cúrcuma no curry oferece efeitos benéficos para o intestino.

Rende 4 porções

- 3 colheres de sopa de manteiga
- 1 cebola média picada
- 4 xícaras de couve-flor processada
- 1 xícara de ervilhas congeladas
- 400 mililitros de leite de coco
- 2 colheres de sopa de curry em pó
- Sal marinho e pimenta-do-reino a gosto
- ¼ de xícara de coentro picado (opcional)

Em uma frigideira grande, sobre fogo médio-alto, derreta a manteiga, em seguida junte a cebola, a couve-flor e as ervilhas, mexendo com frequência até a cebola se tornar transparente e a couve-flor ficar macia, de cinco a sete minutos.

Acrescente o leite de coco, o curry, o sal e a pimenta-do-reino. Deixe ferver por mais dois minutos, depois retire do fogo. Se quiser, salpique o coentro antes de servir.

## Sopa cremosa de cogumelos

Você vai adorar a mistura de sabores terrosos nesta versão de uma velha favorita, alterada para acrescentar mais fibras prebióticas e benefícios que equilibram o microbioma. Para fãs de coentro, esta sopa combina perfeitamente com esse tempero, que apresenta propriedades antifúngicas modestas.

Se preferir um sabor mais intenso, use cogumelos Portobello ou Cremini em vez de champignons.

Rende 8 porções

- ¼ de xícara de azeite de oliva extravirgem ou manteiga
- 1 cebola picada
- 1 alho-poró, com o cabo branco, partido no meio e fatiado
- 4 dentes de alho picados
- 450 gramas de champignons (ou Portobello, ou Cremini) fatiados
- 1 colher de chá de cúrcuma
- 1 colher de chá de cominho em pó
- 1 colher de sopa de tomilho fresco, sem os galhos e picado fino, ou ½ colher de sopa de tomilho desidratado
- 1 colher de chá de sal marinho ou a gosto
- ½ colher de chá de pimenta-do-reino moída
- 400 mililitros de leite de coco
- 4 xícaras de caldo de frango ou de legumes
- ¼ de xícara de coentro picado (opcional)

Em uma frigideira grande, sobre fogo médio-alto, refogue o azeite, a cebola, o alho-poró e o alho até a cebola ficar transparente, por cerca de três minutos.

Acrescente os cogumelos e mexa ocasionalmente até ficarem macios, por cerca de cinco minutos.

Junte a cúrcuma, o cominho, o tomilho, o sal e a pimenta-do-reino. Adicione o leite de coco e o caldo. Deixe ferver, em seguida diminua o fogo, cubra com uma tampa e mantenha fervendo por três minutos. Retire do fogo.

Leve a mistura ao liquidificador e bata até ficar homogênea (aos poucos, em porções, se necessário). Se quiser, sirva com o coentro salpicado por cima.

## Pimentões fermentados e assados

Pimentões assados são uma delícia. E este é um jeito de deixá-los ainda mais gostosos e de usá-los como um meio para fermentar o seu micróbio probiótico escolhido. Você pode usar pimentões assados comprados no mercado, mas fique atento aos conservantes que eles podem conter, indicando a presença de propriedades antibacterianas. Por isso, é mais seguro que você mesmo asse os pimentões para fazer esta receita.

Você vai perceber que é muito fácil fermentar pimentões, pois, ao contrário de outros legumes e verduras, eles afundam na salmoura sem necessidade de algum peso adicional.

Escolha o micróbio que causa o efeito que você desejar, tal como *B. longum* para reduzir a ansiedade, *Bacillus coagulans* para acelerar a recuperação depois de exercícios intensos ou *L. reuteri* para ter uma pele rejuvenescida e maior tônus muscular. Você pode começar com o conteúdo de uma cápsula de probiótico ou o soro de uma porção de iogurte caseiro.

Rende aproximadamente 4 xícaras

- 4 pimentões (de qualquer cor)
- 950 mililitros de água filtrada ou destilada
- 1 colher de sopa de sal não iodado
- 1 colher de sopa de grãos de pimenta-do-reino
- 1 colher de sopa de grãos de coentro
- 1 folha de louro
- ¼ de xícara de vinagre de vinho branco

- 1 cápsula de probiótico ou 1 colher de sopa de soro do iogurte contendo o micróbio de sua preferência

Pré-aqueça o forno a 200°C.

Coloque os pimentões inteiros em uma assadeira, assando-os por 15 minutos. Vire-os e deixe assando por mais 15 minutos. Tire os pimentões do forno e deixe esfriar. Remova as sementes e os cabos. Com cuidado, retire a pele queimada e, em seguida, corte os pimentões em tiras.

No seu pote de fermentação, acrescente a água, o sal, os grãos de pimenta-do-reino e de coentro e a folha de louro. Adicione os pimentões, certificando-se de que eles sejam cobertos pelo líquido, e o ingrediente com o micróbio de sua escolha, e deixe fermentar por pelo menos 72 horas no aparelho de fermentação, a fim de manter a temperatura adequada ao micróbio adicionado. Se o recipiente for muito grande para o aparelho de fermentação, use diversos recipientes menores. (Consulte as receitas de iogurte no início do capítulo para saber a temperatura adequada a cada espécie.) Após a fermentação, adicione ¼ de xícara de vinagre e deixe na geladeira. Pimentões podem ser conservados em refrigeração por até quatro semanas.

## Nabo com alecrim

Antes de fazer cara feia para o nabo, prove esta versão saborosa e mais saudável das tradicionais batatas com alecrim. O nabo tem teor muito mais baixo de carboidratos do que a batata e, por isso, ao contrário de uma batata assada, não vai aumentar a sua cintura. Ele também é um excelente veículo para levar ao microbioma os benefícios do alecrim e do azeite, com um pouquinho de cebola.

Rende 4 porções

- 950 gramas de nabo cortado em cubos de 1,25 cm
- ¼ de xícara de azeite de oliva extravirgem
- 1 colher de sopa de alecrim fresco picado em pedaços pequenos ou 1 ½ colher de chá de alecrim desidratado

- 1 colher de chá de sal marinho
- 1 colher de chá de cebola em pó
- ½ colher de chá de pimenta-do-reino em pó

Pré-aqueça o forno a 200°C.

Em uma tigela grande, junte o nabo cortado em cubos, o azeite de oliva, o alecrim, o sal, a cebola em pó e a pimenta-do-reino e misture bem.

Espalhe os nabos cobertos com a mistura em uma assadeira e asse por 40 minutos ou até que fiquem levemente dourados.

### *Salada de batata crua com folhas de dente-de-leão e molho cítrico de abacate*

Esta receita junta vários benefícios para a saúde em uma única salada: as fibras prebióticas das folhas de dente-de-leão, da batata crua, da cebola e do alho; os prebióticos polissacarídeos dos cogumelos; a fibra pectina do abacate; e os efeitos antibacterianos do coentro. O molho cítrico de abacate deve ser consumido em até 48 horas.

A salada rende 4 porções se servida como prato principal e 6 porções se servida como acompanhamento (o molho rende aproximadamente 2 xícaras)

**Salada:**
- 230 gramas de folhas de dente-de-leão
- 1 batata-inglesa média crua, cortada em quatro pedaços e, em seguida, em fatias finas
- 1 cebola-roxa cortada ao meio e, em seguida, em fatias finas
- 115 gramas de champignon fatiado
- 4 ovos cozidos fatiados
- 5 a 6 tiras de bacon assadas, secas e picadas

Em uma tigela grande, junte as folhas de dente-de-leão, a batata, a cebola, o champignon, os ovos e o bacon. Misture e cubra com o molho (a seguir).

**Molho cítrico de abacate:**

- 2 abacates médios sem caroço e sem casca
- ½ xícara de azeite de oliva extravirgem
- ¼ de xícara de vinagre de vinho branco
- ¼ de xícara de coentro fresco picado
- 1 dente de alho picado ou 1 colher de chá de alho em pó
- Suco de um limão pequeno
- ½ colher de chá de sal
- Adoçante equivalente a 1 colher de sopa de açúcar
- ¾ de xícara de água

Em um liquidificador ou processador, coloque o abacate, o azeite, o vinagre, o coentro, o alho, o suco de limão, o sal, o adoçante e a água. Bata ou processe até obter uma mistura homogênea. O molho deve ser consumido imediatamente ou armazenado na geladeira em um recipiente vedado por no máximo 48 horas.

## Picles de alho picantes

Esta receita simples de picles ilustra como fermentar legumes e verduras. Mesmo podendo dar início ao processo de fermentação utilizando uma colher de chá de soro de algum dos nossos iogurtes, nesta receita usamos os micróbios naturalmente encontrados na superfície dos legumes e das verduras. O segredo é mantê-los totalmente imersos no líquido, sem contato com o ar.

O tempo de fermentação total dos picles é de duas semanas ou mais. Você pode prová-los para decidir quando estão prontos: os picles totalmente fermentados têm um sabor moderadamente ácido.

- 6 dentes de alho cortados ao meio
- 2 cebolinhas fatiadas
- 2 colheres de chá de grãos de mostarda inteiros
- 1 colher de sopa de grãos de pimenta-do-reino inteiros
- 1 colher de sopa de grãos de coentro inteiros
- 1 ramo de orégano fresco

- 4 xícaras de água filtrada ou destilada
- 1 colher de sopa de sal marinho ou outro sal não iodado
- 455 gramas de pepinos em conserva pequenos .
- ¼ de xícara de vinagre de vinho branco ou vinagre de sidra de maçã

Em um pote grande ou outro recipiente de vidro ou cerâmica, misture o alho, as cebolinhas, os grãos de mostarda, de pimenta-do-reino e de coentro, o orégano, a água e o sal. Adicione os pepinos e cubra com um prato ou outro objeto que mantenha os alimentos imersos na salmoura. (Algumas das especiarias subirão para a superfície do líquido, mas isso é normal.)

Fermente por aproximadamente duas semanas ou até que fiquem ácidos. Adicione o vinagre, cubra e leve à geladeira. Picles podem ser conservados por várias semanas na geladeira.

## PRATOS PRINCIPAIS

### Macarrão de abobrinha ao pesto de orégano

Com esta releitura deliciosa do macarrão ao pesto, aproveitamos as propriedades antibacterianas e antifúngicas do orégano (apesar de as folhas usadas aqui não serem tão potentes quanto o óleo essencial puro), as propriedades estimulantes de *Akkermansia* do ácido oleico no azeite de oliva e a quantidade moderada de fibra inulina prebiótica no alho. Este pesto de orégano também pode ser usado como um delicioso molho para salada.

Um cortador de legumes, facilmente encontrado em lojas de departamentos e de utensílios de cozinha, é usado para cortar o "macarrão" no formato desejado. Também é possível poupar trabalho comprando a abobrinha já cortada em formato de macarrão, que costuma ser encontrada no setor de alimentos congelados ou refrigerados. Para reduzir a umidade da abobrinha fatiada (que pode deixar o molho ralo), algumas pessoas gostam de envolver o macarrão com papel-toalha e pressionar, tirando o excesso de água antes de cozinhar.

Rende 2 porções

- ½ xícara de pinhão miúdo cru
- 3 dentes de alho
- ½ xícara de orégano picado
- 2 colheres de sopa de suco de limão espremido na hora ou de garrafa
- ½ xícara + 2 colheres de sopa de azeite de oliva extravirgem
- ¼ de xícara de queijo parmesão ralado
- ¼ de colher de chá de sal marinho
- Pimenta em pó a gosto
- 450 gramas de abobrinha cortada em formato de macarrão

Em um liquidificador, junte o pinhão miúdo, o alho, o orégano, o suco de limão, meia xícara de azeite de oliva, o queijo parmesão, o sal e a pimenta e bata até chegar à consistência de um purê. Reserve.

Em uma frigideira média ou grande, aqueça o restante do azeite de oliva sobre fogo médio-alto, e então adicione a abobrinha, salteando até que fique macia, por aproximadamente três minutos.

Sirva a abobrinha coberta com o molho pesto.

## Frango ao gengibre

Esta é a versão rica em fibras prebióticas de um dos pratos mais populares dos restaurantes chineses.

Especifico aqui sobrecoxas de frango porque várias empresas de processamento de carne tiram a pele e os ossos dos peitos de frango, mas são eles que dão o sabor e trazem benefícios para a saúde. Você não quer comprar um frango desossado e sem pele. Não restringimos o consumo de gordura, é claro. E você pode guardar os ossos para fazer sopas.

Cuidado ao escolher o molho de peixe, porque várias marcas contêm aditivos que fazem mal à saúde. (A marca Thai Kitchen é uma boa opção.)

Rende 4 porções

- 1,350 quilo de sobrecoxa de frango, com ossos e pele
- 2 colheres de sopa de óleo de coco
- 5 dentes de alho picados
- 1 talo de alho-poró cortado ao meio e fatiado
- 115 gramas de cogumelos shiitake fatiados
- 6 cebolinhas, a parte branca cortada em fatias finas, a parte verde fatiada em pedaços de 2,5 cm
- 2 ½ colheres de sopa de molho shoyu sem glúten, tamari ou shoyu de coco
- 2 colheres de sopa de gengibre ralado na hora ou 2 colheres de chá de gengibre desidratado
- 2 colheres de sopa de vinagre
- 1 colher de sopa de molho de peixe

Pré-aqueça o forno a 190°C.

Coloque o frango em uma travessa e asse por 45 minutos.

Quando faltarem 10 minutos no forno, aqueça o óleo de coco em uma frigideira grande, sobre fogo médio a alto, e junte o alho, o alho-poró, o shiitake e a parte branca das cebolinhas e cozinhe por quatro a cinco minutos até que fiquem macios. Adicione o shoyu e o gengibre, misture e, em seguida, adicione o vinagre e o molho de peixe. Acrescente a parte verde das cebolinhas.

Tire o frango do forno e passe para a frigideira, incluindo todo o caldo. Deixe ferver em fogo baixo por cinco minutos, regando as sobrecoxas de vez em quando.

## Sopa de linguiça

Esta é uma sopa picante, cheia das fibras prebióticas presentes na cebola, no alho, no rabanete-japonês e na lentilha, acompanhada pelo ácido oleico presente no azeite de oliva, que estimula a proliferação de *Akkermansia*, além dos efeitos antifúngicos do orégano.

A lentilha oferece fibras prebióticas na versão galacto-oligossacarídeos, que é uma das fibras mais saudáveis que se podem encontrar. Uma mistura de prebióticos da inulina vem da cebola, do alho e do rabanete--japonês, com um pouco da capsaicina do molho de pimenta para completar (que você pode dosar de acordo com o ardor do molho e da sua tolerância a esse efeito).

Rende 8 porções

- ¼ de xícara de azeite de oliva extravirgem
- 1 cebola média picada
- 4 dentes de alho picados
- 350 gramas de linguiça fatiada
- 6 xícaras de caldo de galinha ou água
- 3 xícaras de espinafre, fresco ou congelado, picado
- 1 rabanete-japonês fatiado
- 2 talos de aipo fatiados
- 1 xícara de lentilha
- 400 gramas de tomate em cubos
- 2 colheres de sopa de orégano fresco picado ou 1 colher de sopa de orégano desidratado
- 1 colher de sopa de molho de pimenta
- Sal marinho e pimenta a gosto

Em uma panela, aqueça o azeite sobre fogo médio-alto e junte a cebola, o alho e a linguiça. Tampe, mexendo com frequência, por cinco a seis minutos até que a linguiça esteja cozida e a cebola se torne transparente.

Passe a mistura com a linguiça para outra panela ou recipiente maior. Sobre fogo alto, adicione o caldo de galinha ou a água, o espinafre, o rabanete-japonês, o aipo, a lentilha, os tomates, o orégano, o molho de pimenta, o sal e a pimenta. Quando atingir a fervura, diminua a temperatura, tampe e deixe ferver em fogo baixo por 30 minutos ou até que a lentilha esteja macia.

## Pizza siciliana

Considerando as alterações que proponho na forma de fazer pizza, não posso dizer que esta seja uma pizza siciliana autêntica. Mas esta receita mostra como modificar um prato favorito da família para que ele ajude a reconstruir seu microbioma intestinal em vez de colaborar com a destruição dele.

A linhaça e o *psyllium* na massa e a cebola, o alho, os cogumelos, o orégano e o manjericão na cobertura também dão sua contribuição. Para fortalecer ainda mais o microbioma, você pode acrescentar inulina ou fibra de goma acácia ao molho da pizza.

Rende 4 porções

**Massa:**
- 3 xícaras de farinha de amêndoas
- ¼ de xícara de farinha de linhaça dourada
- ¼ de xícara de *psyllium* em pó
- 2 ovos
- ½ colher de chá de sal marinho
- 115 gramas de cream cheese
- 115 gramas de queijo muçarela ralado ou fatiado
- ½ xícara de água

**Cobertura:**
- 4 colheres de sopa de azeite de oliva extravirgem
- 1 cebola picada
- 3 dentes de alho picados
- 115 gramas de champignons ou cogumelos Portobello fatiados
- 2 colheres de sopa de orégano fresco picado ou 1 colher de sopa de orégano desidratado
- ¼ de xícara de manjericão fresco picado ou 1 ½ colher de sopa de manjericão desidratado
- 2 colheres de chá de inulina ou fibra de goma acácia em pó (opcional)

- 170 gramas de molho para pizza
- 170 gramas de queijo muçarela ralado ou fatiado

**Modo de preparo da massa:**

Pré-aqueça o forno a 190°C.

Em uma tigela grande, misture a farinha de amêndoas, a linhaça e o *psyllium* em pó. Adicione os ovos e o sal e misture bem.

Em uma tigela própria para micro-ondas, coloque o cream cheese, a muçarela e a água, e deixe por 45 segundos no micro-ondas para amolecer. Acrescente à mistura de farinha de amêndoas e mexa até incorporar.

Cubra uma assadeira ou pedra para pizza com papel-manteiga. Coloque a massa sobre o papel-manteiga e, com as mãos ou uma colher grande, abra-a até que fique com uma espessura de 1,25 centímetro e a borda mais alta. Molhe suas mãos em água para ajudar a abrir a massa.

Asse por 18 a 20 minutos ou até dourar. Tire do forno.

**Cobertura:**

Em uma frigideira média, aqueça duas colheres de sopa de azeite de oliva sobre fogo médio a alto e adicione a cebola, o alho e os cogumelos, cozinhando até a cebola ficar transparente e os cogumelos ficarem macios. Adicione o orégano e o manjericão e misture, tirando do forno em seguida.

Espalhe a mistura sobre a massa assada. Se for adicionar inulina ou fibra de goma acácia ao molho da pizza, misture e então espalhe uniformemente o molho sobre a massa. Cubra com muçarela.

Coloque a pizza novamente no forno por 15 a 18 minutos até que o queijo derreta. Tire do forno e corte em oito fatias.

## Salmão ao molho cítrico de abacate

Cubra o salmão com este molho especial que inclui as propriedades antibacterianas e antifúngicas do gengibre e das folhas e dos grãos do coentro, as fibras prebióticas do abacate, além do efeito de proliferação de *Akkermansia* do ácido oleico no azeite de oliva.

Rende 2 porções

- Polpa de 1 abacate
- 3 colheres de sopa de azeite de oliva extravirgem
- 2 colheres de sopa de suco de limão (espremido na hora ou de garrafa)
- 2 colheres de sopa de cebola picada
- ¼ de xícara de coentro fresco picado
- 1 colher de chá de gengibre moído na hora ou ½ colher de chá de gengibre desidratado
- ½ colher de chá de grãos de coentro moídos
- 3 colheres de sopa de vinagre de vinho branco
- ½ colher de chá de sal
- Pimenta a gosto
- 2 colheres de sopa de azeite de oliva extravirgem ou manteiga
- 2 filés de salmão de 230 gramas cada

Em um liquidificador, junte a polpa de abacate com três colheres de sopa de azeite de oliva e o suco de limão, a cebola, o coentro, o gengibre, os grãos de coentro, o vinagre e o sal, batendo até obter uma mistura homogênea. Reserve.

Tempere ambos os lados do salmão com sal e pimenta a gosto.

Em uma frigideira grande, aqueça duas colheres de sopa de azeite de oliva (ou manteiga) sobre fogo médio-alto. Acrescente os filés de salmão, com a pele virada para cima, e cozinhe por quatro a cinco minutos. Vire o salmão e cozinhe por mais quatro a cinco minutos.

Sirva o salmão com o molho cítrico de abacate por cima.

## Espetinho de carne com tzatziki à moda Superintestino

O espetinho de carne bovina (ou de cordeiro, frango ou porco) é uma oportunidade para conseguir os benefícios para a saúde oferecidos por cominho, coentro, cravo-da-índia e canela encontrados na mistura de especiarias chamada *garam masala*.

Esta é outra forma de aproveitar o *tzatziki* à moda Superintestino (receita na página 280), que une as fibras prebióticas do alho e os efeitos antimicrobianos da hortelã com as espécies probióticas de sua preferência em um dos seus iogurtes caseiros. Você pode gostar desse espetinho de carne em um *wrap* de linhaça e cúrcuma (receita na página 298) ou simplesmente jogá-lo por cima de um arroz de couve-flor. (Arroz de couve-flor é uma couve-flor que foi triturada em um processador ou ralada para ficar em um formato semelhante ao do arroz e, em seguida, preparada no vapor; hoje em dia é possível comprar a couve-flor já nesse formato para apenas cozinhar no vapor, economizando bastante tempo.)

Para preparar sua *garam masala*, torre porções iguais de canela em pó, sementes de cardamomo, grãos de cominho, grãos de coentro, cravo-da-índia e grãos de pimenta-do-reino em uma frigideira sobre fogo médio até sentir o aroma (de três a cinco minutos) e então triture a mistura em um moedor de café.

Rende 4 porções

- 680 gramas de carne bovina cortada em fatias finas (filé de costela, miolo do acém, paleta – quanto mais gordura, melhor)
- ½ xícara de azeite de oliva extravirgem
- 1 colher de sopa de vinagre de vinho branco
- Suco de 1 limão
- 1 colher de chá de sal marinho
- ¼ de colher de chá de pimenta-do-reino em pó
- 1 colher de sopa de *garam masala*

Em uma tigela grande, junte a carne, o azeite de oliva, o vinagre, o suco de limão, o sal e a pimenta. Cubra. Deixe marinando por duas horas (ou mais), mexendo de vez em quando.

Em uma frigideira grande sobre fogo médio-alto, acrescente a mistura de carne, espalhando as fatias para que todas estejam em contato direto com a frigideira. Cozinhe até o ponto que desejar, por aproximadamente três minutos. Salpique *garam masala*.

Tire a carne do fogo e espalhe sobre o arroz de couve-flor ou coloque em um *wrap* de linhaça e cúrcuma, enrole formando um cone e cubra com uma colher de sopa de *tzatziki*.

## Wrap *de linhaça e cúrcuma*

Quando você quiser servir alimentos – carnes, pepinos, tomates, *tzatziki* e afins – na forma de rolinhos, experimente este *wrap* barato e fácil de preparar em vez de recorrer aos *wraps* caros e sem grãos vendidos nas lojas. Usamos um pouco de cúrcuma por causa de suas propriedades antibacterianas e antifúngicas.

Rende 1 *wrap*

- ¼ de xícara de farinha de linhaça dourada
- ½ colher de chá de cebola em pó
- ½ colher de chá de cúrcuma moída
- 1 colher de chá de azeite de oliva extravirgem
- 1 ovo
- 1 colher de sopa de água
- 1 pitada de sal marinho

Em uma tigela pequena, junte a linhaça, a cebola em pó, a cúrcuma, o azeite de oliva, o ovo, a água e o sal e misture bem.

Unte uma fôrma de 25 centímetros própria para uso em micro-ondas. Coloque a mistura de linhaça na fôrma e espalhe uniformemente. Leve ao micro-ondas em potência alta por dois a três minutos ou até que esteja cozida. Deixe esfriar por cinco minutos e retire com uma espátula. Outro método é assar em uma fôrma redonda untada no forno a 190°C, por 10 minutos ou até o meio estar assado. Deixe esfriar por cinco minutos e retire com uma espátula.

## Quiche de aspargo, alho-poró e feijão-branco

Comece o dia com uma fatia de quiche rica em fibras prebióticas da cebola, do alho, do alho-poró e do feijão-branco. Esta receita mostra ainda como preparar uma massa com farinhas não derivadas de grãos cereais.

Rende 8 porções

**Massa:**
- 1 ½ xícara de farinha de amêndoas (ou nozes ou nozes-pecã moídas)
- ¼ de xícara de farinha de linhaça dourada
- ¼ de xícara de manteiga derretida ou óleo de coco
- ¼ de xícara de água
- ½ colher de chá de sal marinho

**Recheio:**
- 2 colheres de sopa de azeite de oliva, manteiga ou óleo de coco
- 1 cebola picada
- 4 dentes de alho picados
- 1 caule de alho-poró cortado ao meio e fatiado
- 455 gramas de carne moída de porco, boi, peru ou frango
- ½ xícara de feijão-branco cozido
- ¼ de xícara de caldo de carne ou galinha
- 1 colher de sopa de orégano desidratado
- 1 colher de sopa de manjericão desidratado
- 2 xícaras de aspargos, frescos ou congelados, picados em pedaços de 1 a 2 centímetros
- 8 ovos
- 1 colher de chá de sal marinho
- Pimenta-do-reino a gosto

Pré-aqueça o forno a 180°C. Unte uma travessa refratária redonda de 25 centímetros de diâmetro.

Para preparar a massa, junte em uma tigela grande a farinha de amêndoas, a linhaça, a manteiga, a água e o sal, misturando até ficar homogênea. Passe a mistura para a travessa refratária untada e espalhe com uma colher ou uma espátula. Umedeça com água, se necessário, para facilitar a abertura. Espalhe a massa, passando pelo menos 2,5 centímetros acima da borda da travessa.

Leve ao forno e asse por 15 a 18 minutos ou até dourar. Retire do forno e deixe esfriar.

Enquanto isso, em uma frigideira grande, aqueça o azeite de oliva sobre fogo médio-alto e adicione a cebola e o alho. Cozinhe por três a cinco minutos, até que a cebola esteja macia e transparente. Adicione o alho-poró e a carne moída, separando-a conforme cozinha. Adicione o feijão, o caldo de carne, o orégano e o manjericão e cubra com uma tampa, mexendo de vez em quando. Retire a mistura do fogo, tire a tampa e deixe esfriar por 10 minutos.

Em outra tigela grande, misture os aspargos, os ovos, o sal e a pimenta-do-reino. Incorpore a carne moída na mistura de ovos, mexendo até ficar homogêneo. Em seguida, coloque o recheio na massa fria e asse por 35 minutos ou até os ovos cozinharem.

## *Yakisoba*

Se você já comeu yakisoba em algum restaurante japonês, sabe que é o rei dos alimentos reconfortantes com sabor umami. E, como não queremos os problemas associados ao trigo ou trigo-sarraceno, usamos o macarrão *shirataki* feito de raiz de *konjac*, que fornece a incrível fibra prebiótica glucomanano. O macarrão *shirataki* tem teor baixíssimo de carboidratos (3 gramas ou menos em cada pacote de 200 gramas). Procure o *shirataki* sem adição de tofu para evitar a soja. Você também pode usar macarrão de couve-rábano ou de palmito fatiados.

O macarrão *shirataki* absorve os sabores dos alimentos que acompanha e praticamente não tem gosto próprio. Então não estranhe o cheiro diferente dele assim que abrir a embalagem, porque o odor some após uma lavagem rápida.

Esse macarrão combina mais com pratos asiáticos, mas você pode testar com pratos italianos ou de outras culinárias. Cuidado ao escolher o molho de ostra ou de peixe que for usar nesta receita, pois várias marcas utilizam ingredientes e aditivos indesejáveis; nos Estados Unidos, a marca Thai Kitchen é uma boa escolha.

Rende 2 porções

- ¼ de xícara de óleo de coco
- 455 gramas de carne moída de porco, boi, frango ou peru
- 4 dentes de alho picados ou amassados
- 115 gramas de cogumelos shiitake, sem os cabos, com o chapéu fatiado
- 5 cebolinhas fatiadas, separando as partes brancas das verdes
- 1 colher de sopa de gengibre ralado ou 1 colher de chá de gengibre em pó
- 1 colher de sopa de gergelim
- ½ colher de chá de pimenta-caiena
- 2 a 3 colheres de sopa de molho shoyu sem glúten, tamari ou shoyu de coco
- 2 colheres de sopa de óleo de gergelim torrado
- 1 ½ colher de sopa de molho de ostra ou de peixe
- 400 gramas de macarrão *shirataki*

Aqueça o óleo de coco em uma panela wok ou frigideira grande sobre fogo médio-alto. Junte a carne, o alho, os cogumelos, as partes brancas da cebolinha, o gengibre, o gergelim, a pimenta-caiena e cozinhe até que a carne esteja totalmente cozida. (Adicione um pouco de água caso a panela fique muito seca.)

Diminua o fogo para temperatura baixa e misture o molho shoyu, o óleo de gergelim, o molho de ostra e as partes verdes da cebolinha, mantendo a mistura em fogo baixo por um a dois minutos.

Enquanto isso, ferva quatro xícaras de água em uma panela grande. Lave o macarrão *shirataki* em água fria corrente com o auxílio de um escorredor por cerca de 15 segundos e escorra a água. Coloque o macarrão na água fervente e cozinhe por dois a três minutos. Seque o macarrão e transfira para a wok/frigideira com a carne moída. Misture e sirva.

# SOBREMESAS

## *Frozen yogurt com gotas de chocolate*

Ao preparar o frozen yogurt, evitamos usar máquina de sorvete para minimizar a agitação mecânica intensa das batedeiras e não matarmos os micróbios probióticos nos iogurtes. Escolha um iogurte que ofereça o efeito desejado.

Rende 2 porções

- 1 ½ xícara do iogurte de sua preferência
- 1 colher de sopa de cacau em pó sem açúcar
- 1 ½ colher de sopa de gotas de chocolate amargo
- Adoçante equivalente a 3 colheres de sopa de açúcar
- 1 colher de chá de inulina/FOS, fibra de goma acácia ou outro prebiótico em pó (opcional)

Em uma tigela, junte o iogurte, o cacau em pó, as gotas de chocolate, o adoçante e a fibra prebiótica (opcional), mexendo até obter uma mistura homogênea. Deixe a mistura descansar no congelador por pelo menos uma hora.

## *Sorvete de morango de um minuto*

Esta é uma forma de fazer seu próprio sorvete praticamente sem trabalho algum. Para o truque dar certo, os morangos (frutas vermelhas ou qualquer outra fruta) devem estar congelados. Assim você pode se deliciar com uma tigela de sorvete sem os efeitos nocivos dos emulsificantes para o microbioma e a mucosa intestinal.

Rende 2 xícaras

- 250 mililitros de creme de leite fresco ou leite de coco
- 1 xícara de morangos congelados ou outras frutas vermelhas ou qualquer outra fruta

- 1 banana verde sem casca e picada
- Adoçante equivalente a 1 colher de sopa de açúcar
- ½ colher de chá de essência de baunilha

Em um liquidificador, junte o creme de leite fresco, os morangos, a banana, o adoçante e a baunilha. Bata até ficar homogêneo e leve ao freezer.

## *Bolinhos de laranja com cravo-da-índia*

O óleo de eugenol do cravo-da-índia é um dos óleos naturais mais potentes que fortalecem a mucosa intestinal; esse efeito é obtido pela proliferação de espécies de bactérias que estimulam o muco. Além do gostinho que lembra laranja, esse bolinho conta com o aroma, o sabor e os benefícios para a saúde oferecidos pelo cravo-da-índia. Também é possível acrescentar quatro colheres de chá de inulina ou fibra de goma acácia, rendendo cerca de 2 gramas de fibra prebiótica por bolinho.

Rende 8 bolinhos

**Bolinhos:**
- 3 xícaras de farinha de amêndoas
- ¼ de xícara de farinha de linhaça dourada
- 2 colheres de sopa de *psyllium* em pó
- ½ colher de chá de cravo-da-índia em pó
- 2 colheres de chá de bicarbonato de sódio
- Adoçante equivalente a 1 xícara de açúcar
- 1 pitada de sal marinho
- 4 colheres de chá de inulina ou fibra de goma acácia (opcional)
- 1 ovo
- 1 xícara de creme de leite fresco ou leite de coco
- 115 gramas de manteiga derretida

**Glacê de baunilha:**
- ¼ de xícara de xilitol
- 2 colheres de sopa de creme de leite fresco ou leite de coco

- 1 colher de sopa de óleo de coco
- 1 colher de chá de essência de baunilha

Pré-aqueça o forno a 180°C. Forre uma assadeira com papel-manteiga.

Em uma tigela grande, junte a farinha de amêndoas, a linhaça, o *psyllium*, o cravo-da-índia, o bicarbonato de sódio, o adoçante, o sal e a fibra prebiótica opcional, e mexa até obter uma mistura homogênea.

Em outra tigela, pequena, bata o ovo, uma xícara de creme de leite fresco e a manteiga. Incorpore a mistura de ovo à mistura seca até chegar à consistência de massa homogênea.

Abra a massa na assadeira em formato redondo, com aproximadamente 20 centímetros de diâmetro e 2 centímetros de espessura. Corte o círculo em oito pedaços triangulares (como se estivesse fatiando uma pizza), com uma faca ou espátula.

Asse os bolinhos por 30 minutos ou até o palito sair seco quando os bolinhos forem espetados. Deixe esfriar.

Para preparar o glacê, junte o xilitol, o creme de leite fresco, o óleo de coco e a essência de baunilha em uma panela pequena sobre fogo baixo, mexendo até formar espuma. Tire do fogo e deixe esfriar.

Derrame o glacê de baunilha sobre os bolinhos frios.

## Torta de creme de framboesa

Mesmo que as pessoas ao redor, como parentes e amigos, não se interessem de forma alguma por essa aventura em busca da saúde, você ainda pode incluir fibras prebióticas (pectina das framboesas, FOS/inulina no recheio) de maneiras deliciosas na sua alimentação. Se você dividir esta torta com eles, é provável que ninguém repare que está se deliciando com uma alternativa altamente saudável ao original cheio de açúcar e grãos cereais.

Rende 8 porções

**Massa:**
- 1 ½ xícara de nozes-pecã, nozes ou amêndoas moídas (ou farinha de amêndoas)

- 4 colheres de sopa de manteiga derretida
- 1 pitada de sal marinho

**Recheio e cobertura:**
- 2 ½ xícaras de framboesas, frescas ou congeladas
- ½ xícara de água
- 450 gramas de cream cheese à temperatura ambiente
- ½ xícara de sour cream (ou creme azedo)
- 2 colheres de chá de FOS/inulina em pó
- Adoçante equivalente a ½ xícara de açúcar

Pré-aqueça o forno a 190°C. Unte uma forma redonda com 25 centímetros de diâmetro.

**Modo de preparo da massa:**
Em uma tigela média, misture bem as nozes, a manteiga e o sal.

Transfira a mistura de nozes para a forma redonda, espalhe sobre o fundo e até 1,25 cm abaixo da borda. Asse por 10 minutos ou até dourar. Reduza a temperatura do forno para 165°C.

**Modo de preparo do recheio e da cobertura:**
Em uma panela pequena ou média sobre fogo médio, misture 1 ½ xícara das framboesas e a água. Quando alcançar a fervura, deixe ferver sobre fogo baixo por um minuto e retire do fogo. Bata as frutas com um mixer ou as amasse bem com uma colher.

Enquanto isso, em uma tigela grande, acrescente o cream cheese, o sour cream, FOS/inulina e o adoçante, misturando bem.

Coloque cerca de metade da mistura de framboesas na mistura de cream cheese. Com um mixer, bata os ingredientes até que estejam bem misturados. Coloque o recheio na massa da torta e asse por 15 minutos. Retire a torta do forno e deixe esfriar até chegar à temperatura ambiente.

Espalhe o que sobrou da mistura de framboesas por cima e decore com as framboesas inteiras que sobraram.

# Exemplo de cardápio de três dias e listas de compras para o Superintestino

Este exemplo de cardápio usa as Receitas do Superintestino como base para que você comece com confiança. Apesar de o estilo de vida do Superintestino introduzir mudanças importantes na alimentação, você logo perceberá que há muitas opções de alimentos saudáveis e deliciosos para ajudar a reconstruir e fortalecer um microbioma saudável. Fazer três refeições por dia talvez pareça muito agora que você cortou os peptídeos opioides derivados da gliadina presentes no trigo e que estimulavam seu apetite, parou de limitar gorduras ou óleos que geram saciedade e talvez tenha até passado a consumir o iogurte de *L. reuteri*, que também diminui o apetite por meio da oxitocina. Muitas pessoas que seguem esse estilo de vida fazem apenas duas refeições por dia. Escute os sinais do seu apetite para determinar a hora de se alimentar – não coma apenas porque é hora de comer.

Fique à vontade para acrescentar alimentos de que você goste e que ainda se encaixem no estilo de vida do Superintestino. É provável que você não precise de uma receita para preparar um café da manhã com três ovos fritos, algumas fatias de presunto e molho de pimenta (para obter os efeitos da capsaicina, que modifica o microbioma), acompanhado por uma pequena porção de feijão, que é fonte de fibras prebióticas.

Lembre-se de criar o hábito de incluir alguma fonte de fibras prebióticas em todas as refeições. Se você for tomar um iogurte ou uma vitamina, acrescente uma colher de chá de inulina ou fibra de goma acácia, por exemplo. Acrescente feijão, ervilhas ou outras leguminosas a omeletes, saladas ou como acompanhamento. Inclua aspargo, alho-poró, fatias de abacate ou folhas de dente-de-leão em saladas, bem como fatias finas de batata-inglesa crua.

Após o cardápio, há uma lista de compras. Não se deixe intimidar pela quantidade de coisas – você reabastecerá a sua despensa com opções mais saudáveis. Depois que se adaptar ao estilo de vida do Superintestino, você não precisará comprar tantos alimentos novos.

## DIA 1

### Café da manhã
- Iogurte de *L. reuteri* + *B. coagulans* com ½ xícara de mirtilos e uma gota de stevia
- Chá-verde com cravo-da-índia

### Almoço
- Salada de batata crua com folhas de dente-de-leão e molho cítrico de abacate
- Fritas picantes acompanhadas de molho de pimenta

### Jantar
- Pizza siciliana
- Sorvete de morango de um minuto

## DIA 2

### Café da manhã
- Quiche de aspargo, alho-poró e feijão-branco
- Chá-verde com cravo-da-índia

**Almoço**
- Sopa cremosa de cogumelos
- Bolinhos de laranja com cravo-da-índia

**Jantar**
- Salmão ao molho cítrico de abacate
- Kefir de *mocha* com hortelã

# DIA 3

**Café da manhã**
- Vitamina de matchá com morango e lima-da-pérsia
- Chá-verde com cravo-da-índia

**Almoço**
- Focaccia com ervas acompanhada de bacon, alface e tomate (ou a carne e o recheio que você preferir)
- Café com especiarias

**Jantar**
- Espetinho de carne com *tzatziki* à moda Superintestino
- Pimentões fermentados e assados (precisarão ser fermentados com pelo menos 72 horas de antecedência)
- Torta de creme de framboesa

# LISTA DE COMPRAS

**Alimentos mais usados**

Estes são os itens que você vai usar com frequência e, portanto, vale a pena estocar. Não se preocupe com os custos iniciais – você provavelmente vai precisar reabastecer sua geladeira e sua despensa com muitos itens novos no início, então a tendência é que o custo diminua com o tempo. Esse estilo de vida não é mais caro do que uma dieta convencional, e pode inclusive fazer você economizar uma quantia modesta devido à grande redução de apetite resultante de uma alimentação desse tipo.

Esta lista não deve ser confundida com a de alimentos que usamos todos os dias.

- Adoçantes (consulte a lista de adoçantes seguros na página 334)
- Azeite de oliva extravirgem
- Chá-verde (em saquinhos ou folhas soltas)
- Cravos-da-índia inteiros
- Dentes de alho
- Ervas e temperos frescos e/ou desidratados – manjericão, orégano, alecrim, noz-moscada, canela, sementes de coentro, pimenta-caiena ou de outro tipo, cúrcuma, cominho, curry, *garam masala*, tomilho, gengibre
- Farinha de amêndoas
- Farinha de linhaça dourada
- Fibra de goma acácia
- Fruto-oligossacarídeo (FOS) em pó
- Inulina em pó
- Leite de coco
- Manteiga
- Mistura láctea de leite integral e creme de leite (ou o que você preferir para usar nas fermentações)
- Molhos de pimenta-malagueta
- Óleo de coco
- *Psyllium* em pó

Aqui vão os alimentos de que você também vai precisar para seguir o exemplo de cardápio:

## DIA 1

- Abacates
- Bacon
- Batatas-inglesas
- Cebola em pó
- Cebola-roxa
- Coentro fresco
- Cogumelos Paris
- Cream cheese
- Creme de leite fresco
- Folhas de dente-de-leão
- Limão
- Mirtilos frescos ou congelados
- Molho de pimenta
- Molho de tomate
- Morangos congelados
- Nabo

- Ovos
- Queijo muçarela
- Queijo parmesão ralado
- Vinagre de vinho branco

## DIA 2

- Abacate
- Adoçante da sua preferência (consulte a lista de adoçantes seguros na página 334)
- Alho-poró
- Aspargos, frescos ou congelados
- Bicarbonato de sódio
- Cacau em pó sem açúcar
- Café instantâneo
- Caldo de carne ou galinha
- Carne moída de porco, boi, peru ou frango
- Cebola
- Champignons (ou Portobello, ou Cremini)
- Coentro fresco
- Extrato de hortelã
- Feijão-branco
- Filés de salmão
- Kefir
- Leite de coco
- Ovos
- Vinagre de vinho branco

## DIA 3

- Alface
- Azeitonas pretas ou kalamata
- Bacon
- Carne bovina
- Cebola em pó
- Cream cheese
- Endro ou hortelã frescos
- Folha de louro
- Folhas de hortelã
- Framboesas frescas ou congeladas
- Limão
- Matchá em pó
- Mirtilos frescos ou congelados
- Nozes-pecã, nozes ou amêndoas moídas (ou farinha de amêndoas)
- Ovos
- Pepino
- Pimentões
- Queijo muçarela ralado
- Sour cream
- Suco de limão espremido na hora ou de garrafa
- Tomate
- Tomates secos

# Posfácio:
# Apegue-se a coisas pequenas

Ao contrário do que dizem por aí, acredito que você *deve, sim,* se apegar a coisas pequenas.

É claro que não quero que você perca o sono se preocupando com as criaturinhas que habitam seu trato GI, como faria se descobrisse que sua cama está infestada de pulgas. Mas, da mesma forma que é preciso ficar atento a pessoas que dirigem e mexem no celular ao mesmo tempo e podem entrar na sua faixa sem nem ligar a seta, devemos ter em mente as criaturas microscópicas que habitam nosso mundo interno depois da completa destruição que causamos nesse microcosmo.

A parte totalmente louca e perturbadora de tudo isso é que trilhões de criaturas – que não recebem salário nem pagam impostos e podem influenciar mais a sua vida do que seu médico – são mais importantes do que qualquer suplemento nutricional que você possa tomar e estão mais próximas de você do que as pessoas que ama. Essas criaturas têm um papel profundo e íntimo na sua vida. E, mesmo assim, na história humana recente, a única coisa que fazemos é jogar bombas nelas.

Com isso, elas se rebelaram dentro de muitos de nós. Você pode chamar isso de colite ulcerativa, rosácea, ataques de pânico ou uma vontade incontrolável e urgente de ir ao banheiro que surge nos momentos mais inoportunos. Mas o problema não é você, não é a falta de remédios, não é azar – são essas criaturas microscópicas que, agora mesmo, estão analisando todos os seus movimentos, tudo o que você come, tudo o que você pensa, seja bom ou ruim. Elas são, de muitas formas, um reflexo cumulativo de tudo por que você passou: escolhas alimentares equivocadas, um tratamento com ciprofloxacino para curar uma cistite em 1998, cervejas demais na faculdade, a pílula anticoncepcional que você tomou por 10 anos antes de ter filhos, o divórcio doloroso que enfrentou em 2005, as muitas tigelas de sorvete de morango ricas em emulsificantes que devorou enquanto passava os dois anos seguintes chorando.

Portanto, *não* se apegar a coisas pequenas é perigoso. Não estou dizendo que você deve prestar atenção nos comentários desagradáveis de um colega de trabalho ou ficar chateado com o corte de cabelo que não ficou exatamente como você queria. Não estou dizendo que você deve perder o sono por causa da higiene pessoal desleixada do seu filho adolescente ou por causa das coisas que ele lê nas redes sociais. Estou dizendo que você devia se apegar aos efeitos dos trilhões de micróbios que "falam" com você, que sentem e compartilham dos seus momentos estressantes e dos seus sucessos acompanhados por taças de champanhe, e sucumbem ao desastre microbiano que ocorre quando um médico indiferente às consequências lhe passa prescrições de estatinas, antibióticos "só para o caso" de haver uma infecção bacteriana, medicamentos inibidores de acidez estomacal ou anti-inflamatórios.

Tudo faz diferença. Mas a solução não será encontrada no frasco de um remédio. Uma droga não vai solucionar a urgência intestinal (sem efeitos colaterais indesejados), uma cirurgia não vai diminuir o tamanho do seu estômago de forma saudável, um antidepressivo não vai melhorar seu humor de forma natural e antibióticos não erradicarão os micróbios que invadiram sua parede intestinal para criar um abscesso diverticular sem dizimar os microrganismos bons que poderiam solucionar o motivo inicial do processo da diverticulite.

Nenhum de nós tem todas as respostas nem sabe exatamente como desfazer todo o mal que infligimos ao microbioma humano moderno. No entanto, novas descobertas estão surgindo a um ritmo jamais visto. Assim como a tecnologia avança a uma velocidade descontrolada, gerando novas ferramentas e inovações mais rápido do que qualquer pessoa é capaz de compreender – quantos aplicativos você consegue gerenciar no seu celular? –, o mesmo acontece com as respostas que surgem no mundo do microbioma. Todo dia encontramos uma lição nova – ou dez – e refletimos sobre como isso pode ajudar a resolver nosso problema com o microbioma.

Agora vamos refletir sobre uma questão que vai além de consertar erros passados: não podemos desfazer tudo de errado que aprontamos na vida, mas será que não somos capazes de *melhorar*, colocando a saúde, o bem--estar, o peso e a composição do corpo, a sensação de otimismo e o sucesso *acima* de qualquer outra conquista que teríamos se simplesmente aceitássemos os benefícios limitados de, por exemplo, ter uma dieta saudável e tomar um suplemento probiótico?

Acredito que somos capazes.

Por mais revolucionários e esclarecedores que sejam alguns dos conceitos neste livro, comparo nosso momento atual da compreensão do microbioma humano com os esforços iniciais de Henry Ford, que, ao ser perguntado sobre seus revolucionários automóveis Modelo T, declarou: "Qualquer consumidor pode ter um carro da cor que quiser, desde que seja preto." Partindo desse humilde começo, agora temos Teslas, veículos autônomos, missões espaciais tripuladas e outras inovações no mundo dos transportes que Ford provavelmente nunca foi capaz de imaginar. No que diz respeito ao microbioma, acredito que estamos em uma situação equivalente à do Modelo T de 1908, acionado à manivela e arrotando fumaça. Esses conceitos da saúde estão evoluindo rapidamente, e é provável que gerem soluções poderosas e eficientes nos próximos meses e anos. Enquanto foi necessário mais de um século para que o Modelo T preto de 400 dólares progredisse para os automóveis elétricos computadorizados e multicoloridos de hoje, prevejo que o progresso no mundo do microbioma humano necessitará de apenas alguns anos antes de termos o equivalente a um carro autônomo guiando a saúde do trato GI.

Mesmo assim, está claro que já somos capazes de feitos muito impressionantes em nossas tentativas de cuidar do microbioma. Alguns anos atrás, quem imaginaria que seríamos capazes de conquistar uma pele mais macia, rejuvenescer a força física e o tônus muscular, preservar a densidade óssea, cultivar empatia, diminuir o tamanho da cintura e reduzir a ansiedade simplesmente ao restaurar um único micróbio no ecossistema interior? Ou reduzir a glicemia e a pressão arterial, e nos beneficiarmos com outras vantagens metabólicas? – correções que a maioria do mundo ainda acredita serem provenientes de remédios controlados.

Daqui a pouco testemunharemos uma enchente de novos produtos, ideias e práticas fascinantes, que nos ajudarão a cuidar do universo microbiano contido em nosso interior, como:

- Segunda geração de probióticos com espécies e cepas essenciais, que aumentarão sua eficácia e rapidamente deixarão para trás os produtos probióticos atuais com pouquíssima utilidade. É razoável considerar que será possível tomar um probiótico por algumas semanas, por exemplo, e assim conseguir povoar o trato GI pela vida toda. Um número cada vez maior de probióticos também apresentará efeitos de guilda ou consórcio, isto é, "cooperações" entre micróbios para gerar benefícios metabólicos conjuntos para as bactérias e os hospedeiros.

- Produção do que eu chamo de "terceira geração de probióticos", que mistura micróbios essenciais com fatores não microbianos a fim de exercer efeitos potentes na formação do microbioma.

- Probióticos criados para erradicar SIBO e SIFO sem a necessidade de antibióticos ou antifúngicos. Essas abordagens vão tirar proveito do "poder da normalidade". Creio que o meu iogurte à moda Superintestino contra o SIBO pode ser um avanço nesse sentido.

- Gestão do microbioma como o método preferido para lidar com várias condições, desde diabetes tipo 2 até artrite reumatoide e doença de Parkinson. Imagine o potencial que a cura do microbioma tem de lidar com uma condição como depressão ou ansiedade – é possível que algumas condições mentais e temperamentais sérias sejam administradas de forma mais eficaz por meio de intervenções no microbioma, eliminando a necessidade de vários remédios controlados ineficazes, tóxicos e caros.

- Menos demanda por muitos suplementos de vitaminas e o desaparecimento de suas deficiências conforme aprendemos a cultivar espécies bacterianas que produzem vitaminas, como $B_1$, $B_2$, $B_3$, $B_6$, $B_9$ (folato), $B_{12}$ e $K_2$. Em um futuro próximo, mulheres em idade fértil que reduzem espécies de Enterobacteriaceae que não produzem nutrientes e aumentam as espécies de *Lactobacillus* e *Bifidobacterium* produtoras de nutrientes talvez não precisem mais de grãos para suplementar folato, por exemplo, contando com as bactérias para isso.

- Intolerâncias e alergias alimentares se tornarão coisa do passado à medida que aprendermos a lidar com os micróbios que permitiram que essas reações se desenvolvessem.
- Condições de saúde que envolvem o acúmulo de algum metabólito potencialmente nocivo, como ácido úrico em casos de gota ou oxalatos nas pedras nos rins, serão contornadas por manipulações específicas no microbioma.

Reflita: será que podemos ir mais além e *melhorar* a saúde e o comportamento humanos "normais"? Em outras palavras, tendo em mente povos originários como os hadzas e os ianomâmis, que dão um banho em nós em muitos aspectos de saúde graças a seus estilos de vida que ajudam o microbioma, será que é possível encontrar formas de melhorar até a versão deles do microbioma humano a fim de alcançar avanços na saúde e no corpo que culturas tradicionais ainda não encontraram? Será que podemos bolar estratégias para melhorar a memória, aumentar a energia ou amplificar a performance física, por exemplo? Creio que estamos a apenas alguns passos – ou porções de iogurte – de encontrar essas respostas.

Com o ritmo das inovações, eu e você poderemos testemunhar o surgimento de técnicas de cuidados com o microbioma que nos ajudarão a alcançar uma aceleração da capacidade mental como a de Bradley Cooper no filme *Sem limites*, ou que eliminarão a fadiga e a depressão – você já entendeu a incrível magnitude das mudanças possíveis?

No entanto, antes de conseguirmos colocar em prática esses benefícios maravilhosos, devemos conquistar nosso monstro interior, reestruturando, reconstruindo e então melhorando essa coisa estranha, mas maravilhosa, que carregamos um pouquinho ao sul do diafragma, responsável por todos os burburinhos e outros barulhos inquietantes, e cujo produto final você encontra todo dia (espero eu) no vaso sanitário.

## VOCÊ PODE TER 40 ANOS... PELOS PRÓXIMOS 60?

Ninguém ainda descobriu a fórmula para viver mais 20, 50 ou 100 anos. Claro, alegações sempre surgem, mas e as evidências reais? Não existem provas de que os humanos possam viver por mais tempo se adotarem uma estratégia ou outra. E viver mais tempo significa caminhar bambeando com uma bengala ou um andador, viver com uma memória cada vez mais deteriorada, que o impede de reconhecer parentes e amigos, e ser tão frágil que você precisa contar com os outros para cumprir as tarefas mais básicas da vida? O objetivo aqui não é aumentar a expectativa, mas a qualidade de vida, para que você ainda consiga correr, pular, dançar, fazer amor e todas as coisas que fazem os humanos serem humanos pelo máximo de tempo possível. E espero que sejamos capazes de conquistar isso ao compreender e colocar em prática a sabedoria dos trilhões de micróbios que carregamos, e não com um experimento macabro à la Frankenstein envolvendo membros costurados e descargas elétricas.

E se, em vez disso, nós pudéssemos interromper o envelhecimento aos 40 anos, por exemplo, e continuar comemorando aniversários enquanto mantemos a capacidade de fazer 50 flexões, sem rugas fundas, sem fraturas de osteoporose, sem perder o interesse por interações sociais? E se você ainda conseguisse rir e frequentar eventos sociais aos 98, depois de andar de bicicleta por 30 minutos ou passar horas sambando? E se continuasse olhando para o seu parceiro com desejo e planejasse as próximas férias? Com as estratégias do Superintestino, acho que podemos nos aproximar dessa realidade.

Muitos ainda encaram os micróbios como "germes" que precisam ser erradicados. Mas e se nós escolhêssemos micróbios vantajosos e oferecêssemos os nutrientes de que eles precisam e um ambiente adequado para que proliferem? Eles vão melhorar nossa saúde, solucionar nossos problemas e reverter aspectos do envelhecimento e da deterioração? Não queremos uma erradicação, mas uma *colaboração*. Talvez tenhamos que matar as espécies maldosas que o glifosato, a estatina, o sorvete de chocolate e o refrigerante dietético cultivaram em nossa Frankenbarriga de micróbios monstruosos. Mas e se cultivarmos e incentivarmos a proliferação das espécies que, afinal, dependem de nós para sobreviver? Poderemos então desvendar os muitos segredos da nossa saúde que elas guardam?

Prevejo que sim. E estamos muito mais perto dessas enormes descobertas do que imaginamos. Agora vá acrescentar um pouco de sementes de chia no seu iogurte de *L. reuteri* caseiro e tome uma xícara de chá-verde com cravo-da-índia para começar a reverter o envelhecimento e rejuvenescer.

# Agradecimentos

O ano é 2022, mas, se estivéssemos na indústria automobilística, seria o equivalente a 1908. Se estivéssemos na era do surgimento da computação, seria 1982, e você teria um computador da Commodore, com a tela verde e o jogo Pong. Em outras palavras, no mundo do microbioma intestinal, este é apenas o começo.

É chocante, impressionante e animador saber que estamos novamente testemunhando o nascimento de uma indústria que tem o potencial de mudar o planeta apenas se concentrando em restaurar e reconstruir um ecossistema que eu e você achávamos ser responsável apenas por indigestão ou problemas intestinais depois de um tratamento com antibióticos.

A maioria dos avanços acontece aos poucos, baseando-se em conhecimentos anteriores e no trabalho de outras pessoas. Neste livro, foi exatamente isso o que fiz: eu me baseei na obra impressionante reunida por milhares de pesquisadores, microbiologistas e outros cientistas. Ao longo de muitos anos, pratiquei a cardiologia, uma especialidade médica que parece tão distante do microbioma intestinal quanto a física quântica é do bingo. Mas a sabedoria pode ser adquirida por qualquer um e por qualquer processo que acabe com divisões entre áreas desconectadas, juntando a sabedoria coletiva de perspectivas diferentes e chegando a conclusões novas e únicas.

Mas aqui vai uma força crescente e poderosa que está acelerando o ritmo dos avanços da ciência: o *crowdsourcing* de conhecimento e de experiências. Se juntarmos a sabedoria e a experiência de professores, empresários, engenheiros, cientistas, cabeleireiros, trabalhadores de fábrica, operadores de call center, mães, pais, avós e assim por diante, todos dedicados a encontrar soluções para as mesmas questões de saúde, sabe o que aconteceria? Nós encontraríamos respostas, respostas para perguntas que confundem até os médicos há anos.

Digo aos meus leitores e seguidores na internet que, se você não fizer perguntas, nunca vai saber as respostas. Então faça perguntas. Talvez as respostas não cheguem hoje, amanhã nem no ano que vem. Mas, depois que a questão é lançada, a mente fica atenta a qualquer coisa que possa nos levar mais perto de uma solução.

Portanto, agradeço acima de tudo às inúmeras pessoas que buscam respostas melhores, que separam um tempo em suas vidas atribuladas e se dão ao trabalho de contribuir para esse processo enorme, caótico, mas maravilhoso, chamado "*crowdsourcing* de conhecimento". A resposta pode não vir de uma pessoa, e talvez nem de 10 ou 100. Mas, quando juntamos a sabedoria e a experiência de milhares de pessoas, coisas maravilhosas acontecem. É óbvio que isso significa que há gente demais a quem eu gostaria de agradecer: a mãe na Califórnia que descobriu que a saúde, os hábitos e as intolerâncias alimentares da filha foram basicamente curados ao lidar com os micróbios perdidos da criança. E a mulher na Flórida que reduziu as rugas que a faziam se sentir uma senhora aposentada antes da hora, voltando a ter a pele jovem que tinha na década de 1990 simplesmente ao fermentar micróbios na forma de um iogurte consistente e delicioso que continha uma espécie que aumentava a oxitocina e reduzia a inflamação.

Mas tenho pessoas específicas a quem quero agradecer por seu papel importante na produção desta coleção de informações que são propositalmente *prescritivas* – não quero apenas tagarelar e fazer descrições, mas apresentar a você o caminho para recuperar a saúde, a boa forma e a juventude, e tenho certeza de que isso mudará os rumos da sua vida. Sou verdadeiramente grato a todas as pessoas que me ajudaram a organizar meus pensamentos neste livro. E, pela sua contribuição, quero agradecer a:

Chris Kliesmet, meu amigo de longa data e fonte de inspiração, com quem passei muitas – muitas mesmo – noites debatendo, rebatendo, mas também enfrentando o desastre chamado sistema de saúde americano, buscando soluções melhores para a horrível realidade atual. Já agradeci a Chris em livros anteriores, mas quero agradecer de novo.

Meu agente, Rick Broadhead, que aguentou meus altos e baixos enquanto eu expressava publicamente minhas opiniões e descobertas que vão de encontro à sabedoria popular. Tenho certeza de que Rick passou muitas noites sem dormir, pensando a quais ideias aparentemente loucas ele tinha amarrado seu bode. Mas, levando em conta o sucesso que eu e Rick encontramos com os livros Barriga de Trigo, fico feliz por ele ter permanecido nesses projetos.

Apesar de não estarem diretamente conectados com o conteúdo e as ideias desta obra, agradeço a dois amigos e colegas de longa data que tiveram papéis importantes ao moldar meus pontos de vista e ajudaram a angariar fundos para financiar as pesquisas necessárias para o avanço dessas ideias:

Mark Nottoli – raramente alguém da área também demonstra um interesse profundo em aplicar a ciência para colher benefícios. Apesar de fazer mais de 15 anos que nos conhecemos, eu só fui apreciar o brilhantismo de Mark para conectar áreas de conhecimento nos últimos dois anos. Obrigado.

Roy Bingham – um empresário britânico educado e sábio provou novamente para mim que há objetivos maiores no mundo e que, com graciosidade e dignidade, podemos conquistá-los. Roy recentemente retornou para o Meio-Oeste americano, e espero que isso seja motivo para uma sinergia ainda maior e outras colaborações.

É claro, devo às minhas editoras na Hachette, Lauren Marino, Cisca Schreefel, Mollie Weisenfeld e Christina Palaia, um obrigado profundo e emocionado por pegarem um projeto que deve ter sido parecido com vagar por um pântano cheio de crocodilos esperando embaixo de cada vitória-régia – uma caminhada fria, lenta, sempre à espera de uma mordida na perna – enquanto me ajudavam a elaborar uma mensagem que, por mais poderosa que seja, pode soar um tanto complicada e talvez de difícil compreensão por pessoas com vidas ocupadas.

Por último, quero agradecer aos meus amigos, parentes, vizinhos e outros que me ofereceram feedback, de forma consciente ou não, sobre este grande experimento humano e que me contaram, por exemplo, que passaram a ter menos rugas no rosto com o iogurte de *L. reuteri* e que se tornaram capazes de realizar feitos físicos quase impossíveis com o iogurte de *B. coagulans*. Suas contribuições abrem caminho para descobertas novas e únicas sobre como essas criaturas microscópicas, invisíveis e que geralmente não recebem reconhecimento podem fazer a diferença entre estar vivo e viver de verdade.

# ANEXO A

# Recursos

## APARELHO AIRE PARA MEDIR $H_2$, METANO E $H_2S$ EXPIRADOS

Como o aparelho AIRE foi originalmente criado para detectar hidrogênio ($H_2$) em pessoas com síndrome do intestino irritável ao serem expostas a alimentos com teor de FODMAPs, seu manual de instruções não entra em detalhes sobre como utilizá-lo para detectar o SIBO. Até que a empresa atualize as instruções para ajudar a identificar o SIBO e compreender quaisquer intolerâncias alimentares que você tenha atualmente, siga as orientações oferecidas no Capítulo 8 a fim de detectar hidrogênio e metano no seu hálito. O aparelho AIRE também detecta sulfeto de hidrogênio ($H_2S$), mas a ciência por trás desse uso ainda é experimental.

O aparelho pode ser comprado na Amazon ou no site da fabricante, FoodMarble: www.foodmarble.com (sem entrega no Brasil).

## TESTE DE HIDROGÊNIO EXPIRADO

Existem testes de hidrogênio e metano expirados que podem ser feitos em casa ou sob supervisão médica. Em casa, você ingere glicose ou lactulose, coleta várias amostras de hálito e as envia para um laboratório, e os resultados então são enviados para você. Como a glicose não é um açúcar satisfatório para a avaliação do SIBO, recomendo usar apenas lactulose, que geralmente pode ser obtida com um médico.

No entanto, a Life Extension Foundation comercializa lactulose e oferece testes de hidrogênio e metano expirados:

**Teste de hidrogênio e metano expirados com lactulose** (em inglês): www.lifeextension.com/lab-testing/itemlc100063/sibo-home-breath-kit-lactulose

Nos Estados Unidos, um novo serviço chamado teste trio-smart, desenvolvido em parte pelo Dr. Mark Pimentel, especialista em SIBO, agora está disponível para analisar hidrogênio, metano e sulfeto de hidrogênio.

**Teste de hidrogênio, metano e sulfeto de hidrogênio expirados trio-smart** (em inglês): www.triosmartbreath.com

## EXAME DE FEZES

Vários métodos podem ser usados para avaliar a composição da flora intestinal. Os mais antigos contavam os micróbios que se desenvolviam em uma placa de Petri e se mostraram falíveis, porque muitas espécies intestinais não crescem nessas condições. Em vez disso, métodos "sem cultura" descobriram uma diversidade de espécies muito maior do que imaginávamos existir. Os serviços a seguir contam com métodos de avaliação sem cultura, como análise de DNA por reação em cadeia da polimerase, ou PCR na sigla em inglês. (Apesar do progresso da tecnologia, alguns serviços ainda utilizam métodos antigos ultrapassados; aconselho que você só recorra a eles se não tiver acesso aos serviços listados a seguir.)

**Vibrant Wellness Gut Zoomer** (sem entrega no Brasil)
O Gut Zoomer é o exame de fezes mais abrangente, avaliando os seguintes pontos:

- Identificação e quantificação de espécies bacterianas com designação de cepas.
- Identificação de arqueas.
- Identificação de fungos.
- Identificação de parasitas.

- Identificação de alguns vírus.
- Identificação de marcadores fisiológicos como elastase pancreática, calprotectina, ácidos da bile e ácidos graxos.
  **www.vibrant-wellness.com/tests/gut-zoomer**

**Diagnostic Solutions Laboratory GI-Map** (sem entrega no Brasil)
Essa análise microbiana conta com teste PCR quantitativo para identificar espécies fecais.
  **www.diagnosticsolutionslab.com**

**Genova GI Effects Comprehensive Profile**
Escolha o "Comprehensive Profile" (perfil abrangente) para a análise mais completa. Os perfis "GI-Map" (mapa do GI) e "GI Effects" (efeitos no GI) são bons serviços que trazem muita informação útil, porém apresentam desvantagens importantes, como a incapacidade de identificar espécies e cepas, e portanto oferecem apenas informações menos aprofundadas sobre a composição das bactérias fecais. Esse teste identifica arqueas, fungos e parasitas, assim como uma série de marcadores fisiológicos importantes.
  **www.healthmetrix.com.br**
  **www.gdx.net**

**Thryve Gut Health Test** (sem entrega no Brasil)
O teste da Thryve é abrangente, capaz de identificar espécies e cepas de bactérias, e quantificar cada uma. No entanto, ele não identifica arqueas, fungos ou vírus. A empresa também indica probióticos da própria marca com base nos resultados do exame e não acredito que essa seja uma estratégia produtiva.
  **www.thryveinside.com/products/thryves-gut-health-test**

**Viome Gut Intelligence**
Na minha opinião, o serviço da Viome é o menos útil. Apesar de abrangente na identificação de espécies e cepas de micróbios, não oferece quantificação. Em outras palavras, se espécies de *Klebsiella* ou *Clostridium difficile* forem identificadas, por exemplo, não há como avaliar se isso é problemático sem saber suas quantidades. Os conselhos alimentares oferecidos com

os resultados também não ajudam, na minha opinião. O produto pode ser encontrado na Amazon.

**beta.viome.com/products#tests**

## ANTIBIÓTICOS FITOTERÁPICOS

*Os produtos a seguir podem ter sua fórmula replicada em qualquer farmácia de manipulação.*

### CandiBactin-AR + CandiBactin-BR

Os dois produtos podem ser comprados na Amazon ou em lojas de suplementos importados. Site da fabricante, Metagenics:

**metagenics.com**

### FC-Cidal + Dysbiocide

Os dois produtos estão disponíveis na Amazon ou em lojas de suplementos importados:

**Amazon.com**

## PROBIÓTICOS PREFERENCIAIS

*Os produtos a seguir podem ser encontrados em lojas de suplementos importados ou reproduzidos por meio de manipulação.*

### Synbiotic 365

Esse probiótico contém 20 bilhões de UFCs das seguintes cepas: *L. rhamnosus* GG, *L. reuteri* UALre-16 (também designada NCIMB 30242), *L. gasseri* BNR17, que são espécies essenciais, e mais uma série de outras cepas importantes. Ele também contém *Saccharomyces boulardii*, uma levedura que oferece uma vantagem adicional na reconstrução do microbioma.

**Unitednaturals.com**

**Ther-Biotic Synbiotic**

Esse produto oferece 50 bilhões de UFCs por cápsula de sete cepas, muitas das quais presentes na nossa lista de micróbios essenciais, como a *L. rhamnosus* GG e a *L. reuteri* UALre-16 (também designada NCIMB 30242). Você pode preparar iogurte com esse produto.

Klaire.com

**Vital Flora**

O Vital Flora, da Vital Planet, segue uma abordagem diferente: inclui o máximo de espécies e cepas possível em grandes números. Assim, ele contém 60 bilhões de UFCs de 60 cepas, seguindo a filosofia da cofundadora Brenda Watson (que também é cofundadora da Renew Life) de cultivar a diversidade de espécies.

VitalPlanet.com

**Evivo**

A *Bifidobacterium infantis* EVC001 é uma cepa essencial da *Bifidobacterium infantis* que, na amamentação, cultiva um microbioma saudável em recém-nascidos e bebês ao ser ingerida nos primeiros meses de vida. (Ainda não está claro se efeitos semelhantes se desenvolvem em bebês alimentados com fórmula e que, portanto, não recebem oligossacarídeos do leite materno, apesar de com certeza não fazer mal usar esse probiótico para suplementar bebês alimentados com fórmula.) No entanto, sugiro que gestantes façam um iogurte com essa cepa para consumo próprio, o que vai permitir a transmissão do micróbio para o filho durante o parto e a amamentação. O iogurte resultante é encorpado, nutritivo e delicioso.

Evivo.com

**Floratil / Repoflor**

Lembre que a *Saccharomyces boulardii* é uma espécie benéfica de fungo especialmente útil para se recuperar da diarreia após um tratamento com antibióticos. Por ser um fungo, esse não é um micróbio que pode ser usado para o preparo de iogurte, mas ainda pode ser um componente útil para seus esforços probióticos a fim de reconstruir um microbioma saudável.

Também não está claro qual cepa é preferível, então usamos uma das mais estudadas, a *Saccharomyces boulardii lyo* CNCM I-745. (A eficácia relativa das várias cepas de *S. boulardii* ainda não foi bem mapeada.)

Essa cepa de *Saccharomyces boulardii* está disponível nas principais farmácias e grandes lojas.

*Os produtos a seguir não estão disponíveis no Brasil. Manipulação pode ficar incompleta.*

### Sugar Shift

O famoso microbiologista Dr. Raul Cano desenvolveu essa coleção de espécies diferentes com base em sua pesquisa sobre "guildas" cooperativas de espécies que geram níveis de metabólitos maiores do que o esperado. Experiências preliminares sugerem que a coleção oferece benefícios importantes, incluindo a redução da glicemia. Infelizmente, as cepas não são identificadas no rótulo, mas a aplicação do efeito guilda coloca essa fórmula na vanguarda da ciência. Você pode preparar iogurte com esse produto.

**Biotiquest.com**

### Jarro-Dophilus EPS Digestive Probiotic

A mistura de espécies e cepas nesse produto, incluindo algumas cepas potencialmente essenciais, pode torná-lo especialmente útil para regular humores e a saúde emocional. Cada cápsula oferece apenas 5 bilhões de UFCs, então você pode preparar um iogurte delicioso com esse produto para aumentar sua contagem bacteriana.

**Jarrow.com**

### DS-01 Daily Synbiotic

Esse é um probiótico interessante no sentido de que seu preparo é baseado em muitas informações científicas, com mais de 20 espécies/cepas, totalizando 53,6 bilhões de UFCs. A Seed Health criou uma cápsula que sobrevive à passagem pelo intestino delgado e propositalmente se abre no cólon, mas isso, na minha opinião, é um ponto negativo, porque, para nossos propósitos de erradicação do SIBO, queremos liberar seu conteúdo no intestino delgado. Caso você decida tomar esse probiótico, eu removeria a cápsula externa e tomaria apenas a interna. Além disso, algumas designações de cepa são reconhecíveis, enquanto outras são patenteadas. Mesmo assim, esse probiótico é uma opção interessante.

**Seed.com**

**Pendulum Glucose Control**

A Pendulum lançou o primeiro probiótico do mundo a oferecer uma cepa de *Akkermansia* com quatro outras espécies produtoras de butirato. O produto Glucose Control tem o objetivo de ajudar a acompanhar a glicemia de pessoas com diabetes tipo 2, mas também pode ser usado com outros propósitos como, por exemplo, reintroduzir a *Akkermansia* em pessoas que perderam essa espécie.

Na minha opinião, apenas pessoas sem nenhuma cepa de *Akkermansia* no exame de fezes devem tomar o produto da Pendulum. Se o seu resultado der positivo para *Akkermansia*, sugiro que siga outra estratégia para aumentar a população desses micróbios em vez de usar esse suplemento caro. (Consulte o Capítulo 5 para aprender a aumentar o número de *Akkermansia*.) Esse probiótico não pode ser usado para produzir iogurte, porque a *Akkermansia* morre ao ser exposta ao ar (apesar de algumas espécies incluídas no produto da Pendulum fermentarem no iogurte).

O Pendulum Glucose Control oferece:

- *Akkermansia muciniphila* WB-STR-0001
- *Clostridium beijerinckii* WB-STR-0005
- *Clostridium butyricum* WB-STR-0006
- *Eubacterium hallii* WB-STR-0008
- *Bifidobacterium infantis* 100

Site da fabricante:
**Pendulumlife.com**

## Fontes de espécies/cepas microbianas específicas para fermentação

*Os produtos a seguir podem ser encontrados em lojas de suplementos importados ou reproduzidos por meio de manipulação.*

### *Lactobacillus reuteri* DSM 17938, ATCC PTA 6475
Os comprimidos da BioGaia Gastrus e as cápsulas de Osfortis, apenas com a cepa 6475, estão disponíveis na Amazon.
**Everidis.com**

Outra fonte de *L. reuteri*, na cepa NCIMB 30242, também essencial, pode ser encontrada no produto Florassist Heart Health, da Life Extension, com 2,5 bilhões de UFCs por cápsula. No entanto, não use essa cepa no preparo do iogurte à moda Superintestino contra o SIBO devido à falta de uma bacteriocina.
**Lifeextension.com**

### *Lactobacillus gasseri* BNR17
Enquanto antes só conseguíamos encontrar esse micróbio por meio de uma empresa sul-coreana, o Dr. Joseph Mercola finalmente a disponibilizou nos Estados Unidos em seu Mercola Market. Você precisa comprá-lo apenas uma vez, para obter uma única cápsula que será usada na fermentação do iogurte ou de outro alimento fermentado (com 10 bilhões de UFCs por cápsula). Muitos dos meus seguidores compram um produto como esse e o dividem com outras pessoas (nas minhas páginas no Facebook) por preços baixos para reduzir os custos. Também fique atento a atualizações da disponibilidade do produto no meu site, www.DrDavisInfiniteHealth.com.
**www.mercolamarket.com**

### *Bacillus coagulans* GBI-30,6086
A *B. coagulans* está disponível como o produto Digestive Advantage Daily Probiotic, da Schiff.

### *Lactobacillus helveticus* R0052 e *Bifidobacterium longum* R0175

Essa combinação de espécies, que melhora o humor e reduz a ansiedade, é vendida sob o nome Probid e está disponível nas grandes farmácias.

### *Lactobacillus casei* Shirota

Essa cepa, que ajuda a aumentar a imunidade contra doenças virais, aumenta a clareza mental e oferece sono profundo para algumas pessoas (especialmente junto com a *L. reuteri*), está disponível como uma bebida chamada Yakult. Nós fermentamos o Yakult para aumentar o número de bactérias e preparar um iogurte que não contém mais o leite desnatado nem o açúcar presentes no produto original.

Yakult pode ser encontrado em grandes distribuidores e supermercados. A fabricante também oferece um localizador de lojas em seu site: **Yakult.com.br**

### *Lactobacillus rhamnosus* GG

A cepa *L. rhamnosus* GG se mostrou, em várias ocasiões, superior às outras de *L. rhamnosus* para a recuperação da diarreia após um tratamento com antibióticos ou por seus efeitos antifúngicos.

A *L. rhamnosus* GG é comercialmente disponível como o produto Culturelle, com 20 bilhões de UFCs por cápsula. Como sempre, você pode ampliar os efeitos para a saúde usando nosso "sistema de amplificação da contagem de bactérias" do Superintestino, isto é, a produção de iogurte, que alcança centenas de bilhões de UFCs.

Um número cada vez maior de produtos está disponibilizando essa cepa, incluindo a SuperSmart (**www.supersmart.com**) e a Pure Encapsulations (**www.pureencapsulations.com**).

### *Lactobacillus plantarum* 299v

A *L. plantarum* é outra espécie probiótica interessante que comprovadamente reduz sintomas de inchaço, desconforto abdominal e frequência intestinal em pessoas com a síndrome do intestino irritável (e provavelmente SIBO). Apesar de ter a desvantagem de não colonizar o trato GI superior, apenas o cólon, ela exerce expressivos efeitos antibacterianos e estimulantes da produção de muco. E, é claro, pode virar um iogurte gostoso.

A Jarrow Formulas tem um produto com 10 bilhões de UFCs por cápsula que pode servir para começar a fermentação.
**Jarrowonline.com**

*O produto a seguir não está disponível no Brasil. Manipulação pode ficar incompleta.*

### *Lactobacillus reuteri* **SD 5865**
Aqui vai outra opção: um kit para preparar iogurte usando uma cepa diferente de *L. reuteri* que, em experiências preliminares, gera muitos dos mesmos efeitos, chamado "LR Superfood Starter".
**www.cuttingedgecultures.com**

## Culturas-mãe para fermentação

Nos Estados Unidos, a Cutting Edge Cultures oferece produtos úteis para acelerar a fermentação de legumes e outros alimentos, não sendo necessário contar apenas com os micróbios presentes na superfície da comida. Eles oferecem culturas-mãe para fermentar legumes, assim como kefir.
**cuttingedgecultures.com**

A Cultures For Health oferece culturas-mãe para iogurte, kefir, kombucha e queijos em uma quantidade impressionante de variedades.
**culturesforhealth.com**

## FIBRAS PREBIÓTICAS INDUSTRIALIZADAS

Além de inulina, fibra de goma acácia, glucomanano e galacto-oligossacarídeo em pó, a seguir estão ótimas fontes comerciais de fibras prebióticas:

- Fiber Mais
- Prebiotic – Neutro
- Garden of Life Organic Fiber
- Swanson Ultra Inulin

- NOW Inulin Prebiotic Pure Powder
- Jarrow Formulas Prebiotic Inulin–FOS
- Cutting Edge Cultures Prebio Plus
- Micro Ingredients Organic Inulin Powder
- NOW Certified Organic Acacia Fiber
- Hyperbiotics Organic Prebiotic Fiber Blend

## CARNES FERMENTADAS

Além de salames, pepperoni, soppressatas e outras carnes fermentadas que costumam ser produzidas na Itália e são encontradas no setor de alimentos refrigerados de mercados ou lojas especializadas, uma distribuidora on-line produz palitos de carne fermentada oriunda de gado alimentado no pasto: a Paleovalley. Eles oferecem cinco variedades deliciosas.

**www.paleovalley.com**

## CURCUMINA NÃO ABSORVÍVEL

Apesar de todo o falatório comercial sobre acrescentar um ou outro ingrediente para aumentar a absorção da curcumina, nós não queremos absorção – queremos que ela permaneça no trato GI a fim de exercer seus efeitos antifúngicos e protetores da parede intestinal. Portanto, aconselho você a evitar marcas que acrescentam ingredientes como bioperina, piperina ou outras fórmulas. Os produtos a seguir são curcumina pura, com notória baixa biodisponibilidade, o que significa que ela vai permanecer no seu intestino. Também pode ser adquirida por manipulação:

- NOW Curcumin Softgels
- Jarrow Formula Curcumin 95
- Life Extension Curcumin Elite Turmeric Extract
- Solaray Curcumin

# ADOÇANTES SEGUROS

Para substituir o açúcar (sacarose) em receitas, aqui vai uma tabela de conversão que lista as quantias equivalentes a uma xícara de açúcar de adoçantes seguros, sem ou com poucas calorias. Apesar de a fruta-dos-monges e a inulina serem adoçantes seguros, elas raramente são usadas sozinhas.

**Equivalentes a uma xícara de açúcar:**

- Stevia, em pó ou em gotas – variável, dependendo da marca; consulte o rótulo
- D-psicose ou alulose – 1 ⅓ xícara
- Eritritol – 1 ⅓ xícara
- Xilitol – 1 xícara
- (Inulina)
- (Fruta-dos-monges)

**Adoçantes combinados:**

- Truvía (eritritol + rebiana, um componente isolado de stevia): 1 ¼ xícara
- Pyure (eritritol + stevia): ½ xícara
- Virtue (eritritol + fruta-dos-monges): ¼ de xícara
- Swerve (eritritol + inulina): 1 xícara
- Lakanto (eritritol + fruta-dos-monges): 1 xícara

# APARELHOS PARA FERMENTAÇÃO RECOMENDADOS

Na verdade, qualquer forma de manter a temperatura "preferida" das espécies bacterianas que você está fermentando pode ser usada para criar "iogurtes" deliciosos e saudáveis, com benefícios para a saúde que excedem os produtos disponíveis no mercado. Fiz minha primeira leva de iogurte de *L. reuteri*, por exemplo, deixando a tigela no forno e o ligando em qualquer temperatura (por exemplo, 150°C) por um ou dois minutos, apenas o suficiente para aquecer o interior, a cada quatro a seis horas. Mas esse método foi confuso para os leitores, que achavam que eu estava assando o iogurte, ou ocasionalmente causava problemas para aqueles que se esqueciam de desligar o forno e matavam todos os micróbios. Portanto, a abordagem mais simples envolve usar um aparelho que você possa ligar, deixar sua mistura fermentando e ir embora.

Observe que muitas iogurteiras e panelas elétricas mais antigas apresentam temperaturas programadas, que funcionam apenas com algumas espécies bacterianas. A *L. reuteri*, por exemplo, reage melhor a temperaturas do corpo humano, como cerca de 36°C a 37°C, mas morre entre 42°C e 45°C, a temperatura programada na maioria desses aparelhos. No mundo ideal, você usaria um aparelho que permite a variação de temperatura entre 36°C e 51°C para acomodar espécies diferentes. Ao dizer que espécies bacterianas "preferem" determinadas temperaturas, quero dizer que é nessa faixa que uma espécie prolifera no ritmo máximo e permanece viável. A *L. reuteri*, por exemplo, prolifera rapidamente a 37°C, porém morre a 50°C, que é a temperatura ideal para a *Bacillus coagulans*.

Se você tiver dificuldade em obter um resultado final consistente, nutritivo e com cheiro agradável, use um termômetro no seu aparelho, seja no banho-maria ou no iogurte em si, para avaliar a precisão da temperatura. Infelizmente, alguns aparelhos podem exibir valores errados que prejudicam a fermentação. (Uma iogurteira popular que testei, por exemplo, alcançava 46°C quando estava programada para 41°C, um erro que gerava leite azedo em vez de iogurte.)

## Sous-vide

Aparelhos de *sous-vide* não passam de banhos-maria com temperatura controlada, criados para cozinhar carnes e outros alimentos lentamente. No entanto, podemos usá-los em nossos projetos de fermentação.

Comecei meu processo de fermentar iogurtes com uma bacia de *sous-vide* da marca Gourmia.

Aparelhos de *sous-vide* têm o estilo de bacia ou "bastão" que é preso a uma bacia. Se você escolher o bastão, precisará de uma bacia na qual prendê-lo; uma panela ou outro recipiente grande deve funcionar, ou você pode comprar bacias de plástico baratas (oferecidas na seção "Pessoas que compraram este item também compraram..." da Amazon).

### Dash Chef Series Sous Vide (estilo bacia)

Esse aparelho de *sous-vide* em bacia oferece uma variação de temperatura entre 40°C e 90°C, o suficiente para espécies que fermentam a baixa temperatura, como a *L. reuteri*.

### Instant Accu Slim

Esse aparelho de *sous-vide* em bastão é fabricado por uma empresa que também fabrica panelas elétricas e oferece uma variação de temperatura entre 20°C e 95°C e cronômetro ajustável.

**Instantpot.com**

### Anova Culinary Sous Vide Precision Cooker Nano

Esse aparelho de *sous-vide* em bastão é o menos caro de todos os oferecidos pela Anova, graças à voltagem baixa. Porém, para o preparo de iogurtes, isso não é problema. A temperatura varia entre 0°C e 91°C, com precisão impressionante. O aparelho também se conecta ao smartphone por Bluetooth.

**Anovaculinary.com**

## *Iogurteiras*

Muitas iogurteiras são programadas para manter temperaturas entre 42°C e 45°C. Apesar de ser uma variação ótima para a produção de iogurtes convencionais, ela mata alguns dos micróbios que nos interessam, como a *L. reuteri*. Se você possui uma iogurteira com programação de temperatura convencional, deixe o aparelho ligado por cerca de duas horas com um termômetro para avaliar a temperatura real. Se ela aquecer demais, será preciso comprar outra.

Aqui vão algumas boas opções de iogurteiras, com temperaturas variáveis e cronômetros:

**MV Power**

Essa opção é uma das melhores, com temperatura variável (20°C a 55°C) e controles de tempo (até 48 horas). A Amazon dos Estados Unidos é a opção mais popular para comprar o aparelho.

**Luvele**

A iogurteira da Luvele é outra opção para produzir iogurtes a várias temperaturas. O lado negativo: três temperaturas são pré-programadas – 36°C, 38°C e 40°C –, o que significa que alguns micróbios (como a *Bacillus coagulans*) não podem ser fermentados a sua temperatura ideal. O aparelho também precisa ser reiniciado após permanecer ligado por 24 horas.

**Luvele.com.au**

**Suteck**

A iogurteira da Suteck pode ser programada para até 48 horas de fermentação com uma variação de temperatura entre 20°C e 55°C.

## *Panelas elétricas*

Muitas pessoas tiveram sucesso usando panelas elétricas com programação para iogurte. (Ao contrário do que indicam os manuais de instrução, não pré-aquecemos laticínios pasteurizados, porque usamos líquidos com alto teor de gordura que não se tornam melhores com o pré-aquecimento, ao contrário de leites semidesnatados ou desnatados.) A única dificuldade é que a temperatura do iogurte já está programada na maioria dos modelos antigos. Se você tiver uma temperatura pré-programada, ligue o aparelho com um pouco de água e um termômetro para avaliar o valor real alcançado.

Aparelhos mais novos permitem que você ajuste a temperatura; porém, mais uma vez, verifique-a com um termômetro antes de fazer seu iogurte.

## Outros

A Brod & Taylor vende um aparelho chamado "Folding Proofer and Slow Cooker". Não se intimide com o fato de ele ser anunciado como a "máquina dos sonhos dos padeiros", porque podemos usá-lo para preparar iogurte e outras fermentações. Esse aparelho oferece uma variação de temperatura entre 21°C e 90°C. Ele é mais caro do que os outros, mas também funciona como uma panela de pressão elétrica. Não faz entrega no Brasil.

**Brodandtaylor.com**

## ANEXO B

# Como acabar com a Frankenbarriga: protocolos contra o SIBO e o SIFO

Depois de identificar e/ou confirmar o SIBO por um teste de hidrogênio expirado no aparelho AIRE (consulte a página 130 para instruções sobre o uso), por exemplo, você pode lidar com o supercrescimento das espécies bacterianas nocivas que subiram pelo trato gastrointestinal, onde não deveriam estar.

Para alcançar os melhores resultados, juntamos pelo menos parte do tratamento antifúngico ao do SIBO, porque o supercrescimento fúngico acompanha o bacteriano em pelo menos um terço dos casos e porque a redução de populações de bactérias costuma ser um incentivo à proliferação dos fungos. Lembre-se de que, em vez de antibióticos fitoterápicos, você também tem a opção de usar o iogurte à moda Superintestino contra o SIBO, com base na sua capacidade, em testes em fase inicial, de normalizar os níveis de hidrogênio expirado. (Ainda assim, cogite acrescentar um tratamento antifúngico.)

## TRATAMENTO DO SUPERINTESTINO CONTRA O SIBO

Temos algumas opções para lidar com o SIBO:

1. **Esquema de antibióticos fitoterápicos.** Escolha entre os esquemas CandiBactin-AR/BR, ou FC-Cidal + Dysbiocide.
2. **Iogurte à Moda Superintestino contra o SIBO.** Você pode escolher esse iogurte para tratar o SIBO em vez de usar antibióticos fitoterápicos.

3. **Antifúngicos.** Incluímos a curcumina independentemente da presença de SIFO. Se você acreditar que tem SIFO, pode acrescentar as estratégias adicionais descritas adiante.

## Antibióticos fitoterápicos

**Tome um antibiótico fitoterápico para remover espécies patogênicas do trato GI superior.** Dois esquemas de antibióticos fitoterápicos apresentam eficácia comprovada: CandiBactin-AR + CandiBactin-BR e FC-Cidal + Dysbiocide. Escolha um deles e o siga durante 14 dias, ou até encontrar valores baixos de fibra prebiótica (menos de 4) nas leituras do aparelho AIRE (leituras baixas de hidrogênio expirado após o consumo de fibras prebióticas).

CandiBactin-AR: 1 a 2 cápsulas duas vezes por dia, e CandiBactin-BR: 2 cápsulas duas vezes por dia, durante 14 dias.

Ou

FC-Cidal: 1 cápsula duas vezes por dia, e Dysbiocide: 2 cápsulas duas vezes por dia, durante 14 dias.

## Iogurte à Moda Superintestino contra o SIBO

**Prepare e tome o iogurte à moda Superintestino contra o SIBO em vez dos antibióticos naturais.** Os antibióticos podem ser substituídos por esse iogurte, que, em testes iniciais, foi capaz de normalizar os resultados do hidrogênio expirado, o que significa que remove os microrganismos problemáticos do trato GI superior. Como se trata de uma receita probiótica, não um antibiótico, as pessoas apresentam bons resultados somente depois de consumir o iogurte por quatro semanas em vez das duas semanas necessárias para observar os efeitos dos antibióticos. O iogurte contém três espécies que devem ser fermentadas a 41°C. Para saber as últimas novidades sobre esse tratamento para combater o SIBO com iogurte, acesse minhas conversas em www.DrDavisInfiniteHealth.com (em inglês).

**Iogurte à moda Superintestino contra o SIBO:** ½ xícara por dia.

Aqui vai um lembrete rápido sobre as cepas específicas usadas na produção do iogurte à moda Superintestino contra o SIBO. Para mais detalhes sobre como prepará-lo, consulte o texto na seção da quarta semana.

- *Lactobacillus reuteri* DSM 17938, ATCC PTA 6475
  No Brasil, os comprimidos da BioGaia Gastrus estão disponíveis em lojas de suplementos importados ou por meio de manipulação.
- *Lactobacillus gasseri* BNR17
  Procure por um produto chamado Biothin Probiotic, com 10 bilhões de UFCs por cápsula.
- *Bacillus coagulans* GBI-30,6086
  Essa cepa de *B. coagulans* está disponível como o produto Digestive Advantage Daily Probiotic, da Schiff.

---

**Acrescente curcumina.** Independentemente de você preferir seguir o esquema de antibióticos fitoterápicos ou tomar o iogurte à moda Superintestino contra o SIBO, acredito que seja vantajoso acrescentar curcumina ao tratamento. Por seus efeitos antifúngicos e fortalecedores da parede intestinal, acrescente a curcumina na forma não absorvível, 300 miligramas duas vezes por dia, chegando até 600 miligramas duas vezes por dia, ao longo de vários dias.

**Curcumina:** 300 a 600 miligramas duas vezes por dia, durante 14 dias

### Tratamento do Superintestino contra o SIFO

Se você está seguindo um tratamento antifúngico sem combater o SIBO, comece com 300 a 600 miligramas de curcumina duas vezes por dia e acrescente ao esquema um ou mais óleos essenciais extraídos de alimentos (orégano, canela ou cravo-da-índia). Lembre-se: *jamais* consuma os óleos diretamente ou sem diluí-los. Comece com uma ou duas gotas de óleo essencial diluídas em uma colher de sopa de azeite de oliva, óleo de abacate ou de coco (derretido) duas vezes por dia e vá aumentando aos poucos a dose até alcançar cinco ou seis gotas por colher de sopa de óleo alimentar, por um mínimo de quatro semanas ou até os sinais do supercrescimento antifúngico diminuírem.

Se você começou com um esquema de antibióticos fitoterápicos ou se tomou o iogurte à moda Superintestino contra o SIBO, continue com a curcumina: 300 a 600 miligramas duas vezes por dia, e acrescente um ou mais óleos essenciais de orégano, canela ou cravo-da-índia a uma colher de sopa de azeite de oliva, óleo de abacate ou de coco (derretido) duas vezes por dia. Vá aumentando aos poucos essas doses até alcançar cinco ou seis gotas por colher de sopa de óleo alimentar, por um mínimo de quatro semanas ou até os sinais do supercrescimento antifúngico diminuírem.

Você pode aumentar suas chances de ter uma boa resposta ao tratamento contra o SIFO ao cogitar duas estratégias adicionais:

1. **Destruição do biofilme: acrescente N-acetilcisteína por suas propriedades destruidoras de biofilme.** Acrescentar um agente que afeta o biofilme criado por bactérias pode aumentar a eficácia dos antibióticos fitoterápicos. Biofilmes oferecem um esconderijo para os micróbios e os tornam menos suscetíveis a antibióticos. Nosso destruidor de biofilme favorito, graças a seu longo e comprovado histórico de sucesso, é a N-acetilcisteína (NAC).

   Tentativas de destruir o biofilme com a NAC não são obrigatórias durante o tratamento antifúngico, uma vez que os óleos essenciais de orégano, canela e cravo-da-índia cumprem essa função.

   **N-acetilcisteína:** 600 a 1.200 miligramas duas vezes por dia com antibióticos naturais, durante 14 dias.

2. **Prevenção da esporulação: acrescente uma fibra prebiótica à dieta.** Algumas bactérias conseguem iniciar uma fase de formação de esporos durante seu ciclo de vida e, portanto, se tornam resistentes a antibióticos. O consumo de fibras prebióticas pode impedir que as bactérias façam isso, tornando-as mais sensíveis ao tratamento. Passados vários dias de antibióticos, é provável que você consiga acrescentar de volta fibras prebióticas às quais você antes era intolerante. Aumente o consumo delas, conforme tolerado, até 20 ou mais gramas por dia

– total a longo prazo. Fontes como leguminosas, alho, aspargo, alho-
-poró, folhas de dente-de-leão, nabo-mexicano, batata-inglesa crua,
banana verde, inulina em pó, pectina e fibra de goma acácia são boas.

**Fibras prebióticas:** 20 gramas ou mais por dia; coma fibras prebióticas em cada refeição.

## PREVENÇÃO DE RECAÍDAS DO SIBO

**Continue ingerindo fibras prebióticas, acrescente um suplemento pro-
biótico com várias espécies e inclua alimentos fermentados na alimentação para prevenir recaídas de supercrescimento bacteriano e fúngico.**
É comum que o SIBO e o SIFO voltem. Não está muito claro por que essas
recaídas acontecem, porém as explicações mais prováveis envolvem a exposição continuada a uma dieta prejudicial à saúde (isto é, que contém grãos
cereais e açúcares), inflamação da parede intestinal, mucosa defeituosa ou o
fracasso em reduzir espécies indesejadas. Para diminuir a chance de recaídas, após terminar o tratamento com antibióticos naturais ou com o iogurte
à moda Superintestino contra o SIBO, continue a consumir fibras prebióticas todos os dias. Acrescente um probiótico potente, com várias espécies
(consulte a lista dos produtos preferenciais no Anexo A); inclua alimentos
fermentados como kombucha, chucrute, kefir e vegetais fermentados; e
acrescente o iogurte de *L. reuteri* (veja mais adiante). Se um aparelho AIRE
estiver disponível, acompanhe e avalie recaídas ao executar leituras do nível
de hidrogênio expirado após o consumo de fibras prebióticas. Observe que
é preciso parar de consumir o iogurte de *L. reuteri* por duas semanas antes
de qualquer teste com o AIRE para evitar falsos positivos.

---

## PAPEL DO IOGURTE DE *L. REUTERI* NA PREVENÇÃO DE RECAÍDAS DE SIBO/SIFO

Lembre-se de que *L. reuteri* é especial entre os micróbios probióticos
por sua capacidade de naturalmente colonizar o trato GI superior e

produzir bacteriocinas, oferecendo vantagens na prevenção de SIBO e SIFO. O iogurte de *L. reuteri*, portanto, está incluído em nosso tratamento para prevenir o retorno do SIBO e do SIFO após a erradicação dessas condições.

No entanto, existe uma complicação: enquanto o iogurte de *L. reuteri* provavelmente ajuda a erradicar ou prevenir recaídas do SIBO, ele também gera resultados positivos de hidrogênio expirado no aparelho AIRE, fazendo com que seja impossível diferenciar o SIBO da geração de $H_2$ pela *L. reuteri* saudável. Se você pretende usar o aparelho AIRE para controlar seu nível de hidrogênio expirado durante ou logo após um tratamento com antibióticos naturais, pare de consumir o iogurte de *L. reuteri* por pelo menos duas semanas até que o teste de $H_2$ dê negativo, e então volte a apreciar esse iogurte e todos os seus benefícios.

---

## SIBO METANOGÊNICO

Para o SIBO metanogênico, siga o mesmo tratamento para o SIBO com níveis elevados de hidrogênio expirado, usando o esquema CandiBactin-AR/BR. Como alternativa, o iogurte à moda Superintestino contra o SIBO pode ser consumido durante as quatro semanas, já que evidências iniciais sugerem que a *L. reuteri* reduz o metano. Você pode avaliar seu nível de metano expirado consumindo fibras prebióticas após completar o esquema com os antibióticos naturais ou o iogurte à moda Superintestino contra o SIBO.

## SIBO COM NÍVEIS ELEVADOS DE $H_2S$ EXPIRADO

Fique ligado em nossas discussões on-line conforme debatemos e testamos novidades da ciência para medir o sulfeto de hidrogênio em relação ao microbioma. É provável que muitas pessoas com SIBO apresentem um resultado negativo no teste para $H_2$ e metano, mas positivo para $H_2S$.

## ANEXO C

# Como acabar com a *H. pylori*

Se você apresentar resultado positivo em um teste para detectar *Helicobacter pylori* (com um exame de anticorpos de *H. pylori* no dedo ou de fezes por antígenos), aqui vão algumas estratégias que comprovadamente contribuem para a erradicação dessa bactéria, que está associada a complicações de saúde a longo prazo. Como os antibióticos convencionais são cada vez mais ineficazes na erradicação da *H. pylori*, há uma abundância de evidências de terapias "alternativas".

Para documentar que a erradicação tenha sido bem-sucedida, um exame de fezes por antígenos (mas não o de anticorpos, que permanece dando resultado positivo mesmo após a erradicação, porque agora você possui anticorpos contra a espécie) pode ser repetido ao longo do tratamento.

**Probióticos.** Por si sós, os probióticos não erradicam a *H. pylori*, mas já demonstraram que melhoram de forma modesta a eficácia do tratamento quando combinados com terapias convencionais, apesar de as espécies específicas responsáveis por esses efeitos não estarem claras. As cepas de *Lactobacillus reuteri* que usamos no iogurte também demonstraram a capacidade de suprimir (mas não de erradicar por conta própria) a *H. pylori* por meio da produção de bacteriocinas antibacterianas e peróxido de hidrogênio. A *L. reuteri* também é resistente ao ácido estomacal e pode colonizar o estômago, efeitos que lhe permitem nos proteger contra o supercrescimento da população de *H. pylori*. A *Lactobacillus rhamnosus* GG também demonstrou ser capaz de suprimir essa bactéria.

*Nigella sativa.* As sementes dessa planta foram usadas durante milhares de anos no sul da Europa, no Oriente Médio e na Ásia para tratar uma série de condições e podem ser ingeridas como alimento, da mesma maneira que sementes de papoula são acrescentadas sobre alimentos assados. A *Nigella* foi alvo recente de estudos sobre fontes de compostos antibacterianos. Um pequeno estudo clínico demonstrou que 2 gramas (cerca de uma colher de chá rasa) de sementes de *Nigella* trituradas erradicaram a *H. pylori* em 67% dos participantes, tornando-a tão eficaz quanto a terapia tripla convencional. As sementes de *Nigella sativa* estão disponíveis em vários sites. Acrescente-as a iogurtes e vitaminas ou salpique-as sobre a comida.

**Mástique.** Essa goma com nome estranho é um alimento tradicional e tratamento popular para problemas de estômago na Grécia e na região mediterrânea há mais de 2.500 anos. Ela é extraída de um arbusto local. Evidências mostram que até 1 miligrama por dia, tomado ao longo de duas semanas, pode erradicar a *H. pylori* e curar úlceras peptídicas, apesar de testes clínicos costumarem usar doses mais altas. Em um estudo, 350 miligramas três vezes por dia e 1.050 miligramas três vezes por dia, ao longo de 14 dias, erradicaram o *H. pylori* em um terço a metade dos participantes.

**Subsalicilato/subcitrato de bismuto.** Disponível nas farmácias tanto como comprimidos quanto em suspensão oral, como Pepto Bismol, o bismuto era o tratamento original para a *H. pylori*, junto com agentes bloqueadores de hidrogênio. Esse antiácido e antidiarreico era, no início dos tratamentos para a erradicação dessa bactéria, quase tão eficaz quanto a terapia tripla ou quádrupla moderna, mas se tornou menos eficaz nos últimos anos. No entanto, ainda pode ser vantajoso usá-lo junto com outros agentes.

**Vitamina C.** Em vários estudos, 500 miligramas de vitamina C tomados oralmente duas vezes por dia demonstraram um efeito redutor ou erradicante de *H. pylori*, especialmente em conjunto com outros tratamentos. Talvez isso aconteça graças à capacidade da vitamina C de bloquear a enzima urease expressada pela *H. pylori*.

**N-acetilcisteína (NAC).** A NAC é uma destrutora de biofilme, isto é, afeta a camada de muco que a *H. pylori* produz para se proteger. Em associação com outros métodos, 600 miligramas de NAC duas vezes por dia demonstraram aumentar a eficácia do tratamento de forma substancial, inclusive em pessoas que se mostraram resistentes ao tratamento convencional, aparentemente tornando o organismo mais sensível a antibióticos.

Uma mistura de agentes naturais usada em um pequeno estudo com 39 participantes foi bem-sucedida ao erradicar a *H. pylori* em 29 pessoas (74,3%), conforme confirmado por exames de fezes por antígenos. Esses resultados estão de acordo com tratamentos convencionais que usam três e quatro medicamentos. O seguinte esquema foi usado:

- Mástique (Jarrow Formulas): 500 miligramas, 1 cápsula, três vezes por dia.
- Óleo emulsificado de orégano como produto antidisbiose (ADP, Biotics Research Corporation): 50 miligramas, 1 comprimido, três vezes por dia.
- Pepto Bismol: 4 a 6 comprimidos por dia, em doses divididas entre as refeições.

Além disso, um probiótico com 5 bilhões de UFCs com 10 espécies foi tomado duas vezes por dia (Vital 10, da Klaire Laboratories), junto com um suplemento de fibras prebióticas.

# Notas

## 1. O INTESTINO REVIRADO

1. Carrera-Bastos P, Fontes-Villalba M, O'Keefe J, Lindeberg S, Cordain L. The Western diet and lifestyle and diseases of civilization. *Res Rep Clin Cardiol.* 9 de março de 2011;2:15-35.

2. Data and Statistics: Inflammatory Bowel Disease Prevalence (IBD) in the United States. Site do Centers for Disease Control. https://www.cdc.gov/ibd/data-statistics.htm. Revisado em 11 de agosto de 2020. Acessado em 25 de maio de 2021.

3. US Cancer Statistics Working Group. US Cancer Statistics Data Visualizations Tool, baseado em dados de 2019 (1999-2017). US Department of Health and Human Services, Centers for Disease Control and Prevention, e National Cancer Institute. https://gis.cdc.gov/Cancer/USCS/DataViz.html. Publicado em junho de 2020. Acessado em 25 de maio de 2021.

4. Cani PD, Amar J, Iglesias MA, et al. Metabolic endotoxemia initiates obesity and insulin resistance. *Diabetes.* 2007;56(7):1761-1772.

5. Lasselin J, Lekander M, Benson S, et al. Sick for science: experimental endotoxemia as a translational tool to develop and test new therapies for inflammation-associated depression. *Mol Psych.* 2020. doi.org/10.1038/s41380-020-00869-2.

6. Takakura W, Pimentel M. Small intestinal bacterial overgrowth and irritable bowel syndrome—an update. *Front Psych.* 2020;11:664.

7. Ibid.

8. Pimentel M, Wallace D, Hallequa D, et al. A link between irritable bowel syndrome and fibromyalgia may be related to findings on lactulose breath testing. *Ann Rheum Dis.* 2004;63(4):450-452.

9. Weinstock LB, Fern SE, Duntley SP, et al. Restless legs syndrome in patients with irritable bowel syndrome: response to small intestinal bacterial overgrowth therapy. *Dig Dis Sci.* 2008;53(5):1252-1256.

10. Mikolasevic I, Delija B, Mijic A, et al. Small intestinal bacterial overgrowth and non-alcoholic fatty liver disease diagnosed by transient elastography and liver biopsy. *Int J Clin Pract.* 2021;75(4):e13947.

11 Losurdo G, D'Abramo FS, Indellicati G, et al. The influence of small intestinal bacterial overgrowth in digestive and extra-intestinal disorders. *Int J Mol Sci.* 2020;21(10):3531.

12 Polkowska-Pruszynska B, Gerkowicz A, Szczepanik-Kulak P, et al. Small intestinal bacterial overgrowth in systemic sclerosis: a review of the literature. *Arch Dermatol Res.* 2019;311(1):1-8.

13 Yan LH, Mu B, Pan D. Association between small intestinal bacterial overgrowth and beta-cell function of type 2 diabetes. *J Int Med Res.* 2020;48(7):300060520937866.

14 Wijarnpreecha K, Werlang ME, Watthanasuntorn K, et al. Obesity and risk of small intestine bacterial overgrowth: a systematic review and meta-analysis. *Dig Dis Sci.* 2020;65(5):1414-1422.

15 Erdogan A, Rao SSC. Small intestinal fungal overgrowth. *Curr Gastroenterol Rep.* 2015;17(4):16.

16 Zhang W, Zhang K, Zhang P, et al. Research progress of pancreas-related microorganisms and pancreatic cancer. *Front Oncol.* 2021;10:604531.

17 Alonso R, Pisa D, Aguado R, Carrasco L. Identification of fungal species in brain tissue from Alzheimer's disease by next-generation sequencing. *J Alzheimers Dis.* 2017;58(1):55-67.

18 Nicoletti A, Ponziani FR, Nardella E, et al. Biliary tract microbiota: a new kid on the block of liver diseases? *Eur Rev Med Pharmacol Sci.* 2020;24(5):2750-2775.

19 Erdogan A, Rao SSC. Small intestinal fungal overgrowth. *Curr Gastroenterol Rep.* 2015;17(4):16.

## 2. UM MICROBIOMA QUE SÓ CABE EM CORAÇÃO DE MÃE

1 Global Health Observatory data repository: births by Cesarean section. Site da World Health Organization. https://apps.who.int/gho/data/node.main.BIRTHSBYCAESA-REAN?lang=en. Atualizado em 9 de abril de 2018. Acessado em 25 de maio de 2021.

2 CDC releases 2018 breastfeeding report card [comunicado de imprensa]. Site do Centers for Disease Control and Prevention. https://www.cdc.gov/media/releases/2018/p0820-breastfeeding-report-card.html. Publicado em 20 de agosto de 2018. Acessado em 25 de maio de 2021.

3 Goedert JJ, Hua X, Shi J. Diversity and composition of the adult fecal microbiome associated with history of Cesarean birth or appendectomy: analysis of the American Gut Project. *EBioMedicine.* 2014;1(2-3):167-172.

4 Lundgren SN, Madan JC, Emond JA, et al. Maternal diet during pregnancy is related with the infant stool microbiome in a delivery mode-dependent manner. *Microbiome.* 2018;6:109.

5 Vinturache AE, Gyamfi-Bannerman C, Hwand J, et al. Maternal microbiome—a pathway to preterm birth. *Seminars Fetal Neonat Med.* 2016;21(2):94-99.

6 Torres J, Hu J, Seki A, et al. Infants born to mothers with IBD present with altered gut microbiome that transfers abnormalities of the adaptive immune system to germ-free mice. *Gut.* 2020;69(1):42-51.

7 Vinturache AE, Gyamfi-Bannerman C, Hwand J, et al. Maternal microbiome—a pathway to preterm birth. *Seminars Fetal Neonat Med.* 2016;21(2):94-99.

8   Barcik W, Boutin RCT, Solokowska M, Finlay BB. The role of lung and gut microbiota in the pathology of asthma. *Immunity*. 2020;52(2):241-255.

9   Stewart CJ, Ajami NJ, O'Brien JL, et al. Temporal development of the gut microbiome in early childhood from the TEDDY Study. *Nature*. 2018;562(7728):583-588.

10  Robertson RC, Manges AR, Finlay BB, Prendergast AJ. The human microbiome and child growth—first 1000 days and beyond. *Trends Microbiol*. 2019;27(2):131-147.

11  Solomon S. The controversy over infant formula. *The New York Times*, 6 de dezembro de 1981. https://www.nytimes.com/1981/12/06/magazine/the-controversy-over--infant-formula.html?pagewanted=all.

12  Palmer C, Bik EM, Di Giulio DB, Relman DA, Brown PO. Development of the human infant intestinal microbiota. *PLoS Biol*. 2007;5:e177.

13  Ip S, Chung M, Raman G, et al. Breastfeeding and maternal and infant health outcomes in developed countries. *Evid Rep Technol Assess*. 2007;153:1-186.

14  Frese SA, Hutton AA, Contreras LN, et al. Persistence of supplemented *Bifidobacterium longum* subsp. *infantis* EVC001 in breastfed infants. *mSphere*. 2017;2(6):e00501-e00517.

15  Vangay P, Ward T, Gerber JS, Knights D. Antibiotics, pediatric dysbiosis, and disease. *Cell Host Microbe*. 2015;17(5):553-564.

16  Hicks LA, Taylor TH, Hunkler RJ. U.S. outpatient antibiotic prescribing, 2010. *N Engl J Med*. 2013;368:1461-1462. doi:10.1056/NEJMc1212055.

17  Su T, Lai S, Lee A, et al. Meta-analysis: proton pump inhibitors moderately increase the risk of small intestinal bacterial overgrowth. *J Gastroenterol*. 2018;53(1):27-36.

18  Muraki M, Fujiwara Y, Machida H, et al. Role of small intestinal bacterial overgrowth in severe small intestinal damage in chronic non-steroidal anti-inflammatory drug users. *Scand J Gastroenterol*. 2014;49(3):267-273.

19  Saffouri GB, Shields-Cutler RR, Chen J, et al. Small intestinal microbial dysbiosis underlies symptoms associated with functional gastrointestinal disorders. *Nat Commun*. 2019;10:2012.

20  Mao Q, Manservisi F, Panzacchi S, et al. The Ramazzini Institute 13-week pilot study on glyphosate and Roundup administered at human-equivalent dose to Sprague Dawley rats: effects on the microbiome. *Environ Health*. 2018;17:50.

21  Claus SP, Guillou H, Ellero-Simatos S. The gut microbiota: a major player in the toxicity of environmental pollutants? *NPJ Biofilms Microbiomes*. 2016;2:16003.

22  Zhan J, Liang Y, Liu D, et al. Antibiotics may increase triazine herbicide exposure risk via disturbing gut microbiota. *Microbiome*. 2018;6:224.

23  Cho Y, Osgood RS, Bell LN, et al. Ozone-induced changes in the serum metabolome: role of the microbiome. *PLoS One*. 2019;14(8):e0221633.

## 3. OS FANTASMAS DE MICRÓBIOS PASSADOS

1   Appelt S, Drancourt M, Le Bailly M. Human coprolites as a source for paleomicrobiology. *Microbiology Spectrum*. 2016;4(4). doi:10.1128/microbiolspec.PoH-0002-2014.

2   Adler CJ, Dobney K, Weyrich LS, et al. Sequencing ancient calcified dental plaque shows changes in oral microbiota with dietary shifts of the Neolithic and Industrial revolutions. *Nat Genet*. 2013;45:450-455.

3   Tito RY, Knights D, Metcalf J, et al. Insights from characterizing extinct human gut microbiomes. *PLoS One.* 2012;7(12):e51146.

4   Pasolli E, Ascinar F, Manara S, et al. Extensive unexplored human microbiome diversity revealed by over 150,000 genomes from metagenomes spanning age, geography, and lifestyle. *Resource.* 2019;176(3):649-662.

5   Schnorr SL, Candela M, Rampelli S, et al. Gut microbiome of the Hadza hunter-gatherers. *Nat Commun.* 2014;5:3654.

6   Obregon-Tito A, Tito R, Metcalf J, et al. Subsistence strategies in traditional societies distinguish gut microbiomes. *Nat Commun.* 2015;6:6505.

7   Clemente JC, Pehrsson EC, Blaser MJ, et al. The microbiome of uncontacted Amerindians. *Sci Adv.* 2015;12(3):e1500183.

8   Abdel-Gadir A, Stephen-Victor E, Gerber GK, et al. Microbiota therapy acts via a regulatory T cell MyD88/RORγt pathway to suppress food allergy. *Nat Med.* 2019;25(7):1164-1174.

9   PeBenito A, Nazzal L, Wang C, et al. Comparative prevalence of *Oxalobacter formigenes* in three human populations. *Sci Rep.* 2019;9(1):574.

10  Dwyer ME, Krambeck AE, Bergstralh EJ, et al. Temporal trends in incidence of kidney stones among children: a 25-year population based study. *J Urol.* 2012;188:247.

11  Henrick BM, Hutton AA, Palumbo MC, et al. Elevated fecal pH indicates a profound change in the breastfed infant gut microbiome due to reduction of *Bifidobacterium* over the past century. *mSphere.* 2018;3(2):e00018-e00041.

12  Underwood MA, German JB, Lebrilla CB, Mills DA. *Bifidobacterium longum* subspecies Infantis: champion colonizer of the infant gut. *Pediatr Res.* 2015;77(1-2):229-235.

13  Frese SA, Hutton AA, Contreras LN, et al. Persistence of supplemented *Bifidobacterium longum* subsp. *infantis* EVC001 in breastfed infants. *mSphere.* 2017;2(6):e00501-e00517.

14  Del Giudice MM, Indolfi C, Capasso M, et al. *Bifidobacterium* mixture (*B longum* BB536, *B infantis* M-63, *B breve* M-16V) treatment in children with seasonal allergic rhinitis and intermittent asthma. *Ital J Pediatr.* 2017;43(1):25.

15  Giannetti E, Maglione M, Alessandrella A, et al. A mixture of 3 Bifidobacteria decreases abdominal pain and improves the quality of life in children with irritable bowel syndrome: a multi-center, randomized, double-blind, placebo-controlled, crossover trial. *J Clin Gastroenterol.* 2017;51(1):e5-e10.

16  Molin G, Jeppsson B, Johansson ML, et al. Numerical taxonomy of *Lactobacillus* spp. associated with healthy and diseased mucosa of the human intestines. *J App Bacteriol.* 1993;74(3):314-323.

17  Walter J, Britton RA, Roos S. Host-microbial symbiosis in the vertebrate gastrointestinal tract and the *Lactobacillus reuteri* paradigm. *Proc Nat Acad Sci.* 2001;108(suppl 1):4645-4652.

18  Erdman SE, Poutahidis T. Microbes and oxytocin: benefits for host physiology and behavior. *Int Rev Neurobiol.* 2016;131:91-126.

19  Ibid.

20  Poutahidis T, Kleinewietfeld M, Smillie C, et al. Microbial reprogramming inhibits Western diet-associated obesity. *PLoS One.* 2013;8(7):e68596.

21  Levkovich T, Poutahidis T, Smillie C, et al. Probiotic bacteria induce a "glow of health". *PLoS One.* 2013;8(1):e53867.

22 Varian BJ, Poutahidis T, DiBenedictis BT, et al. Microbial lysate upregulates host oxytocin. *Brain Behav Immun.* 2017;61:36-49.

23 Ibid.

24 Elabd C, Cousin W, Upadhyayula P, et al. Oxytocin is an age-specific circulating hormone that is necessary for muscle maintenance and regeneration. *Nat Commun.* 2014;5:4082.

25 Elabd S, Sabry I. Two birds with one stone: possible dual-role of oxytocin in the treatment of diabetes and osteoporosis. *Front Endocrinol* (Lausanne). 2015;6:121.

26 Nilsson AG, Sundh D, Backhed F, Lorentzon M. *Lactobacillus reuteri* reduces bone loss in older women with low bone mineral density: a randomized, placebo-controlled, double-blind, clinical trial. *J Intern Med.* 2018;284(3):307-317.

27 Faria C, Zakout R, Araujo M. *Helicobacter pylori* and autoimmune diseases. *Biomed Pharmacother.* 2013;67(4):347-349.

28 Mounika P. *Helicobacter pylori* infection and risk of lung cancer: a meta-analysis. *Lung Cancer Int.* 2013;2013:131869. doi:10.1155/2013/131869.

29 Kato M, Toda A, Yamamoto-Honda R, et al. Association between *Helicobacter pylori* infection, eradication and diabetes mellitus. *J Diabetes Investig.* 2019;10(5):1341-1346.

30 Dardiotis E, Tsouris Z, Mentis AFA, et al. *H. pylori* and Parkinson's disease: meta-analyses including clinical severity. *Clin Neurol Neurosurg.* 2018;175:16-24.

31 Bjarnason IT, Charlett A, Dobbs RJ, et al. Role of chronic infection and inflammation in the gastrointestinal tract in the etiology and pathogenesis of idiopathic parkinsonism. Part 2: response of facets of clinical idiopathic parkinsonism to *Helicobacter pylori* eradication. A randomized, double-blind, placebo-controlled efficacy study. *Helicobacter.* 2005;10:276-287.

32 Yang X. Relationship between *Helicobacter pylori* and rosacea: review and discussion. *BMC Infect Dis.* 2018;18(1):318.

33 Kato M, Toda A, Yamamoto-Honda R, et al. Association between *Helicobacter pylori* infection, eradication and diabetes mellitus. *J Diabetes Investig.* 2019;10(5):1341-1346.

34 Atherton JC, Blaser MJ. Coadaptation of *Helicobacter pylori* and humans: ancient history, modern implications. *J Clin Invest.* 2009;119:2475-2487.

35 Ibid.

36 Mao Q, Manservisi F, Panzacchi S, et al. The Ramazzini Institute 13-week pilot study on glyphosate and Roundup administered at human-equivalent dose to Sprague Dawley rats: effects on the microbiome. *Environ Health.* 2018;17:50.

37 Sonnenburg ED, Smits SA, Tikhonov M, et al. Diet-induced extinctions in the gut microbiota compound over generations. *Nature.* 2016;529:212-215.

38 Sonnenburg JL, Xu J, Leip DD, et al. Glycan foraging in vivo by an intestinal-adapted bacterial symbiont. *Science.* 2005;307(5717):1955-1959.

39 Olson CA, Vuong HE, Yano JM, et al. The gut microbiota mediates the anti-seizure effects of the ketogenic diet. *Cell.* 2018;173(7):1728-1741.

## 4. A FECALIZAÇÃO DOS ESTADOS UNIDOS

1 Olsan EE, Byndloss MX, Faber F, et al. Colonization resistance: the deconvolution of a complex trait. *J Biol Chem.* 2017;292(21):8577-8581.

2 2018 Update: Antibiotic Use in the United States: Progress and Opportunities. Site

do Centers for Disease Control and Prevention. https://www.cdc.gov/antibiotic-use/ stewardship-report/pdf/stewardship-report-2018-508.pdf. Revisado em 11 de novembro de 2020. Acessado em 28 de maio de 2021.

3  Manyi-Loh C, Mamphweli S, Meyer E, Okoh A. Antibiotic use in agriculture and its consequential resistance in environmental sources: potential public health implications. *Molecules*. 2018;23(4):795.

4  Hensgens MPM, Keessen EC, Squire MM, et al. *Clostridium difficile* infection in the community: a zoonotic disease? *Clin Micro Infect*. 2012;18(7):635-645.

5  Severe *Clostridium difficile*-associated disease in populations previously at low risk—four states, 2005. *MMWR*. 2005;54(47):1201-1205.

6  Marlicz W, Loniewski I, Grimes DS, Quigley EM. Nonsteroidal anti-inflammatory drugs, proton pump inhibitors, and gastrointestinal injury: contrasting interactions in the stomach and small intestine. *Mayo Clin Proc*. 2014;89(12):1699-1709.

7  Sabate JM, Coupaye M, Ledoux S, et al. Consequences of small intestinal bacterial overgrowth in obese patients before and after bariatric surgery. *Obes Surg*. 2017;27(3):599-605.

8  Czepiel J, Drózdz M, Pituch H, et al. *Clostridium difficile* infection: review. *Eur J Clin Microbiol Infect Dis*. 2019;38(7):1211-1221.

9  Maziade PJ, Pereira P, Goldstein EJ. A decade of experience in primary prevention of *Clostridium difficile* infection at a community hospital using the probiotic combination *Lactobacillus acidophilus* CL1285, *Lactobacillus casei* LBC80R, and *Lactobacillus rhamnosus* CLR2 (Bio-K+). *Clin Infect Dis*. 2015;60(suppl 2):S144-S147.

10  Schubert AM, Rogers MAM, Ring C, et al. Microbiome data distinguish patients with *Clostridium difficile* infection and non-*C. difficile*-associated diarrhea from healthy controls. *MBio*. 2014;5:1-9.

11  Wu J, Peters BA, Dominianni C, et al. Cigarette smoking and the oral microbiome in a large study of American adults. *ISME J*. 2016;10(10):2435-2446.

12  Engen PA, Green SJ, Voigt RM, et al. The gastrointestinal microbiome: alcohol effects on the composition of intestinal microbiota. *Alcohol Res*. 2015;37(2):223-236.

13  Saffouri GB, Shields-Cutler RR, et al. Small intestinal microbial dysbiosis underlies symptoms associated with functional gastrointestinal disorders. *Nat Commun*. 2019;10(1):2012.

14  Suez J, Korem T, Zeevi D, et al. Artificial sweeteners induce glucose intolerance by altering the gut microbiota. *Nature*. 2014;514(7521):181-186.

15  Caparrós-Martín JA, Lareu RR, Ramsay JP, et al. Statin therapy causes gut dysbiosis in mice through a PXR-dependent mechanism. *Microbiome*. 2017;5(1):95.

16  Martinez KB, Leone V, Chang EB. Western diets, gut dysbiosis, and metabolic diseases: are they linked? *Gut Microbes*. 2017;8(2):130-142

17  Schroeder BO, Birchenough GMH, Stahlman M, et al. Bifidobacteria or fiber protect against diet-induced microbiota-mediated colonic mucus deterioration. *Cell Host Microbe*. 2018;23(1):27-40.

18  Fuke N, Nagata N, Suganuma H, Ota T. Regulation of gut microbiota and metabolic endotoxemia with dietary factors. *Nutrients*. 2019;11(10):2277.

19  Everard A, Lazarevic V, Gaia N, et al. Microbiome of prebiotic-treated mice reveals novel targets involved in host response during obesity. *ISME J*. 2014;8(10):2116-2130.

20  Ghosh SS, Wang J, Yannie PJ, et al. Dietary supplementation with galactooligosacchari-

des attenuates high fat, high cholesterol diet-induced disruption of colonic mucin layer and improves glucose intolerance in C57BL/6 mice and reduces atherosclerosis in Ldlr -/- mice. *J Nutr.* 2020;150(2):285-293.

21 Yildiz H, Speciner L, Ozdemir C, Cohen D, Carrier R. Food-associated stimuli enhance barrier properties of gastrointestinal mucus. *Biomaterials.* 2015;54:1-8.

22 Kaliannan K, Wang B, Li X-Y, et al. A host-microbiome interaction mediates the opposing effects of omega-6 and omega-3 fatty acids on metabolic endotoxemia. *Sci Rep.* 2015;5:11276.

23 Bresciani L, Dall'Asta M, Favari C, et al. An *in vitro* exploratory study of dietary strategies based on polyphenol-rich beverages, fruit juices and oils to control trimethylamine production in the colon. *Food Funct.* 2018;9:6470-6483.

24 Samsel A, Seneff S. Glyphosate, pathways to modern diseases II: celiac sprue and gluten intolerance. *Interdiscip Toxicol.* 2013;6(4):159-184.

25 Mao Q, Manservisi F, Panzacchi S, et al. The Ramazzini Institute 13-week pilot study on glyphosate and Roundup administered at human-equivalent dose to Sprague Dawley rats: effects on the microbiome. *Environ Health.* 2018;17:50.

26 Argou-Cardozo I, Zeidán-Chuliá F. *Clostridium* bacteria and autism spectrum conditions: a systematic review and hypothetical contribution of environmental glyphosate levels. *Med Sci* (Basel). 2018;6(2):29.

27 Liang Y, Zhan J, Liu D, et al. Organophosphorus pesticide chlorpyrifos intake promotes obesity and insulin resistance through impacting gut and gut microbiota. *Microbiome.* 2019;7(1):19.

28 Lehmann GM, LaKind JS, Davis MH, et al. Environmental chemicals in breast milk and formula: exposure and risk assessment implications. *Environ Health Perspect.* 2018;126(9):096001.

29 Adler CJ, Dobney K, Weyrich LS, et al. Sequencing ancient calcified dental plaque shows changes in oral microbiota with dietary shifts of the Neolithic and Industrial revolutions. *Nat Genet.* 2013;45:450-455.

30 Roberts C, Manchester K. Dental disease. In: *The archaeology of disease.* Nova York: Cornell University Press; 2005:63-83.

31 Cohen MN, Crane-Kramer GMM. Editors' summation. In: *Ancient health: skeletal indicators of agricultural and economic intensification.* Gainesville: University Press of Florida; 2007:320-343.

32 Petersen PE, Bourgeois D, Ogawa H, et al. The global burden of oral diseases and risks to oral health. *Bull World Health Organ.* 2005;83:661-669.

## 5. CUIDE DE SEU MUCO

1 Johansson MEV, Hansson GC. Immunological aspects of intestinal mucus and mucins. *Nat Rev Immunol.* 2016;16(10):639-649.

2 Desai MS, Seekatz AM, Koropatkin NM, et al. A dietary fiber-deprived gut microbiota degrades the colonic mucus barrier and enhances pathogen susceptibility. *Cell.* 2016;167(5):1339-1353.

3 Sicard JF, Le Bihan G, Vogeleer P, et al. Interactions of intestinal bacteria with components of the intestinal mucus. *Front Cell Infect Microbiol.* 2017;7:387.

4 Payahoo L, Khajebishak Y, Alivand MR, et al. Investigation of the effect of oleoylethanolamide supplementation on the abundance of *Akkermansia muciniphila* bacterium and the dietary intakes in people with obesity: a randomized clinical trial. *Appetite.* 2019;141:104301.

5 Ibid.

6 Everard A, Belzer C, Geurts L. Cross-talk between *Akkermansia muciniphila* and intestinal epithelium controls diet-induced obesity. *Proc Natl Acad Sci.* 2013;110(22):9066-9071.

7 De Vos W. Microbe profile: *Akkermansia muciniphila*: a conserved intestinal symbiont that acts as the gatekeeper of our mucosa. *Microbiology* (Reading). 2017;163(5):646-648.

8 Wlodarska M, Willing BP, Bravo DM, Finlay BB. Phytonutrient diet supplementation promotes beneficial Clostridia species and intestinal mucus secretion resulting in protection against enteric infection. *Sci Rep.* 2015;5:9253.

9 Georgiades P, Pudney PDA, Rogers S, et al. Tea derived galloylated polyphenols cross--link purified gastrointestinal mucins. *PLoS ONE.* 2014;9(8):e105302.

10 Chassaing B, Koren O, Goodrich JK, et al. Dietary emulsifiers impact the mouse gut microbiota promoting colitis and metabolic syndrome. *Nature.* 2015;519(7541):92-96.

11 Laudisi F, Stolfi C, Monteleone G, et al. Impact of food additives on gut homeostasis. *Nutrients.* 2019;11(10):2334.

12 Laudisi F, Di Fusco D, Dinallo V, et al. The food additive maltodextrin promotes endoplasmic reticulum stress-driven mucus depletion and exacerbates intestinal inflammation. *Cell Mol Gastroenterol Hepatol.* 2019;7:457-473.

13 Sasada T, Hinoi T, Saito Y, et al. Chlorinated water modulates the development of colorectal tumors with chromosomal instability and gut microbiota oil Apc-deficient mice. *PLoS One.* 2015;10(7):e0132435.

14 Kim MW, Kang JH, Shin E, et al. Processed aloe vera gel attenuates non-steroidal anti-inflammatory drug (NSAID)-induced small intestinal injury by enhancing mucin expression. *Food Funct.* 2019;10(9):6088-6097.

15 Lamprecht M, Frauwallner A. Exercise, intestinal barrier dysfunction and probiotic supplementation. *Med Sport Sci.* 2012;59:47-56.

16 He J, Guo H, Zheng W, Yao W. Effects of stress on the mucus-microbial interactions in the gut. *Curr Protein Pept Sci.* 2019;20(2):155-163.

17 Desai MS, Seekatz AM, Koropatkin NM, et al. A dietary fiber-deprived gut microbiota degrades the colonic mucus barrier and enhances pathogen susceptibility. *Cell.* 2016;167(5):1339-1353.


## 6. SIBO E A FRANKENBARRIGA

1 Cani PD, Amar J, Iglesias MA, et al. Metabolic endotoxemia initiates obesity and insulin resistance. *Diabetes.* 2007;56(7):1761-1772.

2 Magge S, Lembo A. Low-FODMAP diet for treatment of irritable bowel syndrome. *Gastroenterol Hepatol* (NY). 2012;8(11):739-745.

3 Borghini R, Donato G, Alvaro D, Picarrelli A. New insights in IBS-like disorders: Pandora's box has been opened; a review. *Gastroenterol Hepatol Bed Bench Spring.* 2017;10(2):79-89.

4 Rezaie A, Buresi M, Lembo A, et al. Hydrogen and methane-based breath testing

in gastrointestinal disorders: the North American consensus. *Am J Gastroenterol.* 2017;112(5):775-784.

5 Schink M, Konturek PC, Tietz E, et al. Microbial patterns in patients with histamine intolerance. *J Physiol Pharmacol.* 2018;69(4).

6 Parodi A, Paolino S, Greco A, et al. Small intestinal bacterial overgrowth in rosacea: clinical effectiveness of its eradication. *Clin Gastroenterol Hepatol.* 2008;6(7):759-764.

7 Romani J, Caixa A, Escote X, et al. Lipopolysaccharide-binding protein is increased in patients with psoriasis with metabolic syndrome, and correlates with C-reactive protein. *Clin Exp Dermatol.* 2013;38(1):81-84. doi:10.1111/ced.12007.

8 Lee SY, Lee E, Park YM, Hong SJ. Microbiome in the gut-skin axis in atopic dermatitis. *Allergy Asthma Immunol Res.* 2018;10(4):354-362.

9 Augustyn M, Grys I, Kukla M. Small intestinal bacterial overgrowth and nonalcoholic fatty liver disease. *Clin Exp Hepatol.* 2019;5(1):1-10.

10 Fasano A, Bove F, Gabrielli M, et al. The role of small intestinal bacterial overgrowth in Parkinson's disease. *Mov Disord.* 2013;28(9):1241-1249.

11 Roland BC, Lee D, Miller LS, et al. Obesity increases the risk of small intestinal bacterial overgrowth (SIBO). *Neurogastroenterol Motil.* 2018;30(3). https://doi.org/10.1111/nmo.13199.

12 Ghoshal UC, Shukla R, Ghoshal U. Small intestinal bacterial overgrowth and irritable bowel syndrome: a bridge between functional organic dichotomy. *Gut Liver.* 2017;11(2):196-208.

13 Weinstock LB, Walters AS. Restless legs syndrome is associated with irritable bowel syndrome and small intestinal bacterial overgrowth. *Sleep Med.* 2011;12(6):610-613.

14 Chatterjee S, Park S, Low K, et al. The degree of breath methane production in IBS correlates with the severity of constipation. *Am J Gastroenterol.* 2007;102(4):837-841.

15 Pimentel M, Wallace D, Hallegua D, et al. A link between irritable bowel syndrome and fibromyalgia may be related to findings on lactulose breath testing. *Ann Rheum Dis.* 2004;63(4):450-452.

16 Su T, Lai S, Lee A, et al. Meta-analysis: proton pump inhibitors moderately increase the risk of small intestinal bacterial overgrowth. *J Gastroenterol.* 2018;53(1):27-36.

17 Muraki M, Fujiwara Y, Machida H, et al. Role of small intestinal bacterial overgrowth in severe small intestinal damage in chronic non-steroidal anti-inflammatory drug users. *Scand J Gastroenterol.* 2014;49(3):267-273.

18 Husebye E, Skar V, Hoverstad T, et al. Fasting hypochlorhydria with gram positive gastric flora is highly prevalent in healthy old people. *Gut.* 1992;33:1331-1337.

19 Lee AA, Baker JR, Wamsteker EJ, et al. Small intestinal bacterial overgrowth is common in chronic pancreatitis and associates with diabetes, chronic pancreatitis severity, low zinc levels, and opiate use. *Am J Gastroenterol.* 2019;114(7):1163-1171.

20 Lauritano EC, Bilotta AL, Gabrielli M, et al. Association between hypothyroidism and small intestinal bacterial overgrowth. *J Clin Endocrinol Metab.* 2007;92:4180-4184.

21 Brechmann T, Sperlbaum A, Schmiegel W. Levothyroxine therapy and impaired clearance are the strongest contributors to small intestinal bacterial overgrowth: results of a retrospective cohort study. *World J Gastroenterol.* 2017;23(5):842-852.

22 Dukowicz AC, Lacy BE, Levine GM. Small intestinal bacterial overgrowth: a comprehensive review. *Gastroenterol Hepatol* (NY). 2007;3(2):112-122.

23 Cox SR, Lindsay JO, Fromentin S, et al. Effects of low FODMAP diet on symptoms, fecal microbiome, and markers of inflammation in patients with quiescent inflammatory bowel disease in a randomized trial. *Gastroenterology.* 2020;158(1):176-188.

24 Roland BC, Lee D, Miller LS, et al. Obesity increases the risk of small intestinal bacterial overgrowth (SIBO). *Neurogastroenterol Motil.* 2018;30(3). https://doi.org/10.1111/nmo.13199.

25 Chakaroun RM, Massier L, Kovacs P. Gut microbiome, intestinal permeability, and tissue bacteria in metabolic disease: perpetrators or bystanders? *Nutrients.* 2020;12(4):1082.

26 Shah A, Talley NJ, Jones M, et al. Small intestinal bacterial overgrowth in irritable bowel syndrome: a systematic review and meta-analysis of case-control studies. *Am J Gastroenterol.* 2020;115:190-201.

27 Shah A, Morrison M, Burger D, et al. Systematic review with meta-analysis: the prevalence of small intestinal bacterial overgrowth in inflammatory bowel disease. *Aliment Pharmacol Ther.* 2019;49:624-635.

28 Losurdo G, D'Abramo FS, Indellicati G, et al. The influence of small intestinal bacterial overgrowth in digestive and extra-intestinal disorders. *Int J Mol Sci.* 2020;21(10):3531.

29 Ibid.

30 Weinstock LB, Steinhoff M. Rosacea and small intestinal bacterial overgrowth: prevalence and response to rifaximin. *J Am Acad Dermatol.* 2013;68:875-876.

31 Parodi A, Paolino S, Greco A, et al. Small intestinal bacterial overgrowth in rosacea: clinical effectiveness of its eradication. *Clin Gastroenterol Hepatol.* 2008;6(7):759-764.

32 Fu P, Gao M, Yung KKL. Association of intestinal disorders with Parkinson's disease and Alzheimer's disease: a systematic review and meta-analysis. *ACS Chem Neurosci.* 2020;11(3):395-405.

33 Ibid

34 Blum DJ, During E, Barwick F, et al. Restless leg syndrome: does it start with a gut feeling? *Sleep.* 2019;42(1):A4.

35 Stevens BR, Goel R, Seungbum K, et al. Increased human intestinal barrier permeability plasma biomarkers zonulin and FABP2 correlated with plasma LPS and altered gut microbiome in anxiety or depression. *Gut.* 2018;67(8):1555-1557.

36 Rana SV, Sharma S, Kaur J, et al. Comparison of lactulose and glucose breath test for diagnosis of small intestinal bacterial overgrowth in patients with irritable bowel syndrome. *Digestion.* 2012;85(3):243-247.

37 Birg A, Hu S, Lin HC. Reevaluating our understanding of lactulose breath tests by incorporating hydrogen sulfide measurements. *JGH Open.* 2019;3(3):228-233.

38 Fasano A. Leaky gut and autoimmune diseases. *Clin Rev Allergy Immunol.* 2012;42(1):71-78.

39 Wang W, Uzzau S, Goldblum SE, Fasano A. Human zonulin, a potential modulator of intestinal tight junctions. *J Cell Sci.* 2000;113 Pt 24:4435-4440.

40 Olsen GJ. Microbial ecology. Archaea, Archaea, everywhere. *Nature.* 1994;371(6499):657-658.

41 Brugère JF, Borrel G, Gaci N, et al. Archaebiotics: proposed therapeutic use of Archaea to prevent trimethylaminuria and cardiovascular disease. *Gut Microbes.* 2014;5:5-10.

42 Lurie-Weinberger MN, Gophna U. Archaea in and on the human body: health implications and future directions. *PLoS Pathog.* 2015;11:e1004833.

43 Takakura W, Pimentel M. Small intestinal bacterial overgrowth and irritable bowel syndrome—an update. *Front Psychiatry*. 2020;11:664.

44 Zhang J, Wang X, Chen Y, Yao W. Exhaled hydrogen sulfide predicts airway inflammation phenotype in COPD. *Resp Care*. 2015;60(2):251-258.

45 Chedid V, Dhalla S, Clark JO, et al. Herbal therapy is equivalent to rifaximin for the treatment of small intestinal bacterial overgrowth. *Glob Adv Health Med*. 2014;3(3):16-24.

## 7. SIFO E A SELVA DE FUNGOS

1 Sam QH, Chang MW, Chai LYA. The fungal mycobiome and its interaction with gut bacteria in the host. *Int J Mol Sci*. 2017;18:330.

2 Downward JRE, Falkowski NR, Mason KL, et al. Modulation of post-antibiotic bacterial community reassembly and host response by *Candida albicans*. *Sci Rep*. 2013;3:2191.

3 Morales DK, Hogan DA. *Candida albicans* interactions with bacteria in the context of human health and disease. *PLoS Pathog*. 2010;6:e1000886.

4 Krüger W, Vielreicher S, Kapitan M, et al. Fungal-bacterial interactions in health and disease. *Pathogens*. 2019;8(2):70.

5 Downward JRE, Falkowski NR, Mason KL, et al. Modulation of post-antibiotic bacterial community reassembly and host response by *Candida albicans*. *Sci Rep*. 2013;3:2191.

6 Sam QH, Chang MW, Chai LYA. The fungal mycobiome and its interaction with gut bacteria in the host. *Int J Mol Sci*. 2017;18:330.

7 Erdogan A, Rao SSC. Small intestinal fungal overgrowth. *Curr Gastroenterol Rep*. 2015;17(4):16.

8 Rao SSC, Tan G, Abdull H, et al. Does colectomy predispose to small intestinal bacterial (SIBO) and fungal overgrowth (SIFO)? *Clin Transl Gastroenterol*. 2018;9(4):146.

9 Mar Rodríguez M, Pérez D, Chaves FJ, et al. Obesity changes the human gut mycobiome. *Sci Rep*. 1015;5:14600.

10 Man A, Ciurea CN, Pasaroiu D, et al. New perspectives on the nutritional factors influencing growth rate of *Candida albicans* in diabetics. An *in vitro* study. *Mem Inst Oswaldo Cruz*. 2017;112(9):587-592.

11 Jacobs C, Adame EC, Attaluri A, et al. Dysmotility and ppi use are independent risk factors for small intestinal bacterial and/or fungal overgrowth. *Aliment Pharmacol Ther*. 2013;37(11):1103-1111.

12 Erdogan A, Rao SSC. Small intestinal fungal overgrowth. *Curr Gastroenterol Rep*. 2015;17(4):16.

13 Graf K, Last A, Gratz R, et al. Keeping *Candida* commensal: how lactobacilli antagonize pathogenicity of *Candida albicans* in an *in vitro* gut model. *Dis Model Mech*. 2019;12(9):dmm039719.

14 Leelahavanichkul A, Worasilchai N, Wannalerdsakun S, et al. Gastrointestinal leakage detected by serum $(1\rightarrow3)$-β-D-glucan in mouse models and a pilot study in patients with sepsis. *Shock*. 2016;46(5):506-518.

15 Panpetch W, Hiengrach P, Nilgate S, et al. Additional *Candida albicans* administration enhances the severity of dextran sulfate solution induced colitis mouse model through leaky gut-enhanced systemic inflammation and gut-dysbiosis but attenuated by *Lactobacillus rhamnosus* L34. *Microbes*. 2019;1-16.

16 Iliev ID, Funari VA, Taylor KD, et al. Interactions between commensal fungi and the C-type lectin receptor Dectin-1 influence colitis. *Science.* 2012;336:1314-1317.

17 Alassane-Kpembi I, Pinton P, Oswald IP. Effects of mycotoxins on the intestine. *Toxins (Basel).* 2019;11(3):159.

18 Alonso R, Pisa D, Marina AI, et al. Fungal infection in patients with Alzheimer's disease. *J Alzheimers Dis.* 2014;41:301-311.

19 Alonso R, Pisa D, Rábano A, Carrasco L. Alzheimer's disease and disseminated mycoses. *J Clin Microbiol Infect Dis.* 2014;33(7):1125-1132.

20 Pisa D, Alonso R, Rábano A, Rodal I, Carrasco L. Different brain regions are infected with fungi in Alzheimer's disease. *Sci Rep.* 2015;5:15015.

21 Alonso R, Pisa D, Aguado R, Carrasco L. Identification of fungal species in brain tissue from Alzheimer's disease by next-generation sequencing. *J Alzheimers Dis.* 2017;58(1):55-67.

22 Soscia SJ, Kirby JE, Washicosky KJ, et al. The Alzheimer's disease-associated amyloid beta-protein is an antimicrobial peptide. *PLoS One.* 2010;5:e9505.

23 Vendrik KEW, Ooijevaar RE, de Jong PRC, et al. Fecal microbiota transplantation in neurological disorders. *Front Cell Infect Microbiol.* 2020;10:98.

24 Hu H, Merenstein DJ, Wang C, et al. Impact of eating probiotic yogurt on colonization by *Candida* species of the oral and vaginal mucosa in HIV-infected and HIV-uninfected women. *Mycopathologia.* 2013;176:175-181.

25 Lang A, Salomon N, Wu JCY, et al. Curcumin in combination with mesalamine induces remission in patients with mild-to-moderate ulcerative colitis in a randomized controlled trial. *Clin Gastroenterol Hepatol.* 2015;13(8):1444-1449.

26 Portincasa P, Bonfrate L, Scribano MLL. Curcumin and fennel essential oil improve symptoms and quality of life in patients with irritable bowel syndrome. *J Gastrointestin Liver Dis.* 2016;25(2):151-157.

27 Praditya D, Kirchhoff L, Bruning J, et al. Anti-infective properties of the golden spice curcumin. *Front Microbiol.* 2019;10:912.

28 Ghosh SS, He H, Wang J, et al. Curcumin-mediated regulation of intestinal barrier function: the mechanism underlying its beneficial effects. *Tissue Barriers.* 2018;6(1):e1425085.

29 Zhang X, Zhao Y, Zhang M, et al. Structural changes of gut microbiota during berberine-mediated prevention of obesity and insulin resistance in high-fat diet-fed rats. *PLoS One.* 2012;7(8):e42529.

30 Zhu L, Zhang D, Zhu H, et al. Berberine treatment increases *Akkermansia* in the gut and improves high-fat diet-induced atherosclerosis in Apoe -/- mice. *Atherosclerosis.* 2018;268:117-126.

31 D'agostino M, Tesse N, Frippiat JP, et al. Essential oils and their natural active compounds presenting antifungal properties. *Molecules.* 2019;24(20):3713.

32 Limon JJ, Skalski JH, Underhill DM. Commensal fungi in health and disease. *Cell Host Microbe.* 2017;22(2):156-165.

33 Arena MP, Capozzi V, Russo P, et al. Immunobiosis and probiosis: antimicrobial activity of lactic acid bacteria with a focus on their antiviral and antifungal properties. *Appl Microbiol Biotechnol.* 2018;102(23):9949-9958.

34 Mailander-Sanchez D, Braunsdorf C, Grumaz C, et al. Antifungal defense of probiotic

*Lactobacillus rhamnosus* GG is mediated by blocking adhesion and nutrient depletion. *PLoS One.* 2017;12(10):e0184438.

## 8. COMO VENCER A FRANKENBARRIGA E DERROTAR O SIBO E O SIFO

1  Chedid V, Dhalla S, Clarke JO, et al. Herbal therapy is equivalent to rifaximin for the treatment of small intestinal bacterial overgrowth. *Glob Adv Health Med.* 2014;3(3):16-24.

2  Mu Q, Tavella VJ, Luo XM. Role of *Lactobacillus reuteri* in human health and disease. *Front Microbiol.* 2018;9:757.

3  Ojetti V, Petruzziello C, Migneco A, et al. Effect of *Lactobacillus reuteri* (DSM 17938) on methane production in patients affected by functional constipation: a retrospective study. *Eur Rev Med Pharmacol Sci.* 2017;21(7):1702-1708.

4  Selle K, Klaenhamnmer TR. Genomic and phenotypic evidence for probiotic influences of *Lactobacillus gasseri* on human health. *FEMS Microbiol Rev.* 2013;37(6):915-935.

5  Dolin BJ. Effects of a proprietary *Bacillus coagulans* preparation on symptoms of diarrhea-predominant irritable bowel syndrome. *Methods Find Exp Clin Pharmacol.* 2009;31(10):655-659.

6  Moghadamtousi SZ, Kadir HA, Hassandarvish P, et al. A review on antibacterial, antiviral, and antifungal activity of curcumin. *Biomed Res Int.* 2014;2014:186864.

7  Zhang X, Zhao Y, Zhang M, et al. Structural changes of gut microbiota during berberine-mediated prevention of obesity and insulin resistance in high-fat diet-fed rats. *PLoS One.* 2012;7(8):e42529.

8  D'agostino M, Tesse N, Frippiat JP, et al. Essential oils and their natural active compounds presenting antifungal properties. *Molecules.* 2019;24(20):3713.

9  Pais P, Almeida V, Yilmaz M, Teixeira MC. *Saccharomyces boulardii*: What makes it tick as successful probiotic? *J Fungi* (Basel). 2020;6(2):78.

10  Kabak B, Dobson ADW. Mycotoxins in spices and herbs—an update. *Crit Rev Food Sci Nutr.* 2017;57(1):18-34.

11  Enko D, Kriegshauser G. Functional [13]C-urea and glucose hydrogen/methane breath tests reveal significant association of small intestinal bacterial overgrowth in individuals with active *Helicobacter pylori* infection. *Clin Biochem.* 2017;50(1-2):46-49.

12  Lauritano EC, Bilotta AL, Gabrielli M, et al. Association between hypothyroidism and small intestinal bacterial overgrowth. *J Clin Endocrinol Metab.* 2007;92(11):4180-4184.

## 9. SOLTE SUAS FERAS

1  Burger-van Paassen N, Vincent A, Puiman PJ, et al. The regulation of intestinal mucin MUC2 expression by short-chain fatty acids: implications for epithelial protection. *Biochem J.* 2001;420(2):211-219.

2  Rowland I, Gibson G, Heineken A, et al. Gut microbiota functions: metabolism of nutrients and other food components. *Eur J Nutr.* 2018;57(1):1-24.

3  Magnusdottir S, Ravcheev D, Crecy-Lagard V, Thiele I. Systematic genome assessment of B-vitamin biosynthesis suggests co-operation among gut microbes. *Front Genet.* 2015;6:148.

4   Frese SA, Hutton AA, Contreras LN, et al. Persistence of supplemented *Bifidobacterium longum* subsp. *infantis* EVC001 in breastfed infants. *mSphere*. 2017;2(6):e00501-e00517.

5   Underwood MA, German JB, Lebrilla CB, Mills DA. *Bifidobacterium longum* subspecies *infantis*: champion colonizer of the infant gut. *Pediatr Res*. 2015;77(1-2):229-235.

6   Nilsson AG, Sundh D, Backhed F, Lorentzon M. *Lactobacillus reuteri* reduces bone loss in older women with low bone mineral density: a randomized, placebo-controlled, double-blind, clinical trial. *J Intern Med*. 2018;284(3):307-317.

7   Levkovich T, Poutahidis T, Smillie C, et al. Probiotic bacteria induce a "glow of health". *PLoS One*. 2013;8(1):e53867.

8   Kim J, Yun JM, Kim MK, et al. *Lactobacillus gasseri* BNR17 supplementation reduces the visceral fat accumulation and waist circumference in obese adults: a randomized, double-blind, placebo-controlled trial. *J Med Food*. 2018;21(5):454-461.

9   Mailander-Sanchez D, Braunsdorf C, Grumaz C, et al. Antifungal defense of probiotic *Lactobacillus rhamnosus* GG is mediated by blocking adhesion and nutrient depletion. *PLoS One*. 2017;12(10):e0184438.

10  Ducrotté P, Sawant P, Venkataraman J. Clinical trial: *Lactobacillus plantarum* 299v (DSM 9843) improves symptoms of irritable bowel syndrome. *J World J Gastroenterol*. 2012;18(30):4012-4018.

11  Miquel S, Martín R, Rossi O, et al. *Faecalibacterium prausnitzii* and human intestinal health. *Curr Opin Microbiol*. 2013;16(3):255-261.

12  Toscano M, De Grandi R, Stronati L, et al. Effect of *Lactobacillus rhamnosus* HN001 and *Bifidobacterium longum* BB536 on the healthy gut microbiota composition at phyla and species level: a preliminary study. *World J Gastroenterol*. 2017;23(15):2696-2704.

13  Everard A, Belzer C, Geurts L. Cross-talk between *Akkermansia muciniphila* and intestinal epithelium controls diet-induced obesity. *Proc Natl Acad Sci*. 2013;110(22):9066-9071.

14  Nyangale EP, Farmer S, Cash HA, et al. *Bacillus coagulans* GBI-30, 6086 modulates *Faecalibacterium prausnitzii* in older men and women. *J Nutr*. 2015;145(7):1446-1452.

15  Imidi E, Cox SR, Rossi M, Whelan K. Fermented foods: definitions and characteristics, impact on the gut microbiota and effects on gastrointestinal health and disease. *Nutrients*. 2019;11(8):1806.

16  Ibid.

17  Gille D, Schmid A, Walther B, Verkehres G. Fermented food and non-communicable chronic diseases: a review. *Nutrients*. 2018;10(4):448.

18  Jeong D, Kim DH, Kang IB. Modulation of gut microbiota and increase in fecal water content in mice induced by administration of *Lactobacillus kefiranofaciens* DN1. *Food Funct*. 2017;8(2):680-686.

19  David LA, Maurice CF, Carmody RN, et al. Diet rapidly and reproducibly alters the human gut microbiome. *Nature*. 2013;505:559-563.

20  Sonnenburg ED, Smits SA, Tikhonov M, et al. Diet-induced extinctions in the gut microbiota compound over generations. *Nature*. 2016;529(7585):212-215.

21  Krumbeck J, Maldonado-Gomez MX, Ramer-Tait AE, Hutkins RW. Prebiotics and synbiotics: dietary strategies for improving gut health. *Curr Opin Gastroenterol*. 2016;32:110-119.

22  De Filippo C, Cavalieri D, Di Paola M, et al. Impact of diet in shaping gut microbiota

revealed by a comparative study in children from Europe and rural Africa. *Proc Natl Acad Sci USA.* 2010;107(33):14691-14696.

23  Olson CA, Vuong HE, Yano JM, et al. The gut microbiota mediates the anti-seizure effects of the ketogenic diet. *Cell.* 2018;173(7):1728-1741.

24  Zhang Y, Zhou S, Zhou Y, et al. Altered gut microbiome composition in children with refractory epilepsy after ketogenic diet. *Epilepsy Res.* 2018;145:163-168.

25  Lindefeldt M, Eng A, Darban H, et al. The ketogenic diet influences taxonomic and function composition of the gut microbiota in children with severe epilepsy. *NPJ Biofilms Microbiomes.* 2019;5:5.

26  Ulamek-Koziol M, Czuczwar SJ, Januszewski S, Pluta R. Ketogenic diet and epilepsy. *Nutrients.* 2019;11(10):2510.

27  Murtaza N, Burke LM, Vlahovich N, et al. The effects of dietary pattern during intensified training on stool microbiota of elite race walkers. *Nutrients.* 2019;11(2):261.

28  Ang QY, Alexander M, Newman JC, et al. Ketogenic diets alter the gut microbiome resulting in decreased intestinal Th17 cells. *Cell.* 2020;181(6):1263-1275.

29  Lindefeldt M, Eng A, Darban H, et al. The ketogenic diet influences taxonomic and function composition of the gut microbiota in children with severe epilepsy. *NPJ Biofilms Microbiomes.* 2019;5:5.

30  Ibid.

31  Kossoff EH, Zupec-Kania BA, Auvin S, et al. Optimal clinical management of children receiving dietary therapies for epilepsy: updated recommendations of the International Ketogenic Diet Study Group. *Epilepsia Open.* 2018;3(2):175-192.


## 10. O PODER DO INTESTINO

1  Yamamoto EA, Jorgensen TN. Relationships between vitamin D, gut microbiome, and systemic autoimmunity. *Front Immunol.* 2019;10:3141.

2  Assa A, Vong L, Pinnell LJ, et al. Vitamin D deficiency predisposes to adherent-invasive *Escherichia coli*-induced barrier dysfunction and experimental colonic injury. *Inflamm Bowel Dis.* 2015;21(2):297-306.

3  Assa A, Vong L, Pinnell LJ, et al. Vitamin D deficiency promotes epithelial barrier dysfunction and intestinal inflammation. *J Infect Dis.* 2014;210(8):1296-1305.

4  Ooi JH, Li Y, Rogers CJ, Cantoma MT. Vitamin D regulates the gut microbiome and protects mice from dextran sodium sulfate-induced colitis. *J Nutr.* 2013;143(10): 1679-1686.

5  Su D, Nie Y, Zhu A, et al. Vitamin D signaling through induction of Paneth cell defensins maintains gut microbiota and improves metabolic disorders and hepatic steatosis in animal models. *Front Physiol.* 2016;7:498.

6  Payahoo L, Khajebishak Y, Alivand MR, et al. Investigation of the effect of oleoylethanolamide supplementation on the abundance of *Akkermansia muciniphila* bacterium and the dietary intakes in people with obesity: a randomized clinical trial. *Appetite.* 2019;141:104301.

7  Millman J, Okamoto S, Kimura A, et al. Metabolically and immunologically beneficial impact of extra virgin olive and flaxseed oils on composition of gut microbiota in mice. *Eur J Nutr.* 2020;59(6):2411-2425.

8   Nazzaro F, Fratianni F, Cozzolino R, et al. Antibacterial activity of three extra virgin olive oils of the Campania region, Southern Italy, related to their polyphenol content and composition. *Microorganisms.* 2019;7(9):321.

9   Farras M, Martinez-Gili L, Portune K, et al. Modulation of the gut microbiota by olive oil phenolic compounds: implications for lipid metabolism, immune system, and obesity. *Nutrients.* 2020;12(8):2200.

10  Kaliannan K, Wang B, Li X-Y, et al. A host-microbiome interaction mediates the opposing effects of omega-6 and omega-3 fatty acids on metabolic endotoxemia. *Sci Rep.* 2015;5:11276.

11  Kaliannan K, Wang B, Li X-Y, et al. Omega-3 fatty acids prevent earlylife antibiotic exposure-induced gut microbiota dysbiosis and later-life obesity. *Int J Obes* (London). 2016;40(6):1039-1042.

12  Lauritano EC, Bilotta AL, Gabrielli M, et al. Association between hypothyroidism and small intestinal bacterial overgrowth. *J Clin Endocrinol Metab.* 2007;92:4180-4184.

13  Roopchand DE, Carmody RN, Kuhn P, et al. Dietary polyphenols promote growth of the gut bacterium *Akkermansia muciniphila* and attenuate high-fat diet-induced metabolic syndrome. *Diabetes.* 2015;64(8):2847-2858.

14  Yuan X, Long Y, Ji Z, et al. Green tea liquid consumption alters the human intestinal and oral microbiome. *Mol Nutr Food Res.* 2018;62(12):e1800178.

15  Georgiades P, Pudney PDA, Rogers S, et al. Tea derived galloylated polyphenols cross--link purified gastrointestinal mucins. *PLoS One.* 2014;9(8):e105302.

16  Lu QY, Summanen PH, Lee RP, et al. Prebiotic potential and chemical composition of seven culinary spice extracts. *J Food Sci.* 2017;82(8):1807-1813.

17  Liu Q, Meng X, Li Y, et al. Antibacterial and antifungal activities of spices. *Int J Mol Sci.* 2017;18(6):1283.

18  Wlodarska M, Willing BP, Bravo DM, Finlay BB. Phytonutrient diet supplementation promotes beneficial Clostridia species and intestinal mucus secretion resulting in protection against enteric infection. *Sci Rep.* 2015;5:9253.

19  Kang C, Zhang Y, Zhu X, et al. Healthy subjects differentially respond to dietary capsaicin correlating with specific gut enterotypes. *J Clin Endocrin Metab.* 2016;101(12):4681-4689.

20  Valim TC, da Cunha DA, Francisco CS, et al. Quantification of capsaicinoids from chili peppers using 1H NMR without deuterated solvent. *Analytical Meth.* 2019;11(14):1939-1950.

21  Ghosh SS, Bie J, Wang J, Ghosh S. Oral supplementation with non-absorbable antibiotics or curcumin attenuates Western diet-induced atherosclerosis and glucose intolerance in LDLR -/- mice—role of intestinal permeability and macrophages activation. *PLoS One.* 2014;9(9):e108577.

22  Zhang X, Zhao Y, Zhang M, et al. Structural changes of gut microbiota during berberine-mediated prevention of obesity and insulin resistance in high-fat diet-fed rats. *PLoS One.* 2012;7(8):e42529.

23  Zhu L, Zhang D, Zhu H, et al. Berberine treatment increases *Akkermansia* in the gut and improves high-fat diet-induced atherosclerosis in Apoe -/- mice. *Atherosclerosis.* 2018;268:117-126.

## PRIMEIRA SEMANA: PREPARE O SOLO

1   Thaiss CA, Levy M, Grosheva I, et al. Hyperglycemia drives intestinal barrier dysfunction and risk for enteric infection. *Science.* 2018;359(6382):1376-1383.

2   Wang W, Uzzau S, Goldblum SE, Fasano A. Human zonulin, a potential modulator of intestinal tight junctions. *J Cell Sci.* 2000;113 Pt 24:4435-4440.

3   Zioudrou C, Streaty RA, Klee WA. Opioid peptides derived from food proteins: the exorphins. *J Biol Chem.* 1979;254(7):2446-2449.

4   Pusztai A, Ewen SW, Grant G, et al. Antinutritive effects of wheat-germ agglutinin and other N-acetylglucosamine-specific lectins. *Br J Nutr.* 1993;70(1):313-321.

5   Junker Y, Zeissig S, Kim SJ, et al. Wheat amylase trypsin inhibitors drive intestinal inflammation via activation of toll-like receptor 4. *J Exp Med.* 2012;209(13):2395-2408.

6   Bonder MJ, Tigchelaar EF, Xianghang C, et al. The influence of a short-term gluten-free diet on the human gut microbiome. *Genome Med.* 2016;8:45.

7   Stinton LM, Shaffer EA. Epidemiology of gallbladder disease: cholelithiasis and cancer. *Gut Liver.* 2012;6(2):172-187.

8   Festi D, Colecchia A, Orsini M, et al. Gallbladder motility and gallstone formation in obese patients following very low calorie diets. Use it (fat) to lose it (well). *Int J Obes Relat Metab Disord.* 1998;22(6):592-600.

9   Gebhard RL, Prigge WF, Ansel HJ, et al. The role of gallbladder emptying in gallstone formation during diet-induced rapid weight loss. *Hepatology.* 1996;24(3):544-548.

10  Festi D, Colecchia A, Larocca A, et al. Review: low caloric intake and gall-bladder motor function. *Aliment Pharmacol Ther.* 2000;14(suppl 2):51-53.

11  Damm I, Mikkat U, Kirchhoff F, et al. Inhibitory effect of the lectin wheat germ agglutinin on the binding of 125I-CCK-8s to the CCK-A and -B receptors of AR42J cells. *Pancreas.* 2004;28(1):31-37.

12  Zioudrou C, Streaty RA, Klee WA. Opioid peptides derived from food proteins: the exorphins. *J Biol Chem.* 1979;254(7):2446-2449.

13  Wlodarska M, Willing BP, Bravo DM, Finlay BB. Phytonutrient diet supplementation promotes beneficial Clostridia species and intestinal mucus secretion resulting in protection against enteric infection. *Sci Rep.* 2015;5:9253.

14  Georgiades P, Pudney PDA, Rogers S, et al. Tea derived galloylated polyphenols cross-link purified gastrointestinal mucins. *PLoS ONE.* 2014;9(8):e105302.

15  De Vos W. Microbe profile: *Akkermansia muciniphila*: a conserved intestinal symbiont that acts as the gatekeeper of our mucosa. *Microbiology* (Reading). 2017;163(5):646-648.

16  Stacy A, Andrade-Oliveira V, McCulloch JA, et al. Infection trains the host for microbiota-enhanced resistance to pathogens. *Cell.* 2021;184(3):615-627.

## TERCEIRA SEMANA: REGUE E FERTILIZE

1   Wong JM, Jenkins DJ. Carbohydrate digestibility and metabolic effects. *J Nutr.* 2007;137 (suppl 11):2539S-2546S.

2   Slavin J. Fiber and probiotics: mechanisms and health benefits. *Nutrients.* 2013;5(4):1417-1435.

3 Wong JM, Jenkins DJ. Carbohydrate digestibility and metabolic effects. *J Nutr.* 2007;137 (suppl 11):2539S-2546S.

4 Slavin J. Fiber and probiotics: mechanisms and health benefits. *Nutrients.* 2013;5(4):1417-1435.

5 Murphy MM, Douglass JS, Birkett A. Resistant starch intakes in the United States. *J Am Diet Assn.* 2008;108(1):67–78.

6 Dreher ML. Whole fruits and fruit fiber emerging health effects. *Nutrients.* 2018;10(12):1833.

7 Lamuel-Raventos RM, St. Onge M-P. Prebiotic nut compounds and human microbiota. *Crit Rev Food Sci Nutr.* 2017;57(14):3154-3163.

8 De Bruyne T, Steenput B, Roth L, et al. Dietary polyphenols targeting arterial stiffness: interplay of contributing mechanisms and gut microbiome-related metabolism. *Nutrients.* 2019;11(3):578.

9 Van Hul M, Cani PD. Targeting carbohydrates and polyphenols for a healthy microbiome and healthy weight. *Curr Nutr Rep.* 2019;8(4):307-316.

10 Wang S, Yao J, Zhou B. Bacteriostatic effect of quercetin as an antibiotic alternative *in vivo* and its antibacterial mechanism *in vitro. J Food Prot.* 2018;81(1):68-78.

11 Wlodarska M, Willing BP, Bravo DM, Finlay BB. Phytonutrient diet supplementation promotes beneficial Clostridia species and intestinal mucus secretion resulting in protection against enteric infection. *Sci Rep.* 2015;5:9253.

12 Ibid.

13 Payahoo L, Khajebishak Y, Alivand MR, et al. Investigation of the effect of oleoylethanolamide supplementation on the abundance of *Akkermansia muciniphila* bacterium and the dietary intakes in people with obesity: a randomized clinical trial. *Appetite.* 2019;141:104301.

## QUARTA SEMANA: CULTIVE SEU JARDIM DE MICRÓBIOS DO SUPERINTESTINO

1 Varian BJ, Poutahidis T, DiBenedictis BT, et al. Microbial lysate upregulates host oxytocin. *Brain Behav Immun.* 2017;61:36-49.

2 Takada M, Nishida K, Kataoka-Kato A, et al. Probiotic *Lactobacillus casei* strain Shirota relieves stress-associated symptoms by modulating the gut-brain interaction in human and animal models. *Neurogastroenterol Motil.* 2016;28(7):1027-1036.

3 Messaoudi M, Lalonde R, Violle N, et al. Assessment of psychotropic-like properties of a probiotic formulation (*Lactobacillus helveticus* R0052 and *Bifidobacterium longum* R0175) in rats and human subjects. *Br J Nutr.* 2011;105(5):755-764.

# RECEITAS DO SUPERINTESTINO

1  Poutahidis T, Kearney SM, Levkovich T, et al. Microbial symbionts accelerate wound healing via the neuropeptide hormone oxytocin. *PLoS One.* 2013;8(10):e78898.

2  Varian BJ, Poutahidis T, DiBenedictis BT, et al. Microbial lysate upregulates host oxytocin. *Brain Behav Immun.* 2017;61:36-49.

3  Jäger R, Shields KA, Lowery RP, et al. Probiotic *Bacillus coagulans* GBI-30,6086 reduces exercise-induced muscle damage and increases recovery. *Peer J.* 2016;4:e2276.

4  Mandel DR, Eichas K, Holmes J. *Bacillus coagulans*: a viable adjunct therapy for relieving symptoms of rheumatoid arthritis according to a randomized, controlled trial. *BMC Complement Altern Med.* 2010;10:1.

5  Kim J, Yun JM, Kim MK, et al. *Lactobacillus gasseri* BNR17 supplementation reduces the visceral fat accumulation and waist circumference in obese adults: a randomized, double-blind, placebo-controlled trial. *J Med Food.* 2018;21(5):454-461.

6  Shida K, Sato T, Iizuka R, et al. Daily intake of fermented milk with *Lactobacillus casei* strain Shirota reduces the incidence and duration of upper respiratory tract infections in healthy middle-aged office workers. *Eur J Nutr.* 2017;56(1):45-53.

7  Underwood MA, German JB, Lebrilla CB, Mills DA. *Bifidobacterium longum* subspecies infantis: champion colonizer of the infant gut. *Pediatr Res.* 2015;77(1-2):229-235.

8  Messaoudi M, Lalonde R, Violle N, et al. Assessment of psychotropic-like properties of a probiotic formulation (*Lactobacillus helveticus* R0052 and *Bifidobacterium longum* R0175) in rats and human subjects. *Br J Nutr.* 2011;105(5):755-764.

## CONHEÇA ALGUNS DESTAQUES DE NOSSO CATÁLOGO

- Augusto Cury: Você é insubstituível (2,8 milhões de livros vendidos), Nunca desista de seus sonhos (2,7 milhões de livros vendidos) e O médico da emoção
- Dale Carnegie: Como fazer amigos e influenciar pessoas (16 milhões de livros vendidos) e Como evitar preocupações e começar a viver
- Brené Brown: A coragem de ser imperfeito – Como aceitar a própria vulnerabilidade e vencer a vergonha (600 mil livros vendidos)
- T. Harv Eker: Os segredos da mente milionária (2 milhões de livros vendidos)
- Gustavo Cerbasi: Casais inteligentes enriquecem juntos (1,2 milhão de livros vendidos) e Como organizar sua vida financeira
- Greg McKeown: Essencialismo – A disciplinada busca por menos (400 mil livros vendidos) e Sem esforço – Torne mais fácil o que é mais importante
- Haemin Sunim: As coisas que você só vê quando desacelera (450 mil livros vendidos) e Amor pelas coisas imperfeitas
- Ana Claudia Quintana Arantes: A morte é um dia que vale a pena viver (400 mil livros vendidos) e Pra vida toda valer a pena viver
- Ichiro Kishimi e Fumitake Koga: A coragem de não agradar – Como se libertar da opinião dos outros (200 mil livros vendidos)
- Simon Sinek: Comece pelo porquê (200 mil livros vendidos) e O jogo infinito
- Robert B. Cialdini: As armas da persuasão (350 mil livros vendidos)
- Eckhart Tolle: O poder do agora (1,2 milhão de livros vendidos)
- Edith Eva Eger: A bailarina de Auschwitz (600 mil livros vendidos)
- Cristina Núñez Pereira e Rafael R. Valcárcel: Emocionário – Um guia lúdico para lidar com as emoções (800 mil livros vendidos)
- Nizan Guanaes e Arthur Guerra: Você aguenta ser feliz? – Como cuidar da saúde mental e física para ter qualidade de vida
- Suhas Kshirsagar: Mude seus horários, mude sua vida – Como usar o relógio biológico para perder peso, reduzir o estresse e ter mais saúde e energia

sextante.com.br

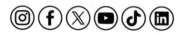